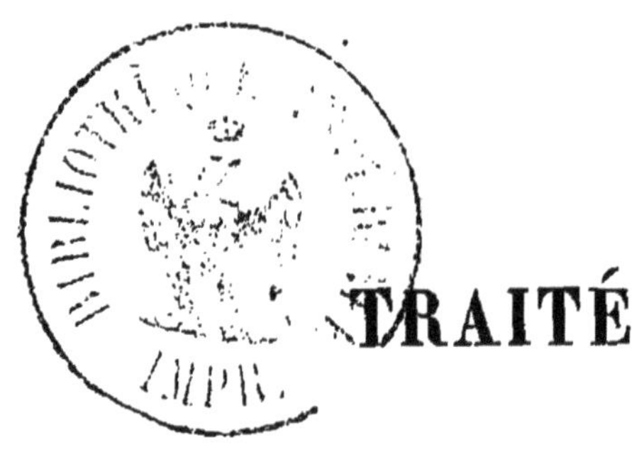

TRAITÉ

DE L'AMAUROSE

OU

DE LA GOUTTE-SEREINE.

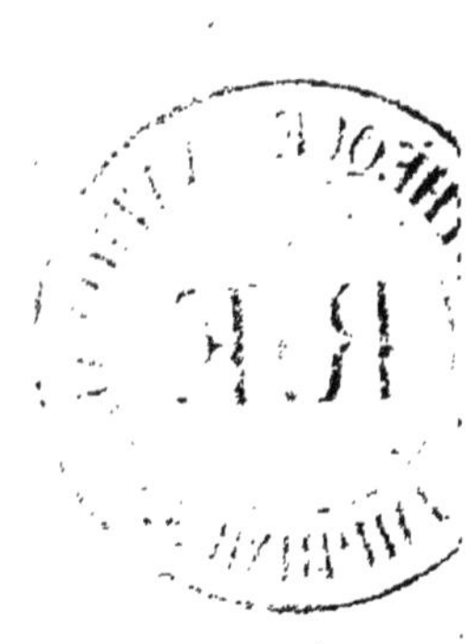

Paris. — Imprimerie de L. MARTINET, rue Mignon, 2.

TRAITÉ

DE

L'AMAUROSE

OU

DE LA GOUTTE-SEREINE

OUVRAGE CONTENANT DES FAITS NOMBREUX DE GUÉRISON
DE CETTE MALADIE

Dans des cas de cécité complète.

PAR

CH. DEVAL,
Docteur en médecine de la Faculté de Paris,
Membre de l'Académie royale de médecine de Madrid, des Sociétés médicales
de Marseille, de Poitiers, etc.,
Directeur d'un dispensaire
Pour le traitement spécial des maladies des yeux.

PARIS.
VICTOR MASSON, LIBRAIRE-ÉDITEUR,
17, PLACE DE L'ÉCOLE-DE-MÉDECINE.
1851.

PRÉFACE.

Ce travail ne contient que peu de faits recueillis dans ma pratique privée. J'ai préféré exposer ceux que j'ai observés, depuis plus de sept années, à mes consultations publiques. Ayant eu pour témoins des praticiens honorables et les élèves en médecine qui se sont succédé aux conférences cliniques de mon dispensaire (1), ils offrent un caractère d'authenticité irrécusable.

Depuis près de vingt années que je me livre spécialement à l'ophthalmologie, que j'ai étudiée dans les cliniques les plus célèbres de l'Europe, en Angleterre et en Allemagne notamment, le nombre des amaurotiques que j'ai observés s'élève à plusieurs milliers. Je crois donc avoir

(1) *Rue de l'Échelle-Saint-Honoré, n° 8.*

acquis, en ce qui concerne une série d'affections qui font le désespoir de tant de gens de l'art, une expérience suffisante pour poser certaines conclusions, que des médecins qui n'ont pas constaté les faits que je rapporte taxeront seuls d'exagérées.

Je l'affirme hautement, car ce langage est celui de la vérité, j'ai rendu à la lumière un grand nombre d'amaurotiques, dont la plupart s'étaient infructueusement soumis à de longs traitements et dont plusieurs avaient été déclarés atteints d'une cécité incurable. J'ai franchement exposé la voie que j'ai suivie pour arriver à ces résultats. L'électricité galvanique, que j'applique suivant un procédé qui m'est propre, et que j'associe souvent à l'introduction de topiques entre les paupières, m'a paru jouir d'une haute valeur dans la médication des amauroses torpides.

Parmi les médecins et étudiants en médecine qui m'ont fait l'honneur de fréquenter mes consultations, je citerai MM. Anjon, chirurgien-major au 27e de ligne; Delavallade, représentant du peuple; de l'Isle, ancien interne des hôpitaux; Georges, Hamel, Hervé, Hubert, Hubsch, Marchal, Peschaud, Thomas, Varry, Willems, etc. Je mentionnerai plus particulièrement M. Otto Rœhrig, lauréat de l'Institut de France, ophthalmologiste très expérimenté, opérateur habile; outre quelques faits curieux recueillis par lui-même, il a bien voulu nous en communiquer d'autres dont plusieurs de ses amis d'Allemagne lui avaient fait part.

Le *Annales d'oculistique*, que publie, à Bruxelles, notre savant confrère M. Florent Cunier; plusieurs journaux de médecine, français et étrangers; les ouvrages d'Ammon, de Beer, de Fischer, de Jungken, de Rosas, de Walther, nous ont fourni des documents dont nous avons été heureux de profiter.

M. Dugué, jeune médecin de grande espérance et interne des hôpitaux, nous a communiqué quelques documents intéressants, recueillis à la Salpêtrière, sur les troubles visuels susceptibles de s'associer à la paralysie générale des aliénés. M. Kosztulski nous a fait part de ses observations sur l'amaurose pliqueuse, qu'il avait étudiée en Pologne. M. le docteur Visinier nous a donné de précieux détails sur l'amaurose des buveurs et sur celle produite par le sulfate de quinine à hautes doses, variétés dont il avait rencontré des exemples pendant son exercice à la Louisiane.

« L'amaurose est un sujet entouré de difficultés, dit » M. Mackenzie (*Traité pratique des maladies des yeux*); il » faudrait considérer à loisir, et sous toutes ses faces, cha» que cas individuel, et en faire, en réalité, un objet d'é» tude. Il n'est que trop évident que plusieurs des auteurs » qui ont écrit sur l'amaurose, dégoûtés probablement » d'une tâche qu'ils trouvaient pénible, l'investigation » de phénomènes compliqués, se sont efforcés de cou» per court, et d'introduire, dans un sujet qui ne le » comporte point, quelque arrangement, simple et facile, » de leur propre création. Ils ont ainsi réduit les phéno» mènes de l'amaurose à des notions rétrécies qui leur » étaient propres; se contentant de quelques distinctions » artificielles, ils n'ont pas eu le courage de suivre la na» ture avec la persévérance sans laquelle, dans un sujet » pareil, on ne peut faire aucun progrès réel. »

Le lecteur impartial jugera si le vœu formulé par l'oculiste de Glascow a été réalisé dans ce travail. Mon but sera surtout atteint, si, ajoutant quelques matériaux au grand édifice ophthalmologique, je contribue au soulagement de malheureux que la privation du plus précieux de nos sens rend à charge à eux-mêmes et à la société.

Je terminerai en priant MM. les rédacteurs du *Bulletin général de thérapeutique*, de la *Gazette* et de la *Revue médicales*, de la *Gazette des hôpitaux*, des *Annales d'oculistique*, etc., qui ont rendu un compte si bienveillant de mon *Traité de chirurgie oculaire* (un vol. in-8, avec planches), de vouloir bien recevoir mes remercîments. Je prierai surtout un éminent praticien, le docteur Gaillard, qui a consacré à cet ouvrage un lumineux rapport devant l'Académie de Poitiers, d'accepter une large part de ma gratitude.

TRAITÉ
DE L'AMAUROSE
OU
DE LA GOUTTE-SEREINE.

CHAPITRE PREMIER.

DE LA NÉCESSITÉ DE S'ÉCARTER DES PRATIQUES DE LA ROUTINE DANS LE TRAITEMENT DE L'AMAUROSE.

« Chercher des remèdes contre la goutte-sereine, c'est » chercher la pierre philosophale, » a dit Maître-Jan, et telle est encore aujourd'hui l'opinion d'un grand nombre de praticiens.

Un chirurgien distingué écrivait en 1847 (1) :

« J'ai toujours éprouvé le sentiment le plus pénible » à l'aspect d'un amaurotique. J'ai traité quelques uns » de ces malades ; j'en ai observé un plus grand nombre, traités par d'autres, *et jamais je n'en ai vu guérir.* »

Les paroles d'un autre oculiste, auteur d'un livre justement estimé (2), ne sont guère plus rassurantes.

« L'amaurose, dit-il, est une des maladies les plus » rebelles ; aussi longtemps qu'elle est incomplète, on » est déjà assez heureux lorsqu'on parvient à en arrêter

(1) *Annales d'oculistique,* t. XVII.

(2) STOEBER, *Manuel d'ophthalmologie ;* Paris. 1834.

» la marche ; lorsqu'elle est complète, on peut la considérer comme incurable. »

Je me propose de démontrer que la goutte sereine est, beaucoup plus souvent qu'on ne le pense, dans les limites des ressources de notre art.

De ce que les rares expédients, banalement employés contre l'amaurose, n'ont pas été couronnés de succès chez un malade, faut-il toujours en conclure que la science doive rester muette, et n'ait plus qu'à confesser son impuissance ? Je le croyais autrefois ; l'expérience m'a démontré le contraire. Citons quelques faits.

Observation 1re. — Héloïse Froux, âgée de dix-huit ans, languissait à l'hospice des Incurables, quand elle me fut amenée, le 13 avril 1848, par une respectable sœur de cet établissement. Parmi les médecins qui fréquentaient ma clinique, à cette époque, je me plais à citer le docteur Dupré de la Tour, qui exerce aujourd'hui avec distinction à Valence (Drôme). Le trouble des fonctions visuelles remontait à plus d'une année ; de la céphalalgie, la perception d'étincelles et de mouches en avaient signalé le début ; la vue avait baissé peu à peu et avait fini par s'éteindre. Les pupilles étaient dilatées ; le regard était morne et sans but ; l'ombre de la main n'était constatée que vaguement.

A l'Hôtel-Dieu de Paris, où la malade avait fait naguère un séjour de quatre mois, on avait administré des purgatifs et le tartre stibié à doses vomitives, et placé des vésicatoires aux oreilles, un séton à la nuque et un cautère au bras ; cette jeune fille porte encore sur le front les stigmates des moxas qui lui furent appliqués dans le même hôpital. Elle en sortit aveugle pour entrer aux Incurables.

Remontant à l'origine de l'affection pour laquelle on demandait mes conseils, je découvris que la première apparition du flux menstruel avait eu lieu, il y avait dix-huit mois; que la période s'était montrée deux fois encore, puis avait cessé tout à fait. Bien que le teint restât coloré, comme celui d'une personne en bonne santé, l'aménorrhée était associée à quelques phénomènes chlorotiques : gastralgie, essoufflement, douleurs névralgiques aux membres, etc. Au bout de quatre mois de l'administration du fer combiné avec l'aloès, la rhubarbe, la cannelle, et associé à une stimulation graduée vers l'appareil visuel, les menstrues se rétablirent pour ne pas discontinuer depuis lors, et la vue, qui avait commencé à se reconstituer, trois mois après le début du traitement, fit des progrès notables. Le 17 août suivant, Héloïse Froux constatait le nombre de doigts qu'on lui présentait, et voyait dans les rues les trottoirs; le 5 octobre, elle distingua des ciseaux et un verre de cristal, quoique avec un peu de difficulté, à cause de la transparence de ce corps. « J'ai vu hier M. le curé et les tableaux de notre église », me dit-elle le 12 janvier 1849. Aujourd'hui, elle se conduit sans peine et se rend sans hésitation à toutes les parties de la pièce vers laquelle on l'invite à diriger ses pas. Bien qu'elle ne puisse pas se livrer à la couture, elle soigne les malades, et s'adonne avec intelligence et facilité à tous les travaux qui ne demandent pas une grande portée de vue.

Observation 2. — Le fait suivant est consigné dans la thèse du docteur Marchal (1) :

(1) MARCHAL, *Considérations générales sur le diagnostic et le traitement des affections amaurotiques.* Thèse inaugurale, Paris, 1850.

« Madame T..... a contracté, il y a cinq ans, une affection syphilitique. A l'époque où elle se présenta au dispensaire de M. le docteur Deval, la vue était entièrement abolie à gauche; elle était très trouble à l'œil droit. Cette amaurose datait de deux années. On avait inutilement employé contre elle des emplâtres vésicatoires de Janin, derrière les oreilles et sur le front, des frictions avec l'onguent napolitain et la teinture de strychnine à la même région, et, à l'intérieur, la solution de chlorure de barium, des pilules de sublimé et des tisanes sudorifiques.

» Le 28 décembre 1847, premier jour où nous la vîmes, elle éprouvait fréquemment des maux de gorge et des douleurs dans les membres, s'exaspérant par la chaleur du lit; un ulcère, fournissant un suintement sanieux, existait à l'un des mamelons. Elle avait eu des pustules sur la peau. M. Deval ordonna la tisane de Feltz, l'iodure de potassium et des pilules de perchlorure d'or et de sodium, médication dont plusieurs faits très concluants lui avaient démontré la valeur dans les symptômes tertiaires de la syphilis.

» Le 6 janvier, état stationnaire. Le 24, mieux; l'œil gauche commence à voir. (Continuer le traitement; tous les cinq jours un bain de vapeur.)

» Le 19 février, vue bonne à droite, et assez bonne à gauche pour que la malade puisse reconnaître une personne et tous les grands objets. L'ulcère du sein est cicatrisé; les douleurs ostéocopes ont disparu. Le traitement a été suivi quarante jours. A cette époque, il fut suspendu, sauf les bains de vapeur, qui furent encore continués quelque temps.

» J'ai vu la malade, pour la dernière fois, le 5 mai 1848. Elle distinguait de l'œil gauche une épingle, et travaillait à la couture. »

Observation 3. — En entrant, pour la première fois, dans la salle de mes consultations, le 2 mars 1850, Godet, âgé de cinquante-deux ans, heurtait de son bâton les corps dont il approchait, et offrait l'attitude des amaurotiques. Comme ce malheureux ne pouvait plus se livrer à son état de tailleur de pierre, ses ressources étaient épuisées, et il était réduit à la misère. Il avait fait un séjour de quelques semaines à l'hôpital de la Pitié, d'où il était sorti avec un certificat d'incurabilité ; tous les moyens, sangsues aux oreilles, vésicatoires sur le front, etc., s'étaient, chez lui, montrés stériles.

L'œil gauche était malade depuis trois années, l'œil droit depuis un an seulement. M. le docteur Willems, que je priai d'explorer avec attention la vue de cet homme, constata qu'elle était radicalement abolie à gauche, et très vague à droite. L'amaurose présentait quelques uns des caractères du type congestif : photopsie, céphalalgies fréquentes. « Je suis quelquefois comme ivre, dit le malade, et je chancelle. »

Dans ce cas encore, la cause des désordres visuels avait passé inaperçue ; je la trouvai dans deux infections contractées en 1825 et en 1830. Des douleurs se faisaient souvent sentir aux membres ; une énorme plaque de couleur cuivrée, à la jambe droite, dissipa tous les doutes : le docteur Taillefer, dermatologue distingué, y vit le résultat de tubercules qui avaient suppuré. J'ordonnai l'onguent napolitain en onctions sur le front, et à l'intérieur les pilules de sublimé et l'iodure de potassium, avec la tisane de douce-amère. Godet quitta bientôt son bâton, et plus tard reprit son travail. Il me dit, le 4 juillet, qu'il sciait la pierre en plein soleil, et sans fatigue. La vue, qui s'est rétablie, même à l'œil gauche, lui permet de distinguer l'heure à une pendule et *de lire le journal.*

Observation 4. — Mademoiselle Rose F...., âgée de soixante-trois ans, qui me consulta le 28 mai 1850, a toujours eu un tempérament très sanguin. Elle s'est réglée à l'âge de dix ans et demi, et l'a été jusqu'à cinquante-deux ans. Elle a eu, dans le courant de sa vie, des hémoptysies fréquentes : « Je vomissais une cuvette de sang, me dit-elle, si je ne me faisais pas saigner tous les mois. » Ses règles étaient fort abondantes. Leur suppression, suivie de congestions vers la tête, a eu pour résultat de détériorer les fonctions visuelles, et de créer dans les globes des désordres graves.

C'est depuis deux années surtout que mademoiselle F... souffrait des yeux. L'œil gauche avait été envahi le premier; il commença par apercevoir des mouches, des scotomes étincelants, des corps de toute sorte, qui voltigeaient devant l'organe; la vue baissa peu à peu dans ce dernier : elle finit par s'abolir. Il y avait en même temps des céphalalgies fréquentes et des douleurs s'irradiant dans le front et la tempe gauche. L'autre œil ne tarda pas à devenir le siége de phénomènes pathologiques identiques, mais à un degré moindre. La vision y avait subi une détérioration notable depuis dix jours.

Je constatai que la pupille gauche était occupée par un amas plastique de couleur blanche et inégalement réparti. Sa position superficielle, et les autres caractères qu'il présentait, militèrent pour que j'en déterminasse la localisation sur la capsule antérieure, quoiqu'il me parût difficile que le cristallin ne fût pas un peu atteint. Une opacité régnait également à droite; elle laissait libre périphériquement une bonne partie de la prunelle; peu épaisse, elle avait à peu près la forme d'une gourde. Un reste de vision à l'œil droit permettait à la malade de se conduire, bien qu'avec peine. Les conjonctives étaient injectées, d'où un sentiment de gravier derrière les paupières. La photophobie était intense : mademoiselle F.... portait des conserves d'un bleu foncé.

Au demeurant, je diagnostiquai une amaurose par congestion cérébro-oculaire, laquelle avait eu pour résultat l'inflammation des deux cristalloïdes antérieures, d'où les opacités dont il a été question. Un interne des hôpitaux, M. Dugué, partagea cette opinion. Je dois ajouter que mademoiselle F.... avait été, il y a vingt années, pendant trois mois, héméralope.

Je conseillai l'application de sangsues au fondement, des pédiluves irritants et fréquemment répétés, des frictions sur le front et les tempes, avec l'onguent napolitain belladoné, et l'usage périodique de pilules purgatives, suivant la formule d'Anderson.

Il serait trop long de retracer les détails ultérieurs qui se rattachent à cette malade, laquelle vient encore nous visiter de temps à autre. Je dirai seulement que sous l'empire d'un traitement anticongestif et antiplastique, la vue s'est reconstituée à l'œil gauche, naguère frappé de cécité : c'est ce qu'ont constaté, le 25 juillet 1850, MM. Dugué, Hervé, Otto Rœhrig, Rousset et le docteur Delavallade, représentant du peuple, qui me faisait l'honneur d'assister à ma consultation. Mademoiselle F...., se promenant un jour dans le jardin de l'hospice des Incurables, s'aperçut, à son grand étonnement, qu'elle distinguait une fleur de cet œil; plus tard, la vision s'y éclaircit encore, à un point tel que la malade affirma, en présence des médecins cités plus haut, qu'elle était parvenue, ayant l'œil droit bandé, à enfiler une aiguille. Le globe droit a également éprouvé une amélioration notable. Bien que les opacités pupillaires soient loin d'avoir disparu, elles ont diminué en étendue et en épaisseur; la tache gauche a pris une forme étoilée. J'ose espérer que, par la continuation du traitement, nous obtiendrons davantage encore.

Observation 5. — Le 15 avril 1850, époque à laquelle madame Gratton, âgée de vingt-huit ans, me consulta pour la première fois, les objets lui semblaient couverts depuis quatre mois d'une poussière noirâtre, qu'elle comparait à celle du charbon de terre. La malade prétendit qu'elle avait commencé par voir deux espèces de ruches blanches, qui gênaient sa vue, tant à droite qu'à gauche; après être devenus de plus en plus volumineux, ces corps avaient été remplacés par des plaques noires bordées de blanc, lesquelles s'étaient converties en une fumée brunâtre. Je ne découvris aucun mouvement congestif à la tête et aux yeux; exempte de photophobie et de photopsie, l'amaurose semblait tout à fait torpide. Je lui assignai pour causes l'état chloro-anémique de la constitution, le travail assidu auquel cette femme s'était livrée, et surtout les troubles nerveux qui venaient de signaler une grossesse pénible, pendant laquelle tous les aliments étaient vomis, et qui aboutit, le sixième mois, à une fausse couche.

Je prescrivis l'administration interne du sous-carbonate de fer, associé à la valériane, et de quelques toniques; je fis pratiquer plusieurs fois dans la journée, sur la région circumorbitaire, des frictions avec des mélanges stimulants, à la vapeur desquels les yeux étaient soumis; en outre, la malade prisa une poudre composée de bétoine, d'asaret et d'ellébore blanc. J'effectuai plus tard, et de deux jours l'un, des vésications sur le front et les tempes avec la pommade ammoniacale. La poussière noire se transforma graduellement en un nuage blanchâtre, qui finit par s'évanouir. Cette femme jouit aujourd'hui d'une vue assez bonne pour avoir pu, à la consultation du 7 février 1851, en présence de M. le docteur Visinier, Queslin, opticien, rue de la Bourse, 1, etc., enfiler une aiguille fine, celle connue dans le commerce sous le nom de n° 12.

Il importe de déterminer avec soin l'espèce d'amaurose à laquelle on a affaire, le type qu'elle affecte, les complications qui lui sont unies, les causes qui lui ont donné lieu; de cet examen découlent des éléments précieux de thérapeutique. Ne condamnons que dans les cas où tout démontre l'inefficacité de nos ressources: gouttes-sereines congéniales déjà anciennes, avec abolition complète des perceptions visuelles, gouttes-sereines liées à des conditions morbides du cerveau dûment connues comme incurables; cécités associées à des désordres oculaires visibles, dont la guérison ne saurait être obtenue. On peut établir, comme régle générale, que nos moyens sont insuffisants, toutes les fois que le malade ne distingue pas la lumière solaire; qu'une amélioration, que la guérison même sont possibles, au contraire, quand le sujet perçoit encore la lumière, abstraction faite des objets extérieurs. Existe-t-il quelque lueur d'espoir; s'agit-il de cas analogues à ceux que nous venons de mentionner; soupçonne-t-on la présence de vers dans le canal intestinal ; y a-t-il eu suppression d'une dermatose, d'un flux habituel ; l'amaurose est-elle duc à l'abus des émissions sanguines, à une lactation prolongée, à des excès de travail, à l'emploi de verres concaves ou convexes trop forts, etc., traitez, mais attaquez le mal d'après les vrais principes qui doivent dominer la médication, dans chacune des catégories nosologiques ; ne recourez pas banalement au séton et aux vésicatoires ; n'appliquez pas surtout à l'amaurose sthénique les ressources destinées à l'amaurose asthénique, et *vice versâ*. Les excitants sont-ils indiqués, souvenez-vous que l'art possède des secours précieux pour porter la stimulation au cœur même de l'organe frappé d'inertie : l'action simultanée de l'électricité et de quelques moyens locaux nous a rendu maintes fois, dans cette dernière circonstance, des services signalés.

Si des médecins ne font pas assez, dans le traitement des amauroses, d'autres en font assurément beaucoup trop. Tel était ce docteur, homme instruit d'ailleurs, qui, mandé pour visiter une dame alors âgée de soixante-dix ans, prescrivit un séton à la nuque contre un trouble léger de la vision, avec perception de quelques étincelles, conditions liées à un peu de polyæmie cérébro-oculaire. La malade allégua la délicatesse de sa constitution et sa susceptibilité nerveuse peu en harmonie avec l'énergie du moyen proposé. L'homme de l'art insista. Or le séton ne fut point placé, ce qui n'empêcha pas la guérison de s'établir, au bout de quelques jours, par les minoratifs et une médication anodine.

L'exploration du mode de vie antérieur du sujet, de ses habitudes, de ses occupations, fait découvrir très fréquemment les influences qui ont sévi comme causes prédisposantes ou efficientes des accidents, et dont la cessation seconde très avantageusement la guérison. Les amauroses ne résistent souvent avec une opiniâtreté désespérante, aux remèdes que l'on peut employer pour les combattre, que parce que les malades qui en sont affligés sont voués par la nécessité au soin de pourvoir à leur subsistance, plusieurs même à celle de leur famille, d'où il résulte que les effets de nos médications sont annihilés, et le plus fréquemment surpassés par l'abus incessant de l'organe. Le cordonnier, qui travaille au globe ; l'horloger, qui contemple des objets petits et brillants avec sa loupe ; l'ouvrière, qui se livre à de minutieux travaux d'aiguille ; le peintre, sans cesse occupé à étudier les effets variés des couleurs et de la lumière, ne guériront jamais tant que le repos ne viendra pas réparer le tort causé par la fatigue. Je suis persuadé que beaucoup d'amblyopies se dissiperaient par de simples soins hygiéniques et par la précaution surtout de ne point fatiguer les yeux à la lumière artificielle. Nous avons vu bien des malades chez lesquels une amélioration, survenue après les loisirs du dimanche, était abolie par les travaux subséquents. On ne saurait assez proscrire la chandelle, dont la fumée fétide irrite l'organe visuel, et dont la flamme vacillante, inégale, peu abondante, lui est plus pernicieuse encore. Si nous en croyons le géomètre Bouguer, citation que nous empruntons à M. Reveillé-Parise (1), la force de la lumière du soleil est à celle de la lumière d'une chandelle, qui éclaire à 12 pieds de distance, comme 11,664 est à 1. On a expérimenté, ajoute-t-il, que vingt chandelles allumées dans un lieu

(1) REVEILLÉ-PARISE, *Hygiène oculaire*, chap. IX.

obscur, éclairaient un œil qui n'en est éloigné que d'un pied, comme l'éclaire la lumière qui règne à l'ombre du soleil. « J'ai souvent consenti, dit Demours, à ce que les » malades ne fissent usage d'aucun remède, à condition » qu'ils s'abstiendraient de toute occupation, ou, dans » certains cas, qu'ils voyageraient (1). » M. Mackenzie cite un homme dont l'amaurose avait atteint un degré tel qu'il ne pouvait plus lire un caractère d'impression ordinaire. Se refusant à toute application médicinale, il se contenta de faire usage d'un garde-vue et de ne point employer ses yeux à regarder des objets d'un petit volume. Au bout d'une année, le rétablissement était complet.

Nous terminerons par une réflexion de l'illustre Beer. L'imperfection de l'étiologie de l'amaurose et les complications qu'elle est susceptible d'offrir sont pour beaucoup, dit-il, dans la non-réussite des médications dirigées contre elle; mais il faut y ajouter le peu de soin que prennent les médecins pour l'étudier comme il faut.

CHAPITRE II.

DE LA KOPIOPIE.

(*Kopiopsie, ophthalmokopie, asthénopie, visus evanidus.*)

Nous ne pénétrerons pas plus avant dans le domaine des affections amaurotiques, sans nous arrêter à une particularité qu'on rencontre très souvent dans la pratique : nous voulons parler de la disposition qu'ont cer-

(1) Demours, *Traité des maladies des yeux*. Paris, 1818, t. I, p. 423.

tains yeux à se fatiguer avec rapidité, par l'application à des travaux un peu minutieux. C'est ce qu'on appelle *kopiopie*. Ce mot, récemment introduit dans la science, doit y être maintenu, comme répondant à une manifestation qui n'est ni l'amblyopie, ni l'amaurose, bien qu'elle fasse partie du cortége des accidents amaurotiques, mais consiste dans un phénomène spécial, lequel se produit sous l'influence de quelques conditions sur lesquelles nous devons appeler l'attention du lecteur.

Les rétines, chez les divers sujets, ne sauraient avoir une énergie vitale identique. De même que certains estomacs sont inhabiles à digérer certains aliments, de même que tel homme ne peut soulever un fardeau que tel autre, plus faible quelquefois en apparence, lèvera avec la facilité la plus grande, il est des yeux qui se refusent à l'exécution de certains labeurs exigeant de la part de ces organes une contention soutenue sur des corps petits et rapprochés. Nous avons connu des jeunes gens qui, voulant entreprendre un art mécanique qui les forçait d'exercer leur vue sur des objets ténus, étaient contraints, au bout de peu de temps, de renoncer à la profession, à cause de la fatigue à laquelle elle les condamnait. La vision se troublait, chez eux, par une assiduité plus ou moins longue; un brouillard venait l'obscurcir, les conjonctives s'injectaient, les yeux devenaient larmoyants, parfois même des douleurs se manifestaient au-dessus des orbites : force était de cesser le travail. J'en ai rencontré pour lesquels celui-ci était un vrai supplice; plusieurs heures étaient nécessaires, chez quelques uns, pour que les yeux fussent remis de leur lassitude; d'autres, en se réveillant le matin, se ressentaient encore de la fatigue de la veille.

Ayant souvent engagé des individus pourvus de cette disposition à adopter une profession exemptant d'une application soutenue, je les ai observés s'en acquittant sans aucune gêne, et conservant dans la suite les perceptions visuelles intactes aussi longtemps que ceux qui, primitivement, avaient joui d'une vue plus solide.

Si l'on réfléchit aux vocations diverses auxquelles les différentes portées de vue ont été destinées par la nature, il sera facile de déterminer, *à priori*, celle qui, dans notre état de civilisation, dispose le plus à la kopiopie. Le myope est né pour concentrer ses regards sur des objets rapprochés ; le presbyte les fait planer dans l'espace, à de grandes distances, et sa vue peut embrasser un horizon immense. L'obligez-vous à s'ajuster à la perception de corps minutieux et placés près des yeux, elle le pourra, dans beaucoup de cas, si les globes sont doués d'une organisation vigoureuse ; elle faiblira dans d'autres, et sa souffrance se traduira par la kopiopie d'abord, plus tard par l'amblyopie, que le docteur Sichel appelle, avec juste raison, presbytique, et par des désordres plus graves. C'est ainsi que les sujets élevés à la vie des champs, et se couchant avec le soleil, pourront devenir asthénopiques, si vous en faites des horlogers ou des graveurs, travaillant aux lumières artificielles. Aux uns les professions qui astreignent à la contemplation des objets rapprochés ; aux autres celles qui permettent de regarder au loin, l'art militaire, la marine, l'agriculture.

Parmi les kopiopiques que j'ai été à même de rencontrer, je ne me souviens de n'avoir guère observé que des presbytes. Cette assertion est peu d'accord avec les idées émises par un éminent praticien, le docteur Bonnet (de Lyon), qui annonce que l'existence de la myopie avec la lassitude oculaire est si fréquente qu'il n'a trouvé cette dernière que deux fois chez des individus pourvus d'une portée de vue ordinaire (1). Chez les myopes, ajoute-t-il, la tendance à la kopiopie n'est point en raison directe de l'intensité de la myopie : tel sujet, myope au point de porter le n° 3, ne fatigue pas ses yeux par l'exercice, tandis que le contraire a lieu pour un autre qui se sert du n° 20 ou du n° 15. L'auteur avance que, réfléchissant que la kopiopie ne se manifestait que quand les malades regardaient avec assiduité des objets d'un petit volume, c'est-à-dire, accommodaient leurs yeux à la vision des corps rapprochés, il s'arrêta à cette pensée, que l'accommodation résultait d'une compression exercée sur le globe par les muscles chargés de le mouvoir. En interrogeant les sujets, dit-il, sur le genre de souffrance qu'ils éprouvent par suite d'une application attentive, on apprend qu'elle est analogue à celle qu'engendre la pression du doigt sur l'organe. L'analogie de sensation ne tend-elle pas à faire penser qu'il y a aussi analogie de cause, et que, dans l'un et l'autre cas, la douleur dérive d'une pression sur le bulbe visuel? La théorie le conduisit donc à supposer que le traitement de la lassitude oculaire devait consister dans les moyens capables d'amoindrir cette pression; que la voie la plus sûre était la division des muscles qui l'entretiennent. S'il se décida à effectuer celle du petit oblique, c'est qu'elle est la plus innocente de toutes les sections de ce genre, et l'événement, continue-t-il, a dépassé ses espérances. C'est ainsi que, quatre jours après cette opération, un homme qui ne pou-

(1) Bonnet, *Traité des sections tendineuses.* Paris et Lyon, 1841, p. 290.

vait lire plus d'un quart d'heure sans que sa vue ne se troublât, lut sans fatigue deux heures et demie et plus. Un autre qui avait été contraint de suspendre ses études classiques, après avoir épuisé tous les moyens ordinaires, put lire aisément, la nuit comme le jour, pendant plusieurs heures. Inhabile à lire plus de deux pages de suite, une femme en lut quarante, quatre jours après, et reprit sa profession d'ouvrière en soie, qu'elle avait été obligée d'abandonner. Il reste à savoir si ces sujets ne portaient pas une myopie acquise, cas dans lequel on conçoit fort bien que la diminution de la compression du bulbe aura pu amener un raccourcissement du diamètre antéro-postérieur de ce dernier, et, par suite, un certain état presbytique ramenant l'organe à sa vocation primitive. Il reste à savoir surtout si l'amélioration s'est maintenue, ce qui n'a pas toujours eu lieu, d'après ce que m'en a dit un jeune médecin qui a longtemps fréquenté les hôpitaux de Lyon. M. Sichel affirme aussi (1) qu'il pourrait citer des cas où la bonification des conditions visuelles par la ténotomie, trompeuse au début, n'avait pas persisté, d'où une récidive qui avait déterminé les malades à demander de nouveau les secours de l'art.

Quoiqu'il en soit, il est un fait acquis à l'observation : c'est qu'à l'âge de quarante-cinq ou quarante-six ans, quelquefois plus tôt, souvent plus tard, le désavantage reste aux presbytes. Nous sommes journellement consulté par des sujets jouissant d'une longue vue, et qui, vers la période de la vie que nous venons de signaler, sont atteints de kopiopie, d'amblyopie même, et deviennent incapables de lire des caractères d'imprimerie de

(1) Sichel, *Leçons cliniques sur les lunettes*, etc.

petite dimension, le soir surtout ou à un demi-jour. Il est urgent alors de leur donner des verres convexes. Nous connaissons un presbyte, aujourd'hui âgé de plus de soixante-dix ans, et qui porte des lunettes pour lire et pour écrire, depuis trente années. C'est à leur usage qu'il rapporte d'avoir conservé sa faculté visuelle dans l'état d'intégrité où elle se trouve. Bien qu'un œil soit atteint, chez lui, d'amaurose depuis l'enfance, il peut lire de l'autre, et sans lunettes, l'impression la plus fine. Mais pour retirer ces avantages de l'emploi des verres, il faut commencer par un numéro aussi faible que possible, qui pourra être légèrement teinté en bleu pour les travaux du soir. M. Henry, opticien distingué, m'a dit avoir remarqué que, chez les gens journellement exposés au feu, les cuisiniers, les forgerons, les serruriers, le 96 s'était presque toujours montré insuffisant au début; force a été de commencer par le 80 ou le 72. Cette disposition ne dépendrait-elle pas d'un aplatissement plus fort de l'œil chez ces individus, par suite d'une sorte de dessèchement auquel est soumise la face antérieure du bulbe visuel?

Il est d'autres causes de kopiopie d'une constatation plus facile, et qui ne doivent pas être passées sous silence.

Nous donnons dans ce moment des soins au neveu d'un illustre amiral, chez qui cet inconvénient est lié à une conjonctivite chronique. Il n'offre ni myodésopsie, ni photopsie, ni diplopie; il ne craint que peu la lumière; sa vue se trouble seulement au bout d'un temps fort court, par l'application à des travaux de peinture, sous l'influence desquels une exaspération survient dans la congestion sanguine. J'ajouterai que j'ai également rencontré de simples conjonctivites qu'accompagnaient des douleurs vives à l'œil, aux paupières, et même dans la région péri-orbitaire. Grellois, qui me consulta en février 1849, éprouvait dans la branche ophthalmique de Willis, du côté droit, des élancements tellement violents, qui s'exaspéraient notamment vers la brune, que je crus à la présence ou à l'imminence d'une iritis commençante au globe droit, et que j'agis en conséquence. L'œil gauche ayant été envahi peu de temps après, je reconnus que je n'avais affaire qu'à une phlegmasie conjonctivale, compliquée de névralgie oculaire et circumorbitaire. Un purgatif salin, quelques pédiluves et des lotions astringentes en firent prompte justice.

Le collyre au sublimé et les pommades au précipité rouge nous ont fréquemment réussi dans la conjonctivite chronique. Un expédient que nous avons fait connaître (1), et qui entre nos mains a été couronné d'un succès inespéré, consiste dans un mélange de 6 parties de sous-acétate de plomb liquide et de 8 parties d'huile d'olive. Le malade, après l'avoir agité, en imbibe deux ou trois compresses ayant la dimension des voiles palpébraux, et qu'il applique au-devant de l'œil, le soir, au moment du coucher ; elles sont maintenues en place par un tampon de charpie et par une bande légère, et enlevées le matin. L'huile a-t-elle figé sous l'influence du froid, on lui rend sa consistance primitive en l'exposant à une douce chaleur, en plongeant, par exemple, la bouteille dans un bain-marie. Je n'ai jamais vu ce remède entraîner le moindre accident. Madame Lepetit, qui vint à mon dispensaire le 30 août 1850, était affligée, depuis quatre années, d'une double conjonctivite qui s'é-

(1) *Abeille médicale*, année 1850, p. 5. — *Bulletin de thérapeutique*, t. XXXVIII, p. 183.

tait montrée rebelle à tout traitement; des vaisseaux nombreux, dont beaucoup étaient d'un fort volume, se propageaient sur les conjonctives cornéales. Les paupières étaient exemptes de granulations. C'était un cas d'excision ou de scarification des vascularités au pourtour du limbe kératique; avant d'y procéder, je fis l'essai du collyre huileux saturnin. Quel fut mon étonnement, une semaine après, et quel fut celui des médecins qui assistaient à la consultation, quand nous constatâmes que la malade se trouvait sur les limites de la guérison; les petits vaisseaux avaient disparu presque tous; les plus gros avaient extraordinairement diminué de calibre; le sentiment de gravier, l'agglutination des paupières avaient cessé; la vue était plus assurée. Le même remède ne tarda pas à achever la cure.

L'état granuleux de la conjonctive palpébrale exige une attention particulière. Je n'emploie jamais ici le crayon de pierre infernale, très douloureux pour le patient et pouvant donner lieu à l'entropion et au symblépharon. J'use peu de celui de sulfate de cuivre, expédient infidèle, d'une action lente, et avec lequel les traitements sont interminables. Les granulations sont-elles assez volumineuses pour offrir quelque prise aux ciseaux de Cooper, je les extirpe avec ces derniers; j'ébarbe, je nivelle la paroi muqueuse de la paupière; le sang s'épanche avec abondance, et le malade est infiniment soulagé. Sont-elles petites, serrées, confluentes, je les scarifie avec la lancette, puis je cautérise immédiatement ou plus tard. Comme Quadri, comme Scott, je me sers d'une solution concentrée de nitrate d'argent, dont j'imbibe un pinceau que je promène sur les surfaces altérées: celles-ci blanchissent; le lavage à grande eau entraîne les portions superflues du caustique, ce qui contribue à rendre l'opération à peu près exempte de douleur. Une dissolution de sel marin, appliquée après la cautérisation, tend au même but. C'est aux paupières supérieures qu'il faut souvent employer ces expédients; on doit les retourner à cet effet, ce que tant de médecins négligent de faire : les oculistes exercés savent que le pannus dépend, neuf fois sur dix, de l'état granuleux des voiles palpébraux. Nous pourrions citer des aveugles que nous avons rendus, par cette méthode, à la lumière. L'un d'eux, Marmet, habite aujourd'hui l'hospice de Bicêtre; ses sclérotiques offrent une teinte olivâtre, par suite du long emploi de la solution de nitrate d'argent. Chez Lefèvre, domicilié à Melun, que nous avons traité suivant le même mode, avec addition de collyres divers, de la pommade de Guthrie et du collodion, comme agent d'occlusion des paupières (1), la cécité, à laquelle ce malheureux était condamné depuis longtemps, s'est également évanouie, sauf à l'œil droit, leucomateux par suite de variole. Il a quitté Paris, se conduisant sans guide et lisant les grosses lettres des affiches.

Maintes fois j'ai vu la kopiopie dépendre de la présence de corps étrangers dans l'œil. Ces particules sont souvent des demi-coques de millet, qui se sont implantées, par leur face concave, sur la conjonctive oculaire, pendant, en général, que le malade soufflait dans une cage d'oiseau pour la nettoyer. Ordinairement un paquet de vaisseaux variqueux y afflue, de telle sorte qu'on croirait à l'injection lymphatique des auteurs allemands; diagnostiquant là une phlyctène ou une pustule, bien des

(1) Ch. Deval, *Du collodion dans le traitement de quelques maladies oculaires* (*Union médicale*, n^os des 4 et 6 avril 1850).

médecins ont proposé la cautérisation de la tumeur. Chez madame Lambert, l'une de nos malades, la demi-coque de millet, adhérente depuis six semaines, côtoyait le limbe kératique. Je l'ai observée existant depuis plusieurs mois : chez une femme citée par le professeur Velpeau, plus d'une année et demie s'était écoulée depuis l'introduction d'un corps de ce genre, que la simple pression atmosphérique, dit ce chirurgien, semblait maintenir en place. J'ai vu la présence d'un corps étranger dans la cornée donner lieu à une douleur plus ou moins vive dans la paupière supérieure correspondante, d'où il suit que les malades s'imaginent que l'obstacle est fixé sous ce voile, et que des praticiens, partageant cette erreur, l'y ont vainement cherché. Tel était le cas de Bessart, cultivateur de la commune de Stains, chez lequel des tentatives multipliées avaient été faites pour l'extraction d'un corps étranger qu'on croyait situé sous la paupière supérieure droite ; je le retirai de la substance de la cornée à l'aide d'une aiguille à cataracte : c'était un petit fragment de fer qui y était logé depuis quatre mois, et qui, chose remarquable, n'était même pas entouré d'une auréole nuageuse.

La blépharite ciliaire est une cause fréquente de lassitude oculaire. On sait que les pommades au précipité rouge réussissent souvent à ramener les bords palpébraux à leur attitude physiologique ; il faut se souvenir qu'on est exposé à échouer dans leur emploi, quand, au préalable, on n'a pas fait tomber les croûtes à l'aide de cataplasmes émollients. Le remède, sans cette précaution, agit sur le produit morbide, et non sur le sol dégénéré, dont les ulcérations fournissent une matière ichoreuse qui se concrète à leur surface sous forme de plaques d'un jaune grisâtre et très adhérentes. Dans quelques vieilles blépharites, nous avons obtenu des guérisons promptes et solides par l'avulsion des cils, ou des tronçons de cils, qui irritent plutôt ici comme des corps étrangers, et par la cautérisation des régions altérées avec une solution de nitrate d'argent (parties égales de ce sel et d'eau distillée). Les cils se détachent avec une grande facilité dans cette circonstance. Il nous est même souvent arrivé d'introduire la pointe d'un crayon de pierre infernale, de petit diamètre, dans des follicules en suppuration et comme pustuleux du bord libre. La cautérisation doit être généralement réitérée plusieurs fois. La partie malade se dégorge, renaît à des conditions nouvelles et se garnit ensuite de poils longs et touffus.

Un entropion, un trichiasis, un grêlon du bord libre des paupières, peuvent donner lieu à l'asthénopie, par l'irritation continuelle qu'en éprouve la conjonctive oculaire. Il en sera de même d'un lagophthalmos par rétraction du tégument externe, ou par anesthésie de la portion dure de la septième paire (lagophthalmos paralytique), à cause de l'exposition plus ou moins étendue du bulbe aux influences atmosphériques. Nous citerons encore les larmoiements chroniques et les dacryoblennorrhées, qui, outre le mouvement fluxionnaire qui les accompagne, donnent lieu à des flots de larmes qui viennent gêner sans cesse la progression des rayons lumineux à travers la cornée. Beaucoup de louches sont asthénopiques.

La kopiopie a d'autres fois, pour source, l'obstacle qu'oppose à la lumière un néphélion central, ou une taie quelconque qui empiète sur le champ pupillaire. Chez mademoiselle Lacroix, qui me consulta en février 1849, à une double blépharite ciliaire étaient associés, sur les deux cornées, des obscurcissements offrant çà et là des points crétacés d'un blanc mat, les uns isolés, les autres réunis en groupe; ils provenaient de dépôts insolubles que les solutions de sous-acétate de plomb liquide, dont on avait imprudemment conseillé l'usage lors d'une kératite, avaient laissés dans les cornées. L'expulsion des collections saturnines, sous l'influence seule des pommades à l'oxyde rouge de mercure, que je recommandai contre la blépharite, me parut un fait clinique exceptionnel; on sait, en effet, que c'est à l'instrument qu'on est presque toujours forcé de recourir dans de telles circonstances. J'ai vu, chez plusieurs sujets, des taies, suites d'une phlegmasie, diminuer par le fait d'une seconde phlegmasie oculaire; de telle sorte que, quand j'observe une ophthalmie de médiocre intensité qui envahit un œil, dans lequel l'exercice des fonctions visuelles est gêné par un obstacle kératique peu épais qui masque la prunelle, je suis plutôt tenté de m'en réjouir, trouvant dans cette circonstance morbide un travail qui peut utilement modifier l'opacité cornéale, et apporter dans l'état de la vue un amendement notable. Si c'est, en effet, l'inflammation qui engendre les taies, c'est l'inflammation circonscrite dans de justes bornes qui en triomphe. Les instillations de laudanum, les insufflations pulvérulentes ne fonctionnent-elles pas pour une large part en créant des ophthalmies artificielles?

Observation 6. — Chez Collibert, sculpteur sur bois, dont nous avons publié l'observation en 1847, dans la *Gazette médicale*, la kopiopie reconnaissait pour cause la position excentrique de ses pupilles (corectopie congénitale). Verticalement ovalaires, comme chez les chats, elles occupent à l'un et à l'autre œil le segment inférieur de l'iris, de telle sorte que le diaphragme est imperforé dans ses deux tiers supérieurs environ, et que l'extrémité inférieure de chaque prunelle est accolée au limbe kératique. J'ai remarqué, chez cet homme, que les paupières étaient fréquemment clignotantes, ce qui me parut provenir du peu de mobilité des iris, qui, ne venant pas régler et modérer l'entrée des rayons de lumière vers le fond de l'œil, semblent abandonner cette fonction aux voiles palpébraux.

On a prétendu que les monstruosités de ce genre étaient inaccessibles aux ressources de l'art, opinion que nous ne saurions partager. Dans les corectopies par vice de conformation, comme dans les pupilles artificielles excentriques, la détérioration de la vue est liée surtout à ce que les rayons lumineux franchissent les milieux transparents dans des points où la réfraction est moins forte qu'au centre de l'organe. Placez devant ces pupilles un verre convexe, vous suppléez, par la puissance réfringente de cette lentille, à l'insuffisance de la réfraction de la cornée, dont la plus grande convexité correspond au centre des pupilles ordinaires, à celle du cristallin diminué d'épaisseur vers sa périphérie, à celle enfin de l'humeur aqueuse, dont la couche est plus mince près du bord kératique, par suite du léger rétrécissement antéro-postérieur que subit dans ce point la chambre antérieure. Les verres convexes, n° 20, que notre corectopique s'est empressé d'adopter, nous ont paru augmenter le plus la netteté de sa vue ; ils lui facilitent l'exécution de son travail, et auront probablement pour résultat de prévenir les conséquences mauvaises que la fatigue qu'il éprouvait aurait pu avoir.

L'existence d'une cataracte incomplète est susceptible d'amener l'asthénopie, en forçant le malade à ne regarder qu'à travers un voile, ce qui oblige l'organe de se livrer à beaucoup plus d'efforts que si la pupille était librement accessible à la marche des rayons de lumière. L'observation démontre que souvent les verres convexes améliorent momentanément la vue, dans cette circonstance. Les stries lenticulaires fatiguent aussi la vision par un mécanisme d'une interprétation facile. Nous en dirons autant de l'obstacle que place dans le champ visuel une cataracte lenticulaire ou capsulaire centrale, seule ou accompagnée d'une cicatrice à la cornée. Cette association, qui prend fréquemment naissance dans le cours d'une ophthalmie des nouveaux-nés, s'explique par l'invasion d'une ulcération kératique centrale qui s'est perforée, d'où l'écoulement de l'humeur aqueuse et l'adossement de l'iris et de la capsule correspondante à la face postérieure de la cornée. Alors la portion médiane de la cristalloïde, accolée à l'ulcération, reçoit les produits morbides que celle-ci lui transmet, et se tache dans une partie limitée. Plus tard, la plaie se ferme; le liquide régénéré remplit de nouveau les chambres, et l'appareil lenticulaire reprend sa position primitive; mais la plaie cornéale a été remplacée par une taie, et une opacité circonscrite a succédé à la lésion circonscrite de la capsule antérieure, d'où elle a pu se propager au cristallin.

La présence d'une cataracte, d'un staphylôme de la cornée, d'une trichiase, etc., à un œil, entraîne souvent la kopiopie dans son congénère. Nous avons connu des borgnes portant des moignons irrités sans cesse par les cils qui les froissaient, et qui ne se délivraient de la lassitude oculaire à laquelle le globe sain était exposé qu'en plaçant dans l'orbite, du côté affecté, un œil artificiel.

J'ai vu l'asthénopie régner à la suite d'inflammations, plus ou moins graves, du bulbe visuel. Les femmes nerveuses et hystériques, les individus livrés à des habitudes solitaires la présentent souvent. Je l'ai vue accompagner les migraines et succéder à des atteintes de névralgie trifaciale. Je connais une dame, très sujette à des névralgies de la cinquième paire, accompagnées, chez elle, d'une grande photophobie et de vomissements, et qui, fréquemment, a été reprise de douleurs, à la suite d'une lecture assidue, faite peu de temps après un accès, au moment où elle pensait en être délivrée. Même accident est arrivé à l'un de mes parents, qui contracta une névralgie du trifacial gauche en suivant un enterrement, la tête découverte. C'était en janvier 1847 ; le temps était humide et froid, et il y avait à cette époque, à Paris, beaucoup de grippes et de catarrhes.

Observation 7. — Madame Lardinois, qui me consulta en juillet 1850, était affectée, depuis dix années, d'une névralgie faciale droite ; les élancements se faisaient sentir dans la branche ophthalmique, et parfois dans les branches maxillaires de la cinquième paire. Or, quand l'œil droit avait été astreint à une application un peu soutenue, sa fatigue provoquait l'accès névralgique. La malade le bouchait instinctivement pour se livrer au travail et éviter les douleurs.

Les lunettes de mauvaise qualité et celles de foyers inappropriés, la contemplation habituelle de corps réfléchissant fortement la lumière, toutes les causes, en un mot, capables de donner lieu à l'amaurose rétinienne, peuvent également engendrer la kopiopie. Les couleurs éclatantes incommodent les yeux ; le rapprochement de deux couleurs tranchées occasionne à ceux-ci plus de lassitude encore que quand ces couleurs frappent la vue isolément. Nous avons observé des asthénopies provenant d'un travail à un jour insuffisant. M. l'abbé B....., vicaire d'une des paroisses de Paris, nous a dit qu'il attribuait l'origine de la faiblesse de sa vue et de l'amblyopie dont il est atteint à l'habitude qu'il avait eue, étant au séminaire, de lire longtemps au clair de la lune.

Qu'un lapidaire, qu'un tailleur, qu'un correcteur d'imprimerie persévère à se livrer à une occupation qui le fatigue, il finira par apercevoir des mouches et des étincelles, par devenir, en un mot, amaurotique. Si donc la kopiopie n'est point l'amaurose, on ne saurait révoquer en doute qu'elle n'y prédispose. Dans d'autres cas, une nuance peu marquée existe entre l'asthénopie et l'amblyopie ou l'anesthésie rétinienne, et il est permis d'appliquer l'une ou l'autre de ces dénominations aux conditions existantes.

CHAPITRE III.

GÉNÉRALITÉS. PHÉNOMÈNES SYMPTOMATOLOGIQUES.

ARTICLE PREMIER.

Considérations préliminaires.

Dans son acception la plus générale, l'amaurose peut être définie un affaiblissement ou la suppression des fonctions dévolues à la rétine, que cette membrane soit elle-même primitivement affectée, ou que les désordres aient pour point de départ des organes en corrélation avec elle. Fort souvent aucune altération accessible à nos sens ne l'accompagne ; c'est ce qui a fait dire à Lazare Rivière, qu'il y avait goutte-sereine quand la vue était abolie sans qu'il parût aucun vice sensible aux yeux (1), et à Walther (de Munich), lorsque le malade ni le médecin ne voyaient rien. Le dernier oculiste propose le mot *amauroséologie*, pour exprimer l'ensemble des notions se rattachant à la lésion qui nous occupe (2).

La dénomination de *goutte-sereine* (*suffusio nigra*) provient de l'idée que les anciens se faisaient de la nature de cette maladie. Ils s'imaginaient, en effet, qu'une humeur, assez transparente pour ne point altérer l'aspect normal de la pupille, se déposait dans le champ de celle-ci, de manière à intercepter la progression des rayons lumineux.

A un faible degré, l'amaurose est désignée sous les noms d'*hebetudo visus*, d'*amblyopie*. A une période plus avancée, c'est l'amaurose confirmée, incomplète quand le sujet voit encore, complète quand il ne voit plus.

Le professeur Jungken a essayé de préciser ces dénominations (3). Il y a, dit-il, *hebetudo visus* lorsque le malade aperçoit encore des objets d'assez petites dimensions, mais n'est plus en état d'appliquer ses yeux, comme dans les conditions habituelles. Une amblyopie existe quand la vision est assez trouble pour que les petits corps ne puissent plus être distingués qu'imparfaitement. Dans l'amaurose proprement dite, enfin,

(1) LAZARE RIVIÈRE, *La pratique de médecine*, etc., traduction de Deboze. Lyon, 1702, t. I.

(2) WALTHER, *System der Chirurgie*. Freiburg im Breisgau, 1848, t. IV.

(3) JUNGKEN, *Die Lehre von den Augenkrankheiten*. Berlin, 1836.

les petits objets échappent aux regards, les plus volumineux étant constatés seuls d'une manière plus ou moins lucide, ou se dérobant complétement à la vue.

On peut admettre, en thèse générale, que la cause prochaine de la maladie qui nous occupe réside, soit dans une compression exercée sur la rétine ou sur les parties d'où elle émane, soit dans un changement de structure de l'un ou de l'autre de ces organes, soit enfin dans un trouble nerveux ; ce qui paraît plus rare, l'idée d'une amaurose purement fonctionnelle étant même rejetée par des ophthalmologistes.

Les deux yeux ne sont pas toujours envahis en même temps. L'un est fréquemment affecté plus ou moins longtemps avant l'autre. Parfois encore un œil reste sain durant toute la vie, pendant que son congénère est amblyopique ou affligé d'une cécité radicale. On peut établir en principe qu'il n'existe pas de danger pour le globe qu'a respecté la maladie, quand l'autre est devenu amaurotique par une cause toute locale, comme une lésion traumatique qui n'a sévi que sur cet organe. La perturbation visuelle est-elle due à une congestion cérébro-oculaire, franche ou sourde, à quelque vice constitutionnel, comme une syphilis invétérée, on ne saurait disconvenir qu'il n'y ait là une prédisposition qui demande à être surveillée avec soin. Wenzel rapporte qu'il s'est trouvé des praticiens assez ignorants pour ne pas craindre de conseiller l'extirpation d'un œil attaqué de goutte-sereine afin d'en préserver l'autre (1). Il en est même qui se sont flattés d'avoir fait cette opération avec avantage.

(1) Wenzel, *Dictionnaire ophthalmologique*. Paris, 1808, t. I, p. 335.

Les yeux bruns, a-t-on dit, sont plus enclins à l'amaurose que ceux d'une coloration peu foncée. Jungken avance que cette proportion est très considérable. Elle serait approximativement de 25 à 1, d'après Beer.

La plupart des auteurs sont d'avis que les femmes sont le plus disposées à la goutte-sereine, ce qu'ils ont attribué à la chlorose, au retard susceptible de se manifester dans l'établissement de la menstruation, aux irrégularités si fréquentes du flux périodique, aux orages de la grossesse, à ceux qui peuvent la suivre, aux accidents de l'âge climatérique. Cette opinion, satisfaisante jusqu'à un certain point en théorie, se rattache à l'un de ces problèmes qui ne reçoivent jamais de solution; quelques uns même, Lassus, par exemple (1), ont avancé que les hommes étaient plus souvent frappés de cette affection que les femmes.

Des malades croient quelquefois devoir s'assurer, au préalable, de la capacité du médecin qu'ils consultent, en lui demandant quel est, dans son opinion, le globe entrepris. Si l'organe est amaurotique, le praticien n'y voit rien d'anormal. Mais a-t-il l'imprudence de répondre: « Je crois que l'œil malade est celui-ci, » en désignant l'œil sain, il donne de lui une mauvaise opinion à son client. Les gens du monde s'imaginent, en effet, que tout trouble fonctionnel suppose un trouble appréciable pour l'observateur. Il faut ici de la circonspection et éviter le piége tendu.

Si j'ai dit qu'il n'existait communément, dans l'amaurose, aucune modification organique constatable pen-

(1) Lassus, *Pathologie chirurgicale*. Paris, 1806, t. II, p. 539.

dant la vie, c'était pour la distinguer de quelques autres altérations, avec désordres visibles, ayant des rapports d'analogie avec la goutte-sereine, et susceptibles, comme elle, d'engendrer la cécité. Tels sont le glaucome, le fongus médullaire de la rétine, certaines hydropisies oculaires, etc. (*voyez* chapitre VIII). Fréquemment même, on ne rencontre aucune lésion sur les cadavres; dans d'autres cas, comme nous l'établirons plusieurs fois dans ce travail, la source anatomique du trouble des perceptions visuelles apparaît à l'observateur.

Il résulte de ces considérations que, bien que l'examen de quelques phénomènes objectifs de l'amaurose ne doive point être négligé du praticien, ce sont les phénomènes subjectifs surtout qui lui offriront les éléments les plus précieux, quant au diagnostic et au traitement.

Des enfants naissent amaurotiques sans présenter aucun symptôme d'épanchement dans la cavité crânienne, aucune condition visible qui puisse nous expliquer la privation de la vue. L'observation démontre qu'elle est presque toujours incurable dans cette occurrence; elle dépend, en effet, de vices organiques congénitaux auxquels il ne nous est pas donné de remédier. On a constaté que c'était surtout quand la cécité dérivait d'une amaurose que se manifestaient, chez l'aveugle-né, un état de calme et d'engourdissement et de l'inaptitude aux fonctions locomotrices. Il y a communément plus de vivacité parmi les individus chez lesquels l'appareil oculaire a été mis hors de service par la variole, par l'ophthalmie purulente, que chez ceux dont le nerf optique ou le cerveau a été affecté. Les premiers, qui reçoivent encore une sorte d'impression de la lumière, ont avec nous plus d'affinité, eu égard à l'activité vitale. Ne pourrait-on pas en déduire, dit M. Dufau (1), que le fluide lumineux, en déversant sur nous ses rayons, devient, par son action directe sur la rétine, et indirecte sur le reste du système nerveux, un stimulant qui excite l'organisme tout entier, et provoque en lui le mouvement.

Walther avance qu'à la longue l'amaurose se joint à toutes les autres maladies oculaires susceptibles d'entraîner la cécité, même quand celle-ci ne dérive que d'un obstacle mécanique, qui contrarie la progression des rayons lumineux vers le fond du globe. La cataracte, ajoute-t-il, quand elle est invétérée, se complique de paralysie de la rétine, par suite de la longue privation de la lumière, qui enlève à cette membrane sa faculté sensitive, au nerf optique son pouvoir de transmission, au cerveau la propriété de recueillir la sensation. Bien que cette proposition puisse s'appliquer à beaucoup de faits, elle est loin d'être toujours exacte. Les annales de la science nous offrent des exemples fort nombreux de cataractes très anciennes, et qui, disparues, soit spontanément, soit par une opération, ont été suivies du rétablissement des perceptions visuelles. Tel était le cas d'un sujet, âgé de quatorze ans, dont parle Janin (2), et chez lequel des cataractes congénitales se déchatonnèrent et s'abaissèrent tout à coup, par suite d'une chute du haut d'un arbre; ce jeune homme recouvra la vue et embrassa la carrière ecclésiastique. Chez un ancien avocat, aveugle depuis vingt-cinq ans, que cite Boyer (3), et qui avait

(1) Dufau, *Essai sur l'état physique, moral et intellectuel des aveugles-nés*. Paris, 1837.

(2) Janin, *Mémoires et observations sur l'œil*, etc.; Paris et Lyon, 1772.

(3) Boyer, *Traité des maladies chirurgicales*. Paris, 1822, t. V.

déjà perdu un œil par l'effet d'une opération malheureuse, le cristallin opaque se détacha également de lui-même dans l'autre œil, d'où résulta la réintégration de la vue; cette cataracte avait été jugée, par les chirurgiens les plus recommandables, de mauvaise nature et inopérable.

J'ai soigné d'une double amblyopie mademoiselle Elisa Bullier, dont le frère avait été atteint d'amaurose, et dont les deux oncles étaient morts, aux Quinze-Vingts, amaurotiques. Beer rapporte que, pendant trois générations, toutes les femmes d'une même famille furent attaquées de goutte-sereine, à la cessation de leurs règles. Demours cite quatre sœurs qui ne voyaient que très peu de l'œil droit; leur père offrait la même infirmité. Qui ne sait que cette disposition héréditaire est susceptible de s'étendre à la cataracte et à beaucoup d'autres affections? Une femme d'une cinquantaine d'années, qui, jusqu'à la ménopause, avait été incommodée par des orgelets mensuels survenant vers le temps de ses règles, me consulta pour sa fille, sujette aussi à des orgelets périodiques. Si les enfants peuvent ressembler à leurs parents sous le rapport du physique extérieur, pourquoi ne leur ressembleraient-ils pas aussi en ce qui concerne les autres particularités de l'organisme et les idiosyncrasies? Dans d'autres cas, les parents ont joui du plein exercice des fonctions visuelles, et les enfants, par une prédisposition funeste, deviennent aveugles. On me consulta en septembre 1850 pour la jeune Noémie, âgée de deux ans, habitant le canton de Corbie (Somme). Cette enfant, dont le père, la mère et les autres ascendants ne se sont jamais plaints de troubles dans la vision, est frappée de cécité. Je constatai l'immobilité des pupilles et le balancement amaurotique. La sœur, âgée de six mois, offre des symptômes identiques.

Tantôt l'amaurose survient tout à coup, tantôt, et c'est ce qui arrive le plus communément, elle se constitue par degrés.

On a vu la cécité amaurotique s'établir subitement (apoplexie oculaire), pendant des éternuments violents, par une commotion quelconque du cerveau ou de l'œil; des symptômes de congestion vers la tête ont parfois précédé ou accompagné l'accident; il s'est manifesté dans d'autres cas, sans cause appréciable et sans signe de polyæmie céphalique, le malade perdant en un clin d'œil et radicalement la faculté visuelle. Chez M. P..., négociant de Marseille, la cécité surgit soudainement à un œil par les vomissements du mal de mer. Il est rare, d'après mes observations, que la vision s'éteigne ainsi aux deux yeux à la fois. Le cerveau me paraît être assez constamment le point de départ de tels désordres; une goutte-sereine et un strabisme ou un lagophthalmos paralytique se sont-ils manifestés tout à coup, il y a probabilité pour une lésion encéphalique, bien que nous ayons vu une cause rhumatismale amener ces résultats. Il faut admettre encore une amaurose par congestion subite ou par apoplexie de la rétine, cas dans lequel les vaisseaux de cette dernière s'étant instantanément distendus ou déchirés, sa trame nerveuse est comprimée et sa faculté sensoriale émoussée ou éteinte.

Observation 8. — Chez madame Ducretet, la vue fut soudainement anéantie à l'œil gauche, pendant que la partie correspondante de la figure devint le siége de gonflement et de rougeur.

Observation 9. — Même accident arriva, du côté

droit, chez madame Hériot, femme forte, pléthorique, et qui éprouvait parfois de tels étourdissements qu'elle restait, dit-elle, plus de dix minutes sans voir clair.

Observation 10. — Madame Laurent (de Saint-Gratien) perdit la vue, à droite, pendant qu'elle était assise, la partie gauche de sa figure appuyée sur la main. Je constatai que cette fonction était éteinte dans l'organe compromis, avec cette exception que les objets présentés du côté de la tempe droite étaient aperçus, bien que confusément.

Observation 11. — Chez madame Bliba (de la Briche), qui me consulta, le 24 septembre 1848, la vision avait cessé tout à coup à l'œil droit, il y avait trois semaines. Les règles survinrent trois jours après, circonstance qui n'eut aucun effet salutaire sur les conditions visuelles.

Les exemples d'amauroses occasionnées par des émotions morales vives, la colère, le chagrin, la frayeur, sont loin d'être rares. C'est à cette catégorie que se rattache le fait suivant, que j'ai recueilli à Vienne.

Observation 12. — Un jeune homme, du duché de Brunswick, était affecté, depuis son enfance, d'une cataracte d'origine traumatique; le cristallin s'était résorbé; la capsule obscurcie restait seule en place. Comme il allait se marier bientôt, il voulut être débarrassé de sa difformité. Walther et d'autres praticiens, consultés, n'avaient trouvé à l'opération aucun obstacle. Il se confia aux soins de Jæger. Une ouverture ayant été faite à la périphérie de la cornée, avec le couteau lancéolaire, le crochet à décollement, introduit par la solution de continuité, amena au dehors la membrane opaque, et la pupille devint parfaitement nette. Aussitôt après, le malade vit double. La diplopie ne céda à aucun moyen;

elle disparaissait quelquefois, mais ne tardait pas à se reproduire; l'occlusion seule de l'œil opéré ou de son congénère la faisait cesser à l'instant même.

Jæger expliqua le phénomène de la manière suivante. A la partie supérieure de la capsule opaque existait un pertuis par lequel les rayons lumineux pouvaient encore pénétrer au fond du bulbe, disposition par suite de laquelle ce dernier s'était insensiblement accoutumé à se porter en bas. La pupille ayant été complétement démasquée, l'organe avait conservé la même habitude; la diplopie était la conséquence de ce strabisme.

Un jour que ce jeune homme se regardait dans une glace, il se vit deux bouches, deux nez, etc.; son impatience et sa colère étaient au comble, quand tout à coup la diplopie cessa. La faculté visuelle venait de s'éteindre pour toujours dans l'œil opéré; il était frappé d'amaurose.

Observation 13. — Chambert, qui me consulta le 15 novembre 1847, avait ressenti, il y avait dix-huit jours, et pendant une contrariété, un craquement au fond de l'orbite droite; la vue fut instantanément abolie de ce côté. Les premières nuits qui suivirent l'accident, des douleurs de tête privèrent ce malade de sommeil; il entra à l'Hôtel-Dieu de Paris, dans le service de M. le professeur Roux, qui conseilla des bains de pieds et des vésicatoires. Après sa sortie de l'hôpital, où il n'avait éprouvé aucun soulagement, je constatai une amaurose à droite, avec conjonctivite et paralysie partielle de la troisième paire. La pupille était dilatée et le bulbe dévié en dehors.

Plusieurs observations de cécité subite, sous l'influence de l'ébranlement surgissant dans le système nerveux, par suite d'une affection de l'âme, sont consignées dans les annales de la science. Demours rapporte qu'une femme fut frappée d'amaurose, dans une nuit, après avoir appris la mort de son fils. Un homme, attaqué par des voleurs qui ne lui firent aucun mal, tomba en syncope et devint aveugle : le docteur P. Jones le traita par l'émétique et l'électricité, renouvelée trois fois par semaine, moyens qui lui rendirent, au bout de trois mois, l'usage de la vue (1). Un autre sujet, dont m'a parlé M. Otto Roehrig, ayant été surpris, pendant la nuit, par l'incendie de la maison dans laquelle il habitait, fit une corde avec ses draps, la pendit à une fenêtre, et tenta de descendre dans la rue, en s'y glissant. Le lien s'étant trouvé trop court, ce malheureux resta longtemps accroché à l'une de ses extrémités ; on parvint à le délivrer. Il se coucha avec de la céphalalgie et une fièvre ardente. Peu de jours après, ses cheveux avaient blanchi et il était aveugle.

L'amaurose, avons-nous dit, s'établit, le plus habituellement, peu à peu, et parfois d'une manière insensible, depuis le moment où la vision ne subit qu'un trouble léger, jusqu'à celui où elle peut être radicalement anéantie. Voici les particularités principales qui en signalent la marche :

Au début, le sujet accuse que sa vue baisse et s'affaiblit; des symptômes kopiopiques se manifestent. S'il se met à lire, il distingue bien les premières lignes; au bout d'un certain temps, d'autant plus court, en général, que le mal s'éloigne de son origine, les lettres s'embrouillent, les lignes dansent, tremblotent, se super-

(1) *Bibliothèque médicale.* Paris, 1819, t. LXVI, p. 403.

posent les unes aux autres ; un voile semble se placer entre les yeux et les caractères d'impression, et le malade ne peut plus continuer sa lecture. Prend-il quelques moments de repos, vient-il même à exercer quelques frictions sur ses paupières fermées, la lecture, la couture deviennent possibles ; un trouble nouveau succède rapidement à cette tentative. Le phénomène opposé à l'asthénopie, celui dans lequel les objets ne sont distingués qu'après qu'ils ont été quelque temps fixés, est le *visus increscens*, disposition plus rare, qu'on ne rencontre guère que dans certaines amauroses torpides, invétérées, dans lesquelles quelques efforts semblent nécessaires pour que la rétine se relève de son inertie.

D'autres troubles physiologiques variés peuvent s'associer à l'affaiblissement des perceptions visuelles.

Tantôt, groupe de symptômes désigné sous le nom de *scotodynie* ou de *scotopsie*, le malade aperçoit des mouches, des taches, des stries, des objets de mille formes, permanents et fixes par rapport à l'axe de la vision, ou passagers (*myodésopsie*) ; tantôt il est tourmenté par l'aspect de corps lumineux (*photopsie*). J'ai donné des soins à une dame qui, dans le but de se soustraire aux scotomes qui la fatiguaient pendant la nuit, allumait une lampe Carcel ; de cette manière, les étincelles morbides se fusionnaient, pour ainsi dire, avec la flamme artificielle. Madame Chatelain, malade de mon dispensaire, prétendait voir des allumettes phosphoriques en ignition ; M. B... (de Nantes), un fil doré apparaissant surtout dans les ténèbres ; Madame Dupont, des étincelles bleues s'éparpillant comme une bombe qui éclate. Coussinet (de Montereau) assimilait ces corps étincelants à des carreaux que porte un vitrier cheminant au soleil. Une malade me disait que, se trouvant un soir à une fenêtre, elle crut que des personnes se promenaient dans le jardin avec des lumières; « or, » ajouta-t-elle, c'étaient mes yeux qui les produisaient. »

Des sujets sont fatigués par la lumière solaire ou artificielle, par l'éclat des métaux et des corps brillants (*photophobie*). Il en est qui recherchent le grand jour, à l'influence duquel leur vue s'améliore (*photolimie*).

Les objets peuvent être aperçus autrement colorés qu'ils ne le sont en réalité (*chrupsie*); à travers les interstices d'un filet ou d'un treillage (*visus reticulosus*); dans une position plus déclive que celle où ils se trouvent (*visus depressus*); dans une situation plus élevée (*visus elevatus*); quelques uns les voient renversés. « Quand je veux mettre un entonnoir dans une bouteille, » me disait le marchand de vin Dupré, je le place à » côté; ma maladie semble avoir changé la situation » des choses. »

Parfois la forme des objets paraît altérée (*visus defiguratus*, ou *métamorphopsie*); d'autres fois ils sont vus doubles (*visus duplicatus*, ou *diplopie*); multiples (*visus multiplicatus*, ou *polyopie*).

Un corps est-il distingué dans des proportions plus fortes que celles qui lui sont propres, c'est le *visus amplificatus*, ou *mégalopie*; sont-elles plus petites, c'est le *visus diminutus*, ou *micropie*.

Pour quelques amaurotiques, dit Andreæ (de Magdebourg), les hommes paraissent des géants.

Valsalva rapporte que parmi les caractères d'égale dimension d'un livre, un homme en apercevait plusieurs avec des dimensions plus volumineuses.

J'ai donné des soins à un ancien cordonnier, Parmet,

qui avait été traité par Lisfranc avec la pommade ammoniacale, et qui distinguait les objets tantôt plus grands et tantôt plus petits qu'ils ne l'étaient en réalité.

Un autre de mes malades les aperçoit dans leur attitude naturelle, quand les deux yeux sont libres. Vient-on à boucher l'œil gauche, ils s'éloignent instantanément, et se rapetissent, vus seulement de l'œil droit, atteint d'amblyopie torpide. « Il me semble, dit cet homme, » qu'on substitue au corps que je regarde un autre corps » de même forme, mais plus petit. »

Madame Neveu voyait les objets constamment trembloter devant ses yeux. Une autre femme en comparait les mouvements à ceux des vagues de la mer.

Il arrive fort souvent qu'une portion d'un corps est aperçue seule plus ou moins lucidement (*méropie*, vision partielle), tandis que les autres parties sont couvertes d'un voile obscur, communément tout à fait noir; d'où, dans quelques cas, le *visus interruptus;* dans d'autres, le *visus dimidiatus*, ou l'*hémiopie*.

Dans le *visus trabecularis*, les objets sont partiellement cachés par une barre transversale ou affectant une autre direction; dans le *visus maculosus*, ils sont couverts de taches; dans le *visus nebulosus*, ils sont obscurcis par un brouillard. De la photopsie vient-elle s'ajouter au dernier symptôme, le malade, dit Walther, croit voir des éclairs qui sillonnent la nue dans un temps d'orage.

Certains sujets deviennent presbytes; d'autres, plus nombreux, deviennent myopes.

Quelques uns distinguent mieux les corps en mouvement que quand ils se trouvent dans l'immobilité.

On a placé dans le cadre symptomatique de l'amaurose, et notamment de la forme nerveuse ou éréthistique, l'*oxyopie* ou la *galléropie* (*acies visus acuta*), caractérisée par la perception plus distincte, plus aiguë, pour ainsi dire, des objets, que dans l'état naturel. Ce phénomène d'observation rare paraît assez constamment dénoter une exaltation de la sensibilité rétinienne par surexcitation cérébrale. « Les yeux hagards, dit Double (1), » le regard perçant et même farouche, indiquent une » direction vicieuse des forces vers le cerveau, et présa- » gent le délire, l'apoplexie et la mort. Aux approches » de celle-ci, on remarque quelquefois que la vue de- » vient plus perçante, par la même raison que l'ouïe » prend, dans d'autres cas, un plus grand degré de » finesse. On doit toujours mal augurer de ce signe. »

Il est un trait caractéristique auquel, dans l'amaurose, il faut avoir égard : c'est que le trouble de la vue est plutôt qualitatif que quantitatif. Dans la cataracte, dans un néphélion, qui empiète sur le champ pupillaire, une seule chose survient : de la diminution dans la somme, dans l'intensité des perceptions visuelles. Dans l'amaurose imparfaite, au contraire, c'est plutôt l'essence ou la qualité de la fonction en souffrance qui frappe l'observateur, le malade voyant plus ou moins, mais offrant, dans l'impression que les objets extérieurs provoquent, des anomalies et des bizarreries de tout genre. Rien ne saurait être constant dans la production des phénomènes que les amaurotiques accusent; remarquez même qu'on peut les diviser presque tous en deux catégories, les symptômes de l'une étant opposés à ceux de l'autre : d'une part, par exemple, l'asthénopie; d'autre part, le *visus incres-*

(1) Double, *Séméiologie générale*, t. II.

cens; ici la photophobie, là le besoin de la lumière; d'un côté, la mégalopie, la presbytie; de l'autre, la micropie, la myopie, etc. Il en est d'une rétine affectée, primitivement ou par retentissement d'un désordre plus ou moins éloigné, comme d'un cerveau malade : autant de sujets, autant, en quelque sorte, de manifestations différentes. C'est avec raison que les aberrations auxquelles, dans cette occurrence, la vision est sujette, ont été désignées sous le nom de *délires visuels.*

Plusieurs des phénomènes précédemment mentionnés se reproduiront trop souvent dans la suite de ce travail, et offrent trop d'importance pour que nous n'en déterminions pas, au préalable, le mécanisme et la valeur.

ARTICLE II.

Myodésopsie. — Scotomes divers.

Rien n'est commun, dans la pratique, comme d'être consulté pour la perception de corps imaginaires, ou du moins que le malade seul distingue, et qui viennent troubler sa vue, en s'interposant entre lui et les objets extérieurs. Ce sont les *imaginations* de Maître-Jan, la *berlue* de Sauvages et d'autres auteurs. La couleur, souvent noire, de ces corps, et leur mobilité qui semble les faire cheminer dans l'espace, leur ont fait donner le nom de *mouches:* la myodésopsie (*visus muscarum*) consiste dans l'existence de ces scotomes. Ils sont variables, d'ailleurs, tant à l'égard de leur coloration que sous le rapport de leurs formes, parfois fort bizarres; ce sont des plaques, des anneaux, des filaments, des lignes droites, ondulées ou anguleuses, des vésicules séparées ou unies entre elles. On les rencontre aux deux yeux ou à un seul œil. Aucun âge n'en est à l'abri, bien que les jeunes sujets les présentent rarement. La fatigue, longtemps prolongée, par l'exploration au microscope, engendre souvent ces hallucinations de la vue. Il en est de même des lunettes trop puissantes, et surtout de l'abus des verres concaves.

Les mouches, qui font partie du cortége symptomatique de l'amaurose, ne changent pas de position, relativement les unes aux autres, et sont fixes par rapport à l'axe de la vision, c'est-à-dire que le scotome se porte en bas, si le sujet regarde dans ce sens, et se dirige en haut ou sur les côtés, si le malade tourne ses regards vers le ciel, ou à droite ou à gauche. Les mouches volantes, au contraire, qui ne suivent pas avec cette régularité invariable les mouvements du globe, qui cheminent en sens indéterminés, qui apparaissent tantôt nombreuses et tantôt rares, qui souvent même cessent de se manifester pendant un temps plus ou moins long; ces mouches, dis-je, sont presque toujours de peu de valeur et n'exigent pas de traitement, quand elles ne sont liées à aucun autre trouble de la vision. L'énergie de cette fonction ne souffre aucunement de leur présence, et il est bien démontré qu'on peut y être sujet, sans avoir à redouter la perte de la vue. L'un de mes anciens professeurs, oculiste fort distingué de l'Allemagne, aperçoit des mouches depuis longues années, ce qui ne l'a jamais empêché de jouir d'une vision normale. Beaucoup de gens, d'ailleurs, ne les voient guère que quand ils y font attention, parce que l'habitude en émousse l'action sur la rétine.

En réponse au médecin J.-L. Hanneman, qui l'avait consulté pour une myodésopsie qui le tourmentait, Bartholin écrivit que ce phénomène ne devait pas l'alarmer. « Il y a plus de trente ans, ajoutait-il, que j'eus pour la » première fois, à Padoue, les mêmes accidents ; je crai- » gnais, comme vous, que ce ne fût des avant-coureurs » de la cataracte ; mais le docteur Sala me rassura, en » me disant qu'ils causaient plus de peur que de mal. » Depuis ce temps-là, je n'ai tenu compte de ces images, » qui me voltigent devant les yeux ; j'ai fait usage du » tabac, qui m'a fait beaucoup de bien (1). »

Les corps voltigeants de cette dernière catégorie, ceux qui changent de place, même quand l'œil est dans l'immobilité, ont donné lieu à des hypothèses de toute sorte.

Ils seraient dus, d'après M. Wighand (2), à une opacité de l'humeur lacrymale. Fondé, je ne sais sur quelles bases, il les a combattus par un collyre au sulfate de quinine, qu'il prétend lui avoir fourni des résultats heureux.

Le professeur Nordmann (d'Odessa), qui annonce avoir découvert des entozoaires infusoires dans les yeux des poissons, des quadrupèdes et même de l'homme, est d'avis que l'on y trouverait peut-être une nouvelle explication des mouches volantes. M. Maunoir (de Genève) manda, il y a quelques années, à la rédaction des *Annales d'oculistique*, que, dans une excursion qu'il venait de faire à Neuchâtel, M. Agassiz lui avait montré, dans l'humeur aqueuse d'un œil de lotte qui sortait de l'eau des diplostomes et des oxyures qui ne le cédaient pas en activité aux anguilles du vinaigre. Il y aurait des infusoires, d'après M. Agassiz, dans l'humeur vitrée, et même dans celle de Morgagni. Le cysticerque a été observé une

(1) Guérin, *Traité des maladies des yeux*. Lyon, 1769, p. 326.
(2) *London medical Gazette*.

fois dans la chambre antérieure, par Sömmerring et par Schott.

De la Hire plaçait le siége des mouches volantes dans l'humeur aqueuse. La face interne de la cornée, a-t-on dit, est couverte d'un épithélium dont les cellules peuvent se détacher en partie, nager dans le dernier liquide, d'où la myodésopsie. Pour s'assurer si ces scotomes résidaient dans l'humeur aqueuse, Demours la fit écouler par la ponction de la cornée; ils persistèrent après la régénération du fluide, et Demours invoqua la condensation de molécules flottantes dans l'humeur de Morgagni, opinion partagée par Dugès et par beaucoup d'autres. Le docteur Andrieux prétend même avoir constaté, à l'aide d'une très forte loupe, et après avoir obtenu une large dilatation de la pupille, de petits corpuscules blanchâtres, de forme irrégulière, dans l'intérieur de cette humeur. Son malade guérit, au bout de trois mois, par l'emploi souvent réitéré des purgatifs (1).

Engendré par le dépôt momentané de mucosités et de larmes à la surface de la cornée, le *spectre muco-lacrymal* de Mackenzie (2) est caractérisé par des globules ou des gouttelettes, variant de place à chaque clignotement des paupières. Les *mouches entohyaloïdiennes*, du même auteur, qui résident dans le corps vitré ou derrière celui-ci, augmentent avec une grande lenteur, restent parfois indéfiniment stationnaires, et diminuent même, bien que rarement. Elles comprennent les *spectres globulaires isolés*, le *spectre perlé* (globules réunis en chapelet) et

(1) *Bulletin de thérapeutique*, t. XIX, p. 276.

(2) MACKENZIE, *The vision of objects on and in the eye*. Edinburgh, 1845.

le *spectre aqueux* (stries transparentes; filaments fins assez analogues à du verre filé). Quant aux particules hyaloïdiennes, qui engendrent la perception des mouches globulaires, perlées ou aqueuses, le professeur de Glascow, tout en reconnaissant la difficulté de la solution de cette question, se rapproche de l'opinion de David Brewster, qui pense que ces filaments pourraient bien être les débris de tissus organiques, dont les fonctions auraient cessé. Fréquemment, d'ailleurs, la même personne voit plusieurs espèces de mouches volantes.

M. Szokalski en nie la possibilité dans le corps vitré, dont la structure celluleuse s'oppose à ce que ces corpuscules puissent y nager librement (1). L'organe immédiat de la vision est, d'après lui, le siége à peu près unique des mouches, qu'il divise en : 1° *scotomes paralytiques*, ou paralysie d'une ou de plusieurs des papilles rétiniennes, d'où il suit que la lumière n'a plus de prise sur elles, et que le malade aperçoit des taches noires, fixes par rapport à l'axe de la vision ; 2° *scotomes inflammatoires*, qui, consistant en la vue de corps brillants et lumineux, doivent leur existence à l'irritation partielle de la rétine ; 3° *scotomes nerveux*, ou névrose de la membrane sensitive ou du nerf optique. Ces derniers varient de couleur et de forme ; ils en changent souvent ; ils surviennent et disparaissent fréquemment, pour surgir ensuite dans un autre point de la rétine. Cette inconstance dans leur apparition en indique la nature purement nerveuse.

Weller, enfin, n'admet comme engendrant la myo-

(1) SZOKALSKI, *Essai sur les sensations des couleurs*. Cet excellent travail est inséré dans les tomes II et suivants des *Annales d'oculistique*.

désopsie que des globules de sang situés dans la rétine ou devant elle, et les vaisseaux qui les contiennent (1).

En réfléchissant que la moindre modification survenue dans l'expansion rétinienne, que le plus petit corpuscule placé dans le champ pupillaire, peuvent occasionner la perception d'un scotome, je me demande si toutes ou à peu près toutes ces influences ne contiennent pas du vrai, et ne contribuent pas, tantôt l'une et tantôt l'autre, à la production des mouches volantes. La première période du développement de la cataracte, dans laquelle le malade voit des fils, des cheveux, des flocons de laine ou de neige, etc., nous démontre que la myodésopsie peut avoir pour siége les milieux réfringents du bulbe. Les modifications fréquentes que subissent les groupes moléculaires opaques, et le mode de transmission de la lumière, tant que la cataracte n'est point arrivée à un plus haut degré de développement, et probablement, dans certains cas, les mouvements de corpuscules blanchâtres dans l'humeur de Morgagni, rendent bien compte de l'inconstance de ces illusions. La myodésopsie des hypochondriaques, des femmes hystériques, nous paraît, au contraire, devoir être plutôt attribuée à une névrose.

Les mouches de la première catégorie, mouches fixes ou amaurotiques, ont leur cause prochaine vers l'axe optique, au-dessous ou au-dessus de celui-ci, ou plus ou moins loin sur les parties latérales. Le malade, dans le premier cas, les voit avec netteté, quand la cornée occupe le centre de l'écartement interpalpébral ; il ne les aperçoit bien, dans les autres circonstances, que lorsque l'œil se porte dans un sens ou dans un autre.

(1) WELLER, *Traité des maladies des yeux* (traduction de Riester et Jallat). Paris, 1828, t. II.

Mackenzie fait observer que si la source du scotome a son siége au-dessous de l'axe optique, l'impression qu'il produit semble indiquer qu'il est situé au-dessus du niveau de l'œil, de telle sorte que si le malade dirige cet organe en haut, la mouche lui paraît s'envoler dans ce sens, et *vice versâ*. Tantôt le sujet n'est tourmenté que par un corps de ce genre; tantôt il en voit deux, trois et plus. La première fois que le phénomène vient contrarier sa vue, il s'imagine que c'est réellement un corps étranger qui s'est fixé à ses paupières, à ses cheveux, à sa coiffure, et il cherche à l'en éloigner. Les mouches, d'ailleurs, n'apparaissent presque jamais dans un endroit peu éclairé ou à la lumière douce du soir; plus le jour est vif, plus elles se dessinent; c'est à l'éclat d'un soleil intense qu'elles ont leur apogée. J'ai rencontré des malades qui les voyaient quand ils présentaient leurs yeux vers la fenêtre, tandis qu'ils ne les voyaient plus quand ils tournaient le dos à cette dernière. Elles s'évanouissent quand on contemple des objets d'une couleur noire ou sombre; le contraire a lieu lorsqu'il s'agit de la neige, d'une surface blanche bien éclairée. C'est ainsi que des sujets les aperçoivent devant le papier sur lequel ils écrivent et dans la cuvette de couleur blanche dont ils se servent pour leur toilette.

Observation 14. — Madame Miller, qui me consulta le 18 octobre 1850, voyait depuis longues années, de l'œil droit, une mouche fixe, eu égard à l'axe de la vision, et qui, ne se montrant qu'à un jour vif, ne la gênait pas dans son travail. Depuis un mois, la vue avait subi aux deux yeux une détérioration marquée, ce que j'attribuai à une polyæmie cérébro-oculaire, par suite de la ménopause, et à l'usage surtout de lunettes convexes trop fortes, le nº 20 adopté sans transition. « Les fibres » de mes yeux sont le siége d'un tiraillement continuel, » me dit-elle ; il me semble que des coups de rasoir » viennent entamer ces organes. » La malade avait de la photophobie ; les paupières lui paraissaient pesantes.

Chose remarquable et très explicable cependant, la mouche s'était, pour ainsi dire, évanouie, confondue qu'elle était avec la coloration grisâtre qui couvrait les objets. Sous l'influence de l'aloès, de la crème de tartre, des affusions réfrigérantes et d'un repos absolu, cette femme obtint une guérison parfaite, qui fut constatée le 12 novembre suivant par plusieurs médecins, MM. Hubert et Dugué entre autres. Elle en était revenue au nº 60, avec lequel elle travaillait sans fatigue. Mais la mouche du globe droit s'était reconstituée avec son intensité primitive, par la disparition du voile qui l'avait momentanément effacée, un contraste bien tranché s'étant rétabli entre les parties saines de la rétine et la région très circonscrite, qui n'était plus, depuis longtemps, impressionnée par la lumière.

Les malades décrivent généralement avec netteté, et souvent d'une manière pittoresque, les objets de leur illusion. J'en conserve des dessins faits par eux-mêmes.

Observation 15. — Un professeur d'italien, très sujet jadis à des hémorrhoïdes fluentes, aperçut de l'œil droit, au début de son amaurose, un fil aboutissant à une boule blanchâtre. Cette image noircit par l'augmentation de la maladie de cet œil, qui atteignit également son congénère.

Observation 16.— Affligée au globe droit d'une goutte-sereine torpide, avec cécité complète, madame Guénichet se plaignit de distinguer, de son œil gauche, où la vue baissait depuis trois semaines, des papillons entourés de mouches et souvent d'étincelles.

Observation 17. — En octobre 1850, Ménart me disait : « Les objets ont l'air de sauter et de danser devant » mes yeux ; j'aperçois de l'œil droit un tourbillon de » matières noires et blanches qui se meut avec rapidité ; » l'autre tend à présenter les mêmes phénomènes. »

Observation 18. — Sous l'influence d'une céphalalgie, qui dura quelques jours, une lingère, attachée à l'institution Loriol, vit tout à coup, étant en course, apparaître un corps noir devant son œil gauche. Elle porta plusieurs fois la main à la tête pour chasser ce qu'elle pensait être un insecte : ce fut en vain. Le docteur Nonat la saigna trois jours après l'accident. Plus tard, des raies, des filandres, pour me servir des expressions de la malade, vinrent s'ajouter au corps précédemment perçu. En août 1849, elle m'annonça qu'elle distinguait une sangsue avec une tête rouge. La vue était trouble dans le globe affecté. Cette femme, toutefois, pouvait lire encore de cet œil, bien que péniblement.

Une institutrice de Palaiseau se disait tourmentée par des bêtes noires qui la fatiguaient dans son travail. Choutot comparait ses scotomes à une fourmilière ; Bricout, à des puces, *rousses comme ces animaux*. Madame Dauverne voyait constamment le n° 6 ; madame Écoffé, des corps semblables à des petits pois, très marqués surtout quand elle se baissait ; Arnaud, invalide, une grosse chenille ; Pignolet, des bouquets de violettes ; Lhomme, une sorte d'arête de poisson ; Martine, un morceau de bois sec ; un instituteur de province, des ombres chinoises ; madame Mellot, des lames d'argent et un point noir entouré d'un cercle blanc ; Maquet, des cercles violets, tournant toujours. Le docteur Marchal a relaté, dans sa thèse, l'exemple d'une femme qu'il rencontra à ma clinique, et qui croyait voir passer devant elle des poissons rouges. « Je distingue sur votre figure un semé d'or », me disait récemment un amaurotique.

Il est difficile de fournir une interprétation rigoureuse, et s'appliquant à tous les cas, des sortes de scotomes dont il vient d'être question, et d'une foule de délires visuels que les malades présentent. C'est là, d'ailleurs, un écueil qu'on rencontre dans bien des lésions du système nerveux. Nous signalons des effets, mais nous n'expliquons que rarement le jeu de leur formation. Des troubles surnuméraires de toute espèce, dans les milieux réfringents et dans d'autres points, peuvent se surajouter, en outre, à ceux de la membrane sensitive, d'où des formes complexes, dont il ne nous est point donné de suivre le mécanisme. On a invoqué une paralysie partielle et des névroses de la rétine, des névrômes de la pulpe rétinienne (Mackenzie), un état de congestion et de turgescence variqueuse des rameaux de l'artère centrale de la rétine ou de la veine correspondante, un épanchement de sang fourni par quelque vaisseau profond, cause de myodésopsie que Sauvages met en première ligne, une pression, sur un ou plusieurs points de l'expansion rétinienne, par une saillie quelconque de la toile choroïdienne, par une dilatation de ses vaisseaux ou des productions étrangères en contact avec son tissu. M. Langenbeck a rencontré sur deux cadavres deux points noirs mélanotiques, déposés dans la substance de la rétine : c'était peut-être le résidu d'un caillot sanguin desséché, après sa résorption incomplète. La rétine, en outre, examinée sur un œil frais, immédiatement après la mort, paraît transparente; or c'est le propre des tissus diaphanes de se troubler par l'inflammation : pourquoi n'y aurait-il pas des infiltrations plastiques ou autres dans la rétine, comme il y en a sur la cornée; des taies rétiniennes, si je puis m'exprimer ainsi, comme des taies kératiques? Travers croit même qu'il serait possible que la rétine fût, comme la cornée, le siége d'une opacité congénitale, à laquelle serait due, dans quelques cas, l'amaurose de naissance. Demours rapporte qu'un homme de soixante-six ans se plaignit à lui d'apercevoir, de l'œil droit, des mouches noires, fixes par rapport à l'axe de la vision, et qui lui dérobaient tellement la vue des caractères, qu'il pouvait à peine, de cet œil, en discerner quelques uns. M. Nauche trouva, à l'autopsie, l'artère ophthalmique droite ossifiée.

J'ai vu des gens tourmentés de leur position, et qui étaient surtout assaillis par la perception de mouches, lors d'une grande agitation de l'esprit et d'une exacerbation d'inquiétude (*hypochondrie oculaire* des Allemands) : c'est ce qui a fait dire à Weller que la myodésopsie augmente quand le sujet arrête ses pensées sur cette affection, et diminue ou disparaît quand il n'a pas le temps d'y songer. Il en est, à cet égard, comme du strabisme, sur lequel les affections morales et toute agitation du système nerveux ont communément une influence marquée. « Je louche horriblement, me disait » une dame, quand je me mets en colère. » L'ennui est l'une des causes les plus puissantes de l'augmentation du strabisme, suivant M. Bonnet. D'après M. Phillips, une trop grande chaleur, l'excitation d'un bal exaspèrent un strabisme, qui serait léger dans une température modérée, et dans des conditions calmes.

On suit parfois, avec une grande régularité, les progrès de l'amélioration obtenue, soit que des portions altérées de la rétine se démasquent complétement, soit qu'elles s'amendent dans leurs conditions.

Observation 19. — Une femme, que tourmentait la vue d'un lézard, vint m'annoncer un jour que cet animal avait perdu sa queue ; plus tard, il perdit ses pattes ; il se convertit enfin en un corps nébuleux, informe, lequel finit par s'évanouir.

Observation 20. — Adèle Pagnole, chlorotique, qui avait beaucoup abusé de ses yeux, dans lesquels la vue baissait graduellement, apercevait, de l'œil droit, un crochet noir, renflé vers l'un de ses bouts. Sous l'influence du repos de ces organes, du fer associé à la valériane et de quelques autres moyens, l'image était dégagée, au bout de cinq semaines, de sa partie la plus volumineuse, équivalant au quart à peu près de sa masse totale. « Le » reste, dit la malade, est comme un nuage qui a l'air » de s'éteindre. »

J'ai vu la myodésopsie avoir pour point de départ une lésion traumatique. Madame Diguet, qui me consulta en 1845 pour une mouche fixe, en rapportait l'invasion à un coup reçu, il y avait une année, à la tempe droite.

La myodésopsie ayant une telle origine n'est pas toujours rétinienne. Elle peut se constituer sous l'empire d'un autre mécanisme qu'il importe de signaler.

Un sujet est atteint d'une contusion sur l'œil, aux environs de cet organe, ou fait une chute. Soudain sa vue se brouille, et il distingue des mouches. Le médecin consulté diagnostique une amblyopie et fait un traitement en conséquence; mais, quelque temps après, le cristallin s'obscurcit, et l'on constate, sur sa face antérieure, des taches noires. C'est qu'ici une perturbation est survenue, par le fait de la vulnération, dans les connexions de l'appareil lenticulaire, d'où l'opacité, parfois la vacillation de cet appareil, et les points noirs aperçus par le malade ont pu dépendre de parcelles de pigment qui se sont brusquement détachées de l'uvée, pour se coller à la cristalloïde correspondante. S'il n'a point été donné d'en apprécier l'existence au début, c'est qu'elles se confondaient avec la coloration noire du fond de l'œil. Une surface blanche s'étant placée derrière elles, elles sont devenues visibles.

Observation 21. — Madame Charoyer, que je présentai, le 2 août 1850, à plusieurs médecins, était affectée, à l'œil droit, d'une cataracte qui me parut exempte de lésion rétinienne; elle était sillonnée de plaques pigmenteuses; il y en avait même qui, situées périphériquement, ne pouvaient être aperçues au grand jour, quand la pupille était contractée, et devenaient visibles, par sa dilatation, lorsqu'on bouchait l'œil gauche. Or, chez cette femme, la vue s'était pervertie et des mouches s'étaient manifestées immédiatement après qu'elle eut reçu, il y avait trois ans, une contusion violente sur la mâchoire inférieure. Un médecin l'avait longtemps traitée pour une amaurose.

Rien n'empêche, d'ailleurs, qu'à la suite d'une cause vulnérante, le phénomène dont il vient d'être question ne s'associe à des désordres amaurotiques.

ARTICLE III.

Vision réticulaire (visus reticulosus ou reticularis).

Ce symptôme, que Sauvages désigne sous le nom de *berlue réticulaire*, et que Plenk attribue à l'engorgement des vaisseaux ténus qui sillonnent la rétine (1), s'offre rarement à l'observation. Il se rapproche de la myodésopsie fixe, à laquelle il peut être uni, en ce que les lignes, grises ou noires, qui le constituent, suivent les divers mouvements du globe, et se dessinent surtout quand on regarde une surface blanche, ou quand l'organe est exposé à une lumière éclatante. Samuel Cooper et Mackenzie avancent que le réseau est quelquefois lumineux dans l'obscurité, et prend une couleur d'un blanc bleuâtre, comme celle de l'argent, ou d'un jaune rougeâtre, comme celle de l'or. Cette sensation n'a jamais été accusée par mes malades.

Observation 22. — M. L'Hermuzeau, attaché à une étude d'avoué, à Paris, doit son amaurose à l'abus qu'il a fait de ses yeux. Pendant douze ou treize ans, il travaillait en moyenne quatorze heures par jour, et quand apparaissaient des phénomènes de kopiopie, il cherchait à les dissiper par des affusions froides; puis il reprenait sa besogne.

Le 21 juillet 1849, la vision fut abolie subitement, aux deux globes, par un voile noir. Les anticongestifs, à l'usage desquels je soumis le malade, eurent pour résultat de lui rendre assez de vue pour qu'il pût continuer sa profession; les stimulants locaux la fortifièrent

(1) J.-J. Plenk, *Lehre von den Augenkrankheiten*. Vienne, 1788, p. 268.

plus tard encore. Nous employons aujourd'hui l'électricité, sous l'empire de laquelle la faculté visuelle a fait des progrès notables.

M. L'Hermuzeau distingue les objets à travers une sorte de filet ou de treillage : c'est, me disait-il récemment, une toile d'araignée au centre de laquelle celle-ci stationne. Le malade peut lire ; mais il dispose alors son livre ou son papier de telle sorte que les deux mouches se placent au-dessus des caractères qu'il fixe.

ARTICLE IV.

Photopsie.

La vue d'étincelles, de flammes, de roues de feu, d'éclairs, d'aigrettes lumineuses (*scotomes inflammatoires*, de M. Szokalski ; *myodésopsie étincelante*, de quelques auteurs ; *berlue étincelante*, de Sauvages ; *pyropsie*), dénote généralement un état congestionnel ou inflammatoire de la rétine. Nous avons vu qu'elle pouvait s'associer à d'autres hallucinations, comme la perception de mouches noires. Qui ne sait qu'une simple commotion du bulbe, par une quinte de toux, par un éternument violent, et qu'une contusion, même légère, de l'œil, sont susceptibles de produire une sensation de lumière? Le docteur Serre (d'Alais), qui a récemment appelé l'attention des ophthalmologistes sur ce spectre lumineux (phosphène), considéré comme signe direct de la vie fonctionnelle de la rétine, indique, pour l'obtenir le plus apparent possible, de heurter le globe, par saccades, avec un corps dur et un peu anguleux, et de renouveler le choc au moins deux fois dans une seconde. Un malade observé par Brewster éprouvait la perception d'un cercle étincelant, par suite de la compression qu'exerçait sur son œil une végétation placée à la face interne d'une paupière; le scotome s'évanouit par l'extirpation de la tumeur.

Observation 23. — Un docteur en droit, âgé de trente-cinq ans, et qui s'est toujours livré à des travaux assidus, est affligé depuis quelques années d'une double amblyopie congestive, avec photophobie, diplopie momentanée, myodésopsie, sentiment de pesanteur au-dessus des orbites, injection des conjonctives. Or il offre, dans la perception des scotomes étincelants qui le tourmentent, des dispositions curieuses et qui n'ont jamais varié, que l'œil gauche en soit frappé ou que ce soit l'œil droit, ce qui est arrivé le plus souvent. Tout à coup un point lumineux se place sur l'objet ou à côté de l'objet que fixe le malade; ce point grandit peu à peu, et se déroule en zigzag, comme un serpent; puis il forme un grand cercle qui s'évanouit; et la vue redevient lucide. L'accomplissement du phénomène dure de vingt à vingt-cinq minutes. Il s'est produit six fois, depuis le 3 octobre 1850 jusqu'au 16 décembre de la même année, jour où j'ai été consulté par ce malade. La profession de commis au ministère de la justice, à laquelle il se livre, le dispose d'autant plus aux congestions rétiniennes qu'il est en proie, depuis son enfance, à une constipation très opiniâtre.

Parfois la photopsie dépend d'une affection encéphalique ou d'une cause quelconque, qui a donné lieu à une vive exaltation du système nerveux. On rapporte qu'un moine, furieux par excès de continence, voyait, dans son transport, toutes les femmes lumineuses et comme enveloppées de feux électriques. Il faut convenir, d'ailleurs, que, dans l'état actuel de la science, l'explication des phénomènes pyropsiques laisse encore beaucoup à désirer.

Un oculiste fort distingué, le docteur H. Duval (d'Argentan) a émis sur leur production une théorie ingénieuse, bien que problématique (1). Il se fonde sur des analyses faites sur un grand nombre de cerveaux d'aliénés par M. Couërbe, analyses qui portèrent ce dernier à conclure que la folie dépendait d'une perversion de nutrition de l'encéphale, laquelle consistait notamment en une quantité de phosphore sécrétée en plus forte proportion que ne le comporte l'état normal. Il se fonde, en outre, sur une analyse, entreprise par lui-même, sur le cerveau d'un amaurotique, organe qui ne donna que dans l'appareil optique central une masse de phosphore plus considérable qu'on ne la trouve dans les conditions physiologiques. L'ayant traité par l'éther et par l'alcool bouillant, d'après le mode qu'avait indiqué M. Couërbe, M. Duval obtint, pour les lobes antérieurs, séparés du reste de l'encéphale, des chiffres qui se rapprochent de ceux notés par M. Couërbe. Les couches optiques, en y comprenant la rétine et les nerfs optiques, suivis jusqu'aux tubercules quadrijumeaux, fournirent, toutes proportions de pesanteur gardées, une quantité de phosphore plus grande que celle qu'avait donnée M. Couërbe, comme la plus élevée qu'il eût obtenue. D'après ces faits, M. H. Duval se demande s'il ne paraît pas rationnel de rapporter à un excès de phosphore les phantasmes lumineux qu'avait offerts le sujet de ses observations nécro-

(1) *Annales d'oculistique*, t. XX, p. 3.

psiques. Si le phosphore, continue-t-il, est incontestablement, même à l'état inerte, le corps simple le plus extraordinaire qu'on ait encore découvert, que ne doit-il pas advenir de sa présence au milieu de l'organisme, et lorsque ce corps se trouve soumis aux lois de la vie animale, parcouru, par exemple, par des courants électriques ?

ARTICLE V.

Photophobie.

Si l'amaurose n'est, dans bien des cas, que la conséquence d'une polyæmie cérébro-oculaire ou d'un état congestionnel de la rétine et des tissus vasculaires voisins, il ne faut pas s'étonner d'y rencontrer la photophobie, l'un des signes capitaux de la rétinite. La cinquième paire et la rétine ne sont pas non plus tellement étrangères l'une à l'autre, pour que le premier élément nerveux, doué d'une sensibilité si exquise, ne communique pas au second une part de sa souffrance (1). Ne peut-on pas expliquer ainsi, en partie au moins, l'intolérance de la lumière qui accompagne certaines inflammations de la conjonctive, membrane qui emprunte des

(1) Tiedemann a annoncé les dispositions suivantes sur l'œil du bœuf et sur celui de l'homme : 1° le ganglion ophthalmique fournit un filet à l'artère centrale, qui pénètre avec elle dans la gaîne du nerf optique ; 2° plusieurs ramuscules des nerfs ciliaires accompagnent les artères ciliaires courtes, percent avec elles la sclérotique, la choroïde, et s'étalent sur la face extérieure de la rétine ; 3° là où le nerf optique s'épanouit pour former la rétine, on voit un filet ténu, qui se dirige de la face interne de cette membrane à travers le corps vitré. Ce filet nerveux est accompagné d'un ramuscule de l'artère centrale. M. Ribes dit également avoir vu des branches provenant des nerfs ciliaires, dans leur trajet entre la sclérotique et la choroïde, traverser cette dernière membrane, et se porter sur la rétine.

filets nerveux au trijumeau, et dont le corps papillaire était même considéré par Ruysch comme composé de papilles nerveuses, opinion que nous ne saurions partager? Ne peut-on pas surtout interpréter d'après ce mode la photophobie associée à la névralgie trifaciale? Nous devons ajouter encore que la crainte de la lumière, si commune dans les ophthalmies des jeunes sujets, ne dénote pas pour nous une disposition scrofuleuse, mais un autre mouvement pathologique, qui sera mentionné tout à l'heure. Dans quelques cas, il faut admettre que la photophobie est le fruit d'une modification non inflammatoire, d'une condition purement nerveuse. Il est difficile de se rendre compte autrement de celle qu'on rencontre chez quelques femmes hystériques ou en proie à une grande susceptibilité nerveuse, ou chez d'autres sujets, à la suite d'évacuations abondantes.

Un homme d'un tempérament nerveux, dont parle Demours, ne pouvait supporter qu'une demi-obscurité. Dès qu'il s'exposait à l'impression de la lumière naturelle ou artificielle, ou qu'il essayait de lire, il apercevait soudain, sur tous les objets, une clarté phosphorique. Il était de plus atteint de chrupsie.

M. Mackenzie a dit (1) que les individus qui avaient éprouvé de longues ophthalmies dans leur enfance étaient très prédisposés à devenir amaurotiques, quand ils commençaient à appliquer leurs yeux, à une période plus avancée de la vie. Bien que notre expérience ne nous ait fourni que peu de preuves à l'appui de cette assertion, nous ne sommes pas éloigné de l'admettre. Qu'est, en effet, la photophobie, compagne fidèle de la plupart des

(1) Mackenzie, *Traité des maladies des yeux* (traduction de MM. Laugier et Richelot). Paris, 1844, p. 668.

ophthalmies appelées scrofuleuses, si ce n'est le résultat d'un désordre hypersthénique de la rétine? Celle-ci ayant été déjà longtemps affectée, on conçoit aisément qu'elle doive être moins apte à résister aux influences morbifiques que des organes qui se trouvent dans des conditions opposées. Sans entrer dans une discussion qui nous entraînerait au delà des bornes que nous nous sommes imposées, nous ajouterons que, de même que M. Jæger, que M. Stœber (1), nous considérons comme une pure création hypothétique la théorie qui explique la photophobie, dans un grand nombre d'inflammations oculaires, par l'étranglement de la rétine, sous l'influence de la phlogose et de la tuméfaction de la sclérotique. Il me paraît plus logique d'admettre que le mouvement pathologique qui siége dans la conjonctive, dans la cornée, dans tout autre tissu de l'œil, est susceptible de se communiquer, comme phénomène de voisinage, à la rétine, d'où la crainte de la lumière, vomie, pour ainsi dire, par ce réseau nerveux, de même qu'il peut se communiquer à la glande lacrymale, d'où l'épiphora. Et si la photophobie complique si fréquemment les inflammations des tissus oculaires superficiels, dans les premières années de la vie, c'est que la coque scléroticale, beaucoup moins dense chez les enfants que chez les adultes, et assez mince souvent, chez les premiers, pour laisser entrevoir la coloration de la choroïde, permet, par cela même, à l'irritation extérieure de retentir avec plus de facilité sur la membrane sensitive de l'œil.

Le blépharospasme, uni à la photophobie, est géné-

(1) « Quant à la production de la photophobie, par suite de la compression de la rétine, dans la sclérotite, j'avoue que je n'y crois pas. » (Stœber, *Gazette médicale de Paris*, année 1838.)

ralement attribué à un sentiment instinctif qui porte les paupières à se fermer, pour empêcher la lumière de pénétrer dans l'organe. D'après Burkard Eble, leurs contractions spasmodiques, dans l'ophthalmie des nouveaux-nés et dans d'autres affections du même genre, reposent sur la sympathie qui existe entre la muqueuse enflammée et le muscle orbiculaire : elles s'expliqueraient de la même manière que la toux dans l'irritation des bronches, l'éternument dans le catarrhe, le vomissement dans les concrétions bilieuses, la rétraction testiculaire dans les calculs de la vessie.

ARTICLE VI.

Chrupsie.

Il arrive quelquefois, dans le développement de l'amaurose, que le malade ait devant lui une ou plusieurs couleurs, parfois toutes celles de l'arc-en-ciel, et que les objets qu'il regarde lui semblent autrement colorés qu'ils ne le sont en effet. Des sujets, par exemple, les voient comme teints en rouge, en bleu, en vert, etc. C'est ce qu'on appelle *chrupsie*, *chromopsie*, *vision colorée;* c'est la *berlue colorante* de Sauvages. Mackenzie fait observer que, dans les conditions physiologiques, le sang, en circulant à travers l'organe de la vision, n'engendre aucune impression visuelle sur cet organe ; la circulation est-elle accélérée ou ralentie à travers la rétine et les parties voisines, certaines sensations anormales tendent à se produire. L'observation démontre aussi que la perception des objets fortement colorés en jaune précède ou accompagne quelquefois l'ictère. Bien que la théorie, adoptée par M. Szokalski, et qui localise la vision colorée dans la rétine, me semble devoir être appliquée à bien des cas, il me paraît toutefois probable, à la suite de l'opération de la cataracte, par exemple, que quelques mutations inhérentes aux milieux réfringents de l'œil ne sont point étrangères à sa constitution.

Suivant le docteur Guépin (1), immédiatement après cette opération, par extraction ou par abaissement, les uns, qui sont les plus nombreux, voient les objets dans la coloration qui leur est propre; d'autres les voient bleus dans un champ bleu, ce que j'ai également rencontré sur beaucoup de malades; quelques uns les voient rouges dans un champ rouge. Ces trois séries, dit-il, embrassent tous les opérés, et correspondent aux chances de succès que, toutes choses égales d'ailleurs, leurs opérations présentent. M. Guépin ajoute qu'il y a grande probabilité de réussite chez les premiers; qu'il n'a pas vu que les seconds fussent plus difficiles à guérir, mais que, chez les derniers, le retour de la vision a été presque constamment incomplet.

Un malade, âgé de soixante-cinq ans et d'un tempérament sanguin, qui avait subi depuis peu l'extraction, écrivait à Demours :

« Je suis parti de Paris et j'étais en diligence : quelle » fut ma surprise, lorsque le jour fut venu, de voir tous » les objets se représenter à mes yeux sous la couleur » rose, ce qui a lieu les matins et les soirs. Dans la » journée, j'y vois comme à mon départ. Chaque jour, » la teinte rose devenait moins foncée, et ce n'est que » depuis hier qu'elle a presque tout à fait disparu. »

« Ces sortes de phénomènes ne durent que peu, ré» pondit Demours; il n'y a rien à faire. »

(1) *Annales d'oculistique*, t. VI, p. 12.

ARTICLE VII.

Diplopie.

Le développement de l'amaurose a été accompagné de vue double, chez un grand nombre de nos malades. Sauf peu d'exceptions, c'est la diplopie bi-oculaire que nous avons rencontrée, celle dans laquelle le sujet aperçoit un objet double, quand les deux yeux sont ouverts, tandis qu'il le voit simple, lorsque l'un d'eux est fermé. Dans cette circonstance, et en supposant que les rétines jouissent de leurs propriétés physiologiques, les deux images fournies par le corps fixé ne sont pas également nettes et tranchées. L'une, qui en est la représentation fidèle, est distincte, tandis que l'autre, qui n'est, pour ainsi dire, que l'ombre de la première, est obscure et vague. Il paraît toutefois que quelques malades percevaient à un égal degré la sensation des deux images, de telle sorte qu'ils se trouvaient dans l'embarras, eu égard à la détermination de celle qui représentait réellement l'objet.

Schmucker, ayant eu à traiter plusieurs sujets amblyopiques atteints de diplopie bi-oculaire, un major de hussards entre autres, qui voyait doubles les lignes de son escadron, émit l'idée que ce résultat était probablement dû à une turgescence des vaisseaux choroïdiens, d'où une pression sur la pulpe rétinienne, et, par suite, une impression vicieuse des rayons lumineux. Dans l'opinion de Beer, qui me paraît applicable à la plupart des cas, la double vue bi-oculaire proviendrait plutôt du défaut d'harmonie des axes optiques, par suite d'un certain degré de strabisme, si commun dans les amauroses, dans l'amblyopie unilatérale surtout, circonstance dans laquelle c'est l'organe compromis qui en est frappé, sa déviation étant fréquemment très faible et à marche plus ou moins inconstante. Le professeur de Vienne admet tantôt une simple irrégularité dans l'action d'un ou de plusieurs des muscles chargés de la motilité du bulbe, tantôt une anesthésie véritable. On conçoit, d'ailleurs, que, dans un grand nombre d'affections amaurotiques, la cause morbifique peut simultanément frapper et le nerf optique, et d'autres éléments nerveux du voisinage. Au rapport de Boyer, Hermann Cummius a connu un sujet affligé d'ulcères syphilitiques, et chez lequel survint une diplopie. Le traitement antivénérien, auquel il était soumis, ne fut point modifié, et la diplopie s'évanouit graduellement.

Observation 24. — J'ai été consulté, en 1849, par un homme atteint à l'œil droit de cataracte, à la suite d'un coup qui avait frappé cet organe; il n'y avait que peu d'inflammation; le cristallin me parut en voie de résolution; je conseillai d'en attendre l'accomplissement, ce qui eut lieu dans l'espace de quatre mois, sous l'influence des mercuriaux et de quelques autres moyens que j'ordonnai. Je fis essayer, du côté droit, l'autre œil restant libre, un verre à cataracte; les objets furent perçus plus lucidement, mais doubles. Après l'ablation du verre, l'œil gauche étant ouvert ou fermé, la diplopie disparaissait. Or le globe droit, attentivement exploré, m'offrit une pupille assez fortement déplacée vers la racine du nez, et pourvue d'une anfractuosité triangulaire dans le même sens (dyscorie), modifications qui n'étaient survenues que depuis la lésion traumatique. L'explication de la diplopie fut facile dès lors. Si les objets étaient distingués simples quand le sujet les fixait avec les deux yeux, et sans que l'un d'eux fût armé d'un verre, c'est que la puissance visuelle du globe normal anéantissait et absorbait, pour ainsi dire, la faible perception de l'œil affecté. Venait-on à accroître celle-ci par un appareil ayant la faculté de remédier au double désavantage de la corectopie et de la soustraction de la lentille, l'image était sentie trop vivement pour qu'elle pût être effacée par la capacité visuelle de l'œil gauche; une diplopie se produisait à cause du manque de parallélisme des axes optiques.

Rien n'est rare, dans le cortége symptomatique de la goutte-sereine, comme la diplopie uni-oculaire, qui consiste à voir un objet double, quand l'un des yeux est soustrait à la lumière. On a même nié la possibilité de cette variété diplopique, considérée comme émanation d'une simple lésion rétinienne. Tel est le sentiment du docteur Szokalski, qui n'attribue cette anomalie qu'à un dérangement de l'appareil réfringent, dérangement en vertu duquel les rayons lumineux forment sur la rétine deux foyers distincts, au lieu de converger en un seul foyer. C'est ainsi qu'on a constaté la vue double monoculaire, dans quelques cas de luxation de la lentille, dans ceux d'érosions transparentes de la cornée, dans le staphylôme pellucide de cette membrane, circonstances dans lesquelles les objets peuvent même être aperçus triples, quadruples, etc. Chelius cite un malade atteint d'hyperkératosis, et qui voyait cinquante ou soixante fois une lumière placée devant son œil : cette multiplicité des images a été expliquée par la disposition polyédrique qu'imprime à la surface du cône cornéal la présence d'inégalités ou de facettes. M. H. Duval se demande si la diplopie uni-oculaire, dans l'amaurose, que les deux images perçues s'offrent droites, ou que l'une d'elles soit droite et l'autre renversée, ne tiendrait pas à la transfiguration du corps hyaloïdien, et à la composition chimique variable de l'humeur dont ce corps est formé. MM. Pravaz, Stœber et d'autres auteurs ont cru devoir admettre, au contraire, et d'après l'observation de quelques faits, une diplopie monoculaire purement rétinienne, c'est-à-dire, étant le résultat d'une condition inhérente à la membrane sensitive. Il reste à savoir s'il nous est toujours donné d'apprécier exactement les modifications susceptibles de se manifester dans les différentes pièces réfringentes du bulbe; s'il s'agissait surtout d'une diplopie de ce genre, associée à une amaurose d'origine traumatique, il y aurait de grandes probabilités, dans notre pensée, pour que ce cas rentrât dans la théorie formulée par M. Szokalski.

Madame Gerly, atteinte d'amblyopie, dont il sera question plus tard, accusa une diplopie uni-oculaire au globe droit, où nous ne pûmes découvrir aucune des anomalies des milieux réfringents précédemment signalées.

Observation 25.—Darcy, de l'hospice de Bicêtre, est privé de l'œil droit, réduit en un moignon exigu, à la suite d'une opération de cataracte par abaissement qu'y pratiqua le docteur Blandin. Celle qu'effectua le même chirurgien au globe gauche, il y a quinze ans, fut couronnée d'une réussite complète; car, pendant dix années, cet organe permit au malade de vaquer à ses occupations et de s'adonner même, aidé de verres appropriés, à des travaux demandant des efforts de vision. Il y a cinq ans, cette fonction commença à subir un peu de trouble, qui a graduellement augmenté depuis lors.

Le 24 octobre 1850, époque où Darcy vint, pour la première fois, à mon dispensaire, il était en état de se conduire, si ce n'est le soir, à moins qu'il ne se trouvât alors dans des localités qui lui fussent familières ; à cette héméralopie, symptomatique de l'amblyopie torpide dont il était atteint, étaient associées la perception de mouches et une diplopie uni-oculaire constante. Ayant présenté mon doigt à l'œil affecté, à deux mètres environ de distance, il fut aperçu double, l'image nette étant placée à la droite du malade, la fausse image à sa gauche, un peu plus bas que la première. Il annonça que, quand il voulait saisir un objet un peu volumineux, il y arrivait habituellement sans hésitation ; le soir seulement, il était sujet à se tromper, plaçant souvent la main à côté du corps qu'il se proposait d'atteindre. Il n'y avait, d'ailleurs, ni photopsie ni photophobie. La flamme d'une bougie paraissait déchirée et entourée de croissants étincelants. Je constatai quelques lambeaux capsulaires opaques.

A la suite de travaux assidus à la lumière artificielle et de veilles prolongées, un cordonnier, que le docteur Rognetta a rencontré à la consultation de Boyer, fut attaqué de faiblesse de vue, avec diplopie uni-oculaire. Les pupilles étaient contractées. Boyer conseilla l'éloignement de la cause et un séton à la nuque. Cet homme était amaurotique deux mois après.

M. Heyfelder a inséré, dans le journal d'Ammon, l'histoire de deux horlogers atteints de diplopie monoculaire, qui paraissait dépendre de l'usage prolongé de la loupe. Les deux images étaient superposées chez l'un d'eux ; elles étaient juxtaposées chez l'autre. L'image inférieure paraissait d'une coloration plus foncée chez le premier, malade depuis huit mois ; ce phénomène existait chez le second, attaqué depuis un an et demi, pour l'image placée à gauche. L'exercice, le repos absolu des yeux, les pédiluves, les affusions réfrigérantes, les eaux de Marienbad paraissent avoir été couronnés de succès dans les deux cas.

Le docteur Vallez (de Bruxelles) a relaté (1) l'observation d'une fille de vingt-quatre ans, qui fut prise de malaise, de lassitude et de chaleur aux yeux, de photophobie, d'embarras dans les mouvements du globe gauche, puis le lendemain d'une paralysie de la sixième paire de ce côté, avec diplopie uni-oculaire au même œil. Celle-ci avait lieu pour les corps éloignés ou rapprochés, quel que fût leur volume. Les deux images rendaient fidèlement les objets ; elles étaient situées l'une à côté de l'autre sur une ligne horizontale.

L'existence d'une diplopie uni-oculaire, purement rétinienne, semble démontrée par les faits que nous venons de rapporter. Dans l'observation qui a trait à Darcy, la diplopie se manifestant dix ans au moins après l'opération de la cataracte et s'ajoutant, d'ailleurs, à des symptômes d'amblyopie torpide, il y a lieu de penser que son origine est rétinienne. M. Decondé invoque, pour l'explication du phénomène, le soulèvement d'une portion de la membrane sensitive, sous l'influence d'une congestion, d'une tumeur, d'un désordre quelconque, soulèvement agissant dans le sens de l'intersection qui sépare un miroir à deux facettes.

(1) *Journal de médecine, de chirurgie et de pharmacologie*, publié par la *Société des sciences médicales et naturelles de Bruxelles*, année 1845.

ARTICLE VIII.

Métamorphopsie.

Ce phénomène, que Sauvages appelle *berlue de métamorphose*, consiste dans le changement apparent de la configuration des objets. Dans quelques cas, d'après Demours, l'illusion dépend peut-être de gonflements légers qui soulèvent certaines parties de la membrane nerveuse ; il ajoute qu'il croit, d'autres fois, s'apercevoir que le phénomène est dû à une lésion de la circulation dans l'un des corps transparents du globe.

Un amaurotique me disait : « Je sais que ma tabatière » a la forme d'un carré long ; je n'avouerai que de l'a» mélioration est survenue dans mon état que quand je » la distinguerai avec sa configuration régulière. »

J'ai vu des gens pour lesquels les individus qu'ils rencontraient dans les rues paraissaient bossus ou penchés dans un sens ou dans un autre ; j'en ai connu pour qui une assiette ronde semblait ovale, les lignes droites avaient l'air d'être inclinées, brisées ou ondulées. Le renversement apparent des objets est chose plus rare. Un tapissier apercevait, de son œil gauche, les corps défigurés, ce qui le gênait infiniment dans son travail, et le forçait de boucher alors cet organe pour ne se servir que de son congénère.

Observation 26. — Madame Busserole, qui demanda mes conseils le 13 août 1849, ne pouvait lire à cette époque, par suite de la défiguration qui surgissait dans les caractères d'impression et dans les lignes qui en constituaient l'ensemble. Cette femme avait usé ses yeux dans des travaux à la couture; elle n'était menstruée que depuis son mariage; elle avait une leucorrhée abondante et d'autres signes d'une affection chlorotique. Sous l'empire des préparations martiales, de quelques stimulants locaux et du repos des yeux, une grande amélioration fut constatée par nous, le 7 septembre suivant. « Ma vue, dit-elle, est trouble encore, mais les » choses ne me semblent plus disparates. »

Observation 27. — J'ai été consulté par un médecin de Paris, M. le docteur R..., qui fut atteint, il y a quelques années, d'une amaurose congestive, avec cécité complète. De la surdité existe à gauche depuis lors. Quand les yeux redevinrent aptes à percevoir la lumière, une hémiopie subsista à gauche, de telle sorte que la partie supérieure des objets était distinguée seule. Ce phénomène disparut peu à peu; mais les objets que l'œil gauche regarde lui semblent aujourd'hui inclinés, bien qu'ils soient aperçus entiers. Cette anomalie trouble les fonctions visuelles de l'organe congénère.

Dans l'amaurose incomplète, la flamme d'une bougie paraît fréquemment allongée et déchirée, quand le malade est un peu éloigné de la lumière. Nous avons eu plus d'une fois l'occasion de vérifier l'exactitude de ce phénomène, indiqué par Beer, qui le considère comme dénotant souvent la présence d'une affection intracrânienne. Quinze jours d'un traitement anticongestif, par les émissions sanguines modérées, par l'aloès, la crème de tartre, les applications réfrigérantes, etc., suffirent pour délivrer de ce symptôme Hiard, imprimeur en caractères, qui me fut adressé par M. le docteur Petit, le 26 août 1847. Le trouble de la vision qui lui était associé avait disparu le 7 octobre suivant, par la continuation des moyens destinés à remédier à la polyæmie cérébro-oculaire.

Nous connaissons un monsieur atteint depuis longtemps d'amblyopie à un œil, et qui voit, de celui-ci, la flamme d'une bougie entourée d'une auréole sous forme d'une cocarde, offrant, fortement tranchées, les couleurs du prisme.

ARTICLE IX.

Méropie ou vision partielle.

L'observation clinique démontre que l'amaurose peut être circonscrite à une portion de l'organe visuel, soit qu'il y ait annihilation, plus ou moins limitée, de la rétine; soit, comme on l'admet encore, que la paralysie n'ait frappé que quelques fibres du nerf optique. L'hémiopie ou hémiopsie (*visus dimidiatus, amaurosis dimidiata*) dérive d'une anesthésie répondant au nez, à la tempe, au front ou à la joue; le *visus interruptus* de ce même désordre morbide existant vers le centre rétinien. La myodésopsie ne dénote-t-elle pas souvent des paralysies, disséminées çà et là, dans la membrane sensitive de l'œil?

La rétine est-elle frappée d'inertie du côté du nez, un objet obliquement offert à l'œil du côté de la tempe qui lui correspond n'est point aperçu; il ne l'est pas, situé du côté du nez, si la rétine est atteinte de paralysie en dehors. Dans l'amaurose centrale, un corps placé vis-à-vis du globe n'est pas distingué dans la portion qui correspond au centre de la cornée.

Dans quelques cas, l'altération est localisée franchement dans une région seule de la membrane sensitive, le reste percevant les images avec la plus grande netteté. Dans d'autres, la paralysie existe à des degrés inégaux, de telle sorte qu'un corps n'est pas vu, présenté à l'œil dans un sens, tandis qu'il est vu, mais d'une manière plus ou moins confuse, s'il est offert dans une autre position à l'organe. Un ancien compositeur d'imprimerie, en traitement aujourd'hui à mon dispensaire, est affligé d'une cataracte complète à droite, et d'une amaurose à l'œil gauche. Présenté à ce dernier, du côté de la tempe qui lui correspond, un objet n'est point aperçu; il l'est assez nettement, au contraire, mais pourvu de proportions plus fortes que celles qu'il possède en réalité (*mégalopie*), quand on le place vis-à-vis du globe, quand on le montre surtout du côté du nez.

J'ai rencontré plus souvent l'amaurose centrale et la paralysie latérale, interne ou externe, que celle qui ne règne que dans la moitié supérieure ou la moitié inférieure de la rétine, et dont l'existence a même été niée à tort. La lésion, quel que soit son type, peut atteindre un œil ou les deux yeux. Parfois les deux moitiés internes ou les deux moitiés externes des rétines sont simultanément envahies; on a observé des cas où la moitié interne de l'une et la moitié externe de l'autre étaient insensibles à la lumière. Dans d'autres, une amaurose, totale au début, guérit imparfaitement et se convertit en une amaurose partielle. Dans quelques uns, une paralysie partielle a fini par dégénérer en une paralysie complète.

Dans l'amaurose centrale, j'ai remarqué que les malades voyaient mieux à un demi-jour qu'à une lumière éclatante, la pupille se dilatant dans le premier cas, et démasquant des régions saines de la rétine. J'ai observé cette particularité même dans des gouttes-sereines à allure torpide.

J'ai connu un borgne qui se conduisait avec le secours du seul œil qui lui restait ; mais comme ce dernier était affligé d'une amaurose centrale, le malade, pour reconnaître un objet de petite dimension, était obligé de faire rouler le globe dans l'orbite ; il penchait alors la tête sur le côté, et sa figure exécutait quelques contorsions. Il n'est pas rare qu'un œil amaurotique n'aperçoive certains corps que quand ils sont situés dans une direction particulière (*visus obliquus*) ; le malade, par un mouvement du bulbe ou de la tête, perd-il l'objet de vue, il lui est ensuite difficile de le retrouver. Un homme dont parle Richter était, sous certains rapports, complétement privé de la vue ; la partie sensible de la rétine était, chez lui, si exiguë, qu'il lui fallait un temps fort long avant de rencontrer sa position ; il distinguait alors non seulement la lumière, mais encore la flèche d'un clocher éloigné.

Observation 28. — Chez M. l'abbé Offroi, qui me fit l'honneur de me consulter en 1844, je constatai une amaurose incomplète à droite, et à gauche une cataracte, très probablement compliquée de la lésion rétinienne dont était atteint l'organe congénère. Le malade ne pouvait se conduire seul. Les objets n'étaient perçus avec quelque netteté, de l'œil droit, que quand on les lui présentait du côté de la tempe correspondante. Je dus en conclure que la rétine était inégalement affectée. Une preuve bien évidente, à l'appui de cette assertion, existait dans la situation que contractait le même globe, lorsqu'il voulait fixer un corps placé devant lui ; il était instinctivement entraîné vers le nez, pour offrir aux rayons de lumière les portions de la membrane sensitive qui se rapprochaient le plus des conditions physiologiques.

Le strabisme convergent qu'affectait, dans cette circonstance, le bulbe non cataracté, était bien un strabisme optique, qui confirme cette proposition du docteur Jules Guérin : « Que l'axe visuel ou optique soit fermé » dans l'un de ses points au passage de la lumière, l'œil » modifié, ne pouvant plus recevoir l'image de l'objet » dans la position où l'œil normal le perçoit, en cher- » chera une qui permettra à la lumière d'arriver direc- » tement. »

La guérison de l'amaurose partielle s'établit d'une manière variable. Le mal surgit, dans certains cas, et s'évanouit avec rapidité. Dans d'autres, la région obscure devient graduellement moins noire, passe au grisâtre, au blanchâtre, et offre enfin une teinte nébuleuse qui, analogue à une fumée légère, finit par disparaître. Dans quelques amauroses centrales, la tache noire s'est éclaircie à son milieu, de manière à livrer passage aux rayons lumineux, la périphérie subsistant sous forme d'une ombre circulaire ou elliptique. J'ai vu des amauroses partielles se perpétuer sans changement notable; d'autres parvenaient à un degré d'amendement auquel elles s'arrêtaient définitivement. J'en ai observé dans lesquelles toute l'amélioration obtenue consistait dans la diminution de la portion obscure, non en intensité, mais en étendue.

Observation 29. — L'un de mes malades, encore en traitement, me disait, le 11 novembre 1850 : « Mon œil » gauche est comme ombragé par une visière de cas- » quette découpée à son bord, et qui couvre la moitié

» supérieure des objets. » Or cet organe était alors atteint d'une amaurose torpide, qui avait survécu à une hypérémie oculaire, pour laquelle le consultant avait déjà reçu les soins d'un confrère pendant sept ou huit mois. Sous l'influence de frictions et de vaporisations stimulantes, de poudres sternutatoires, etc., le voile noir devint peu à peu moins sombre, puis s'évanouit. Mais la vision resta trouble de ce côté et frappée de métamorphopsie, qui a lieu surtout pour les objets éloignés. L'obélisque, par exemple, de la place de la Concorde est vu comme tordu et comme brisé.

Observation 30.—Réol, afficheur, qui me fut adressé, le 23 mai 1846, par le docteur Delarroque fils, m'offrit cela de particulier, qu'une anesthésie, déjà ancienne, de la portion centrale de la rétine gauche, maladie pour laquelle un médecin avait fait appliquer des vésicatoires sur le front, s'évanouit sous l'influence d'une conjonctivite contre laquelle je conseillai quelques collyres astringents. Le 22 août suivant, je constatai que la vision était tout aussi bonne à gauche qu'à droite. Peut-être est-il permis de supposer qu'il y avait là, au fond de l'organe, un obstacle dont la résolution s'est effectuée sous l'empire de la stimulation qu'éprouva l'œil, de même que nous voyons certaines taies diminuer ou disparaître par une inflammation intercurrente? Peut-être encore la pulpe rétinienne, franchement paralysée dans l'une de ses parties, s'est-elle reconstituée dans ses conditions primitives, sous l'influence de cette même excitation?

L'anatomie pathologique a peu éclairé la question de l'amaurose partielle, à laquelle sont applicables les idées que nous avons émises relativement aux causes prochaines des mouches fixes. Elle s'est parfois montrée au début du fongus médullaire de la rétine. Le docteur Hubsch, ancien élève de l'École de médecine de Naples, me racontait qu'un homme qui offrait à un œil une amaurose centrale, étant mort à l'hôpital des Incurables de cette ville, le professeur Martino en fit l'autopsie, et trouva au milieu de la rétine des petites ossifications, des espèces de granulations osseuses. Chez le docteur Wollaston, qui succomba, après avoir subi deux attaques d'hémiopie, le côté obscur de l'objet ayant, dans la seconde attaque, changé de place pour chaque œil, on rencontra une altération de la couche optique droite et du corps strié.

Le docteur Guillié rapporte (1) qu'à la suite d'un violent chagrin produit par l'abandon de sa famille et de ses amis, un peintre s'aperçut soudainement que tout ce qui s'offrait à ses regards lui paraissait coupé par moitié, qu'il fermât un œil ou qu'il regardât avec les deux yeux. Le phénomène subsista quelques heures et se dissipa sans remèdes. Une femme hypochondriaque et accablée de chagrins, dont parle Boyer, éprouva une hémiopie qui dura six mois ; son sort changea et la semi-vision disparut. Ces faits semblent démontrer que l'abolition partielle de la sensibilité rétinienne peut se constituer par une influence purement nerveuse.

ARTICLE X.

De la myopie et de la presbytie dans l'amaurose.

Sous l'empire des causes qui président au développement de la goutte-sereine, la qualité d'accommodation des yeux peut changer, et la myopie ou la presbytie sur-

(1) GUILLIÉ, *Nouvelles recherches sur la cataracte et la goutte-sereine.* Paris, 1818.

venir. Le diamètre antéro-postérieur de l'organe s'allonge-t-il, dans le premier cas, par une augmentation de quantité de l'humeur aqueuse ou de celle de Morgagni (1), par une turgescence vitale, suite de congestion sanguine, comme le dit Weller, par un spasme musculaire? Se raccourcit-il, dans le second, par une diminution de quantité de ses humeurs, par une mutation survenue dans le tissu cellulo-adipeux sur lequel il repose, par quelque modification dans ses cordes motrices? N'arriverait-il pas quelque changement de densité dans l'humeur aqueuse, dans celle de Morgagni ou dans l'humeur vitrée? Ce sont, il faut en convenir, toutes choses que nous ignorons, les éléments qui se rattachent à ces questions étant enveloppés d'un profond mystère. Le raisonnement indique que si un excès de contraction des muscles oculaires peut donner lieu à la myopie, en allongeant, par des pressions latérales et opposées, le diamètre antéro-postérieur de l'œil aux dépens de ses diamètres transverses, la presbytie doit résulter de conditions contraires, c'est-à-dire, du relâchement musculaire. C'est ainsi que M. Decondé explique celle qui surgit parfois chez les convalescents de maladies de longue durée. Nous citerons, à ce sujet, l'exemple d'une de nos ma-

(1) « Je rencontre de temps à autre, dit Demours (*loc. cit.*, t. I, p. 459), une myopie accidentelle que l'on confond presque toujours avec une amaurose. Elle a très probablement pour cause une augmentation dans le volume du cristallin ; ce qui paraît le prouver, c'est qu'elle est quelquefois suivie de cataracte. Tantôt elle se forme aux deux yeux, tantôt elle ne se manifeste qu'à un seul, qui auparavant n'était point affecté de myopie ; plus souvent elle n'est qu'une augmentation de cette incommodité déjà existante... On peut présumer que la trop grande convexité du cristallin est probablement due, en partie, à une plus grande quantité de l'humeur de Morgagni, par laquelle la capsule est distendue. »

lades, madame Gallois, qui, frappée d'une amblyopie asthénique par l'effet d'hémorrhagies qui suivirent ses couches, et par l'effet aussi de sangsues nombreuses qui lui furent appliquées à la même époque sur les parois abdominales, ne pouvait encore, quatre mois après, distinguer les objets avec quelque netteté que quand elle les éloignait beaucoup de ses yeux, ce qui n'avait pas lieu auparavant. On a même vu, dans ces cas, la myopie se convertir en presbytie. M. Frestel dit avoir observé des phthisiques qui, à leur entrée à l'hôpital, se servaient de lunettes concaves d'un fort numéro; à mesure que le mal faisait des progrès et que les forces musculaires diminuaient, ils employaient des numéros de moins en moins forts. La presbytie, associée à la paralysie de l'oculo-moteur, trouve dans ce qui vient d'être dit une interprétation facile. Si l'on acceptait, enfin, en ce qui a trait à la myopie, la théorie de M. Reveillé-Parise, pour qui cette aberration de la vision ne dépend pas de conditions inhérentes aux milieux réfringents, mais n'est qu'une anomalie rétinienne, on en concevrait davantage l'invasion dans l'amaurose; ce serait là un délire visuel de plus à ajouter à tant d'autres que cette maladie présente. Mais l'opinion de M. Reveillé-Parise est, à cet égard, en contradiction avec toutes les idées reçues, à moins qu'elle ne forme exception dans l'espèce. Le docteur Pétrequin avance (1) qu'il ne croit pas qu'il soit logique d'admettre que la myopie se lie seulement ici à une différence des propriétés réfringentes des milieux de l'œil; c'est, dans sa pensée, à une cause toute vitale qu'il faut attribuer le phénomène, le sens optique,

(1) PÉTREQUIN, *Traité de l'amaurose*. Paris et Lyon, 1841, p. 111.

semblable à celui du toucher, n'étant plus, pour ainsi dire, apte à agir qu'au contact. L'observation démontre aussi que la myopie acquise peut se manifester, et se compliquer d'amblyopie chez les presbytes qui ont longtemps travaillé sur des corps vétilleux et rapprochés des yeux, surtout quand ils ont négligé de sortir de temps à autre en plein air, et d'exercer ces organes à la perception d'objets distants. Ils deviennent myopes alors, par habitude, de même que des sujets s'accoutument à voir avec un verre concave très fort, s'ils s'y sont soumis pendant un temps assez long. C'est ainsi que des jeunes gens ont contracté la myopie pour se soustraire au service militaire.

Ce qui vient d'être dit au sujet de l'apparition de la myopie, dans l'amaurose, peut s'appliquer, d'ailleurs, au même phénomène survenant dans le cours d'autres maladies. M. Desmarres rapporte (1) que tel était le degré de presbytie chez une dame, qu'elle ne distinguait les dessins de ses vêtements qu'avec des verres convexes n° 9; sa vue, pour les objets éloignés, était parfaite. Contractant une conjonctivite aiguë, elle put lire sans lunettes les caractères ordinaires d'un journal, mais perdit la faculté de voir de loin; son ophthalmie disparue, elle redevint presbyte. Une femme, traitée par Tyrrell d'une conjonctivite granuleuse, guérit au bout de vingt mois, mais resta myope. Un officier fut pris de myopie à la suite d'une fièvre quarte rebelle (Reveillé-Parise). Un sujet dont parle Buffon en fut atteint soudainement en sortant d'un bain froid. J'ai été consulté par un menuisier de Saint-Leu-Taverny, qui, devenu myope, il y

(1) Desmarres, *Traité des maladies des yeux*. Paris, 1847, p. 810.

avait six ans, dans l'espace de huit jours et sans cause appréciable, fut obligé, depuis lors, de faire usage de verres concaves.

Observation 31. — Une dame, âgée d'une cinquantaine d'années, et qui jouissait autrefois d'une excellente vue, devint graduellement amblyopique et myope. Voulait-elle lire, elle rapprochait le livre de ses yeux, à cinq pouces environ de distance. Les corps un peu éloignés n'étaient perçus que confusément, à l'œil nu; les verres concaves n° 18 donnaient de la netteté à la vision et en augmentaient la portée. Or elle était sujette, depuis longues années, à une névralgie de la cinquième paire; les accès, depuis l'époque de la ménopause, avaient perdu beaucoup de leur intensité, et ne se manifestaient plus que rarement. A tort ou à raison, c'est aux accidents névralgiques que la malade attribuait les désordres visuels survenus chez elle.

Observation 32. — Madame Ricard, couturière, avait abusé du travail. A l'époque où elle demanda mes conseils (9 mai 1850), elle était affligée, depuis quinze jours, d'une amblyopie congestive, que je trouvai compliquée de presbytie. Pour coudre, pour lire, ce qui avait lieu avec de la difficulté, elle était contrainte d'éloigner beaucoup les objets; ils semblaient confus, examinés à la portée visuelle, où la malade les apercevait naguère distinctement.

Observation 33. — Le 27 août 1849, M. B..., habitant Metz, m'amena son fils, âgé d'une dizaine d'années, élève du collége de cette ville. Cet enfant, d'une complexion assez délicate, était, me dit-on, depuis longtemps sujet à des ophthalmies; il avait les yeux habituellement rouges et sensibles à l'éclat du jour et des lumières artificielles. Il avait pris, dans le courant de juillet de la même année, des préparations martiales. Quinze jours après le commencement de leur emploi, que les phénomènes qui s'accomplirent en dépendissent ou y fussent étrangers, l'inflammation oculaire s'évanouit comme par enchantement ; mais cette disparition se fit au détriment de la faculté visuelle. Celle-ci, bonne jusque-là, se troubla ; les yeux devinrent incapables de lire quelques lignes, sans que celles-ci s'embrouillassent bientôt, au point que la lecture ne pouvait être continuée. De la diplopie se manifestait parfois. Je ne constatai rien d'anormal dans la disposition des globes.

Je présentai un livre au jeune malade. Comme il le rapprochait beaucoup de ses yeux, je lui donnai une paire de verres concaves, qui exaltèrent la portée de la vision ; des numéros de plus en plus puissants furent successivement fournis ; l'enfant put lire facilement avec leur secours ; je descendis graduellement jusqu'au 5 1/2. Je dois ajouter que le père avait fait la même remarque, en livrant fortuitement à son fils des verres concaves appartenant à l'un de ses parents.

Mais, chose digne d'intérêt, les verres convexes bonifiaient également la vue, à un degré moindre, toutefois, que les verres concaves. J'en conclus qu'un œil était myope et l'autre presbyte, tantôt l'un de ces organes et tantôt l'autre s'accommodant à la perception des objets, suivant les conditions des deux verres dont on se servait. Comme le malade était fatigué par ces essais, j'eus le regret de ne pouvoir pousser mes investigations plus loin et de les réitérer suffisamment. Le départ était fixé pour le jour même.

Diagnostiquant une amblyopie, avec altération de la

portée de la vue, en sens opposé dans l'un et l'autre œil, je crus devoir recommander d'attendre quelque temps les effets de la force médicatrice de la nature, si puissante à cet âge, en la secondant par quelques mesures hygiéniques. Les désordres étaient récents et d'une essence assez obscure pour qu'on ne risquât rien de différer un peu, avant d'aborder une médication énergique. Comme il n'y avait aucun signe de congestion cérébro-oculaire manifeste, je ne prescrivis pas d'émissions sanguines, ce qu'avait fait l'un de mes confrères. Les yeux étant un peu photophobes, je fis adopter des conserves azurées, dont on devait seulement user à un jour vif. Je conseillai quelques pédiluves et des affusions réfrigérantes sur les yeux et les parties voisines. J'insistai sur l'abandon de toutes sortes de lunettes et sur celui du travail. Il fut convenu que l'enfant passerait les vacances à la campagne, qu'il y ferait beaucoup d'exercice en plein air, que des nouvelles me seraient données sur le résultat du plan adopté.

Le 31 octobre de la même année, la tante du malade m'annonça que l'affection, après avoir décru peu à peu, avait fini par disparaître; l'enfant était rentré au collége. Le père, que je revis le 18 décembre suivant, confirma ces assertions. Il ajouta que la lecture, que l'écriture ne suscitaient plus aucune fatigue, même le soir. On avait mis un fusil aux mains de ce jeune homme, qui s'en était servi avec adresse, à de grandes distances. Il ne portait point de lunettes, concaves ou convexes, dont il ne sentait pas la nécessité. Un peu d'injection étant revenue aux conjonctives, je prescrivis quelques collyres très faiblement astringents.

ARTICLE XI.

Du nystagme.

Le nystagme (*nystagmus, nystaxis, nictitatio*) consiste dans des contractions alternatives des muscles oculaires, d'où il résulte que le globe change continuellement de position. Si parfois ce phénomène se montre dans des amblyopies où la vision est encore conservée à un certain degré, et notamment, a-t-on dit, dans quelques amblyopies nerveuses ou éréthistiques, on peut établir qu'il est surtout le caractère pathognomonique des cécités congénitales ou anciennement établies, cas dans lesquels les muscles oculaires ne sont plus régularisés dans leur jeu par les besoins de la vision. Chez beaucoup d'amaurotiques, complétement aveugles, les yeux présentent un certain mouvement ondulatoire de droite à gauche et de gauche à droite, mouvement analogue à celui du balancier d'une pendule. Ce balancement proviendrait, dans l'opinion de M. Reveillé-Parise (1), d'un état convulsif du muscle petit oblique, tandis que d'autres en placent la cause dans des contractions cloniques qui affecteraient surtout les muscles droits interne et externe.

Il est aisé de comprendre, d'après ce qui vient d'être dit, combien doit être rare, dans l'amaurose, la disparition du nystagme, par le retour des perceptions visuelles. Un exemple de ce genre est, dans ce moment, soumis à notre observation dans nos consultations cliniques.

Observation 34. — Née avec une hydrocéphalie associée à une cécité complète, avec dilatation des pupilles,

(1) *Bulletin de thérapeutique*, t. IX, p. 120.

Octavie Levaut, âgée de sept mois, de la commune de Suresnes, près de Paris, présenta jusqu'à trois mois et demi ou quatre mois un nystagmus à un haut degré. Or, depuis cette époque, l'agitation des globes a cessé. Bien que la tête fût très volumineuse, beaucoup moins cependant qu'elle ne l'était dans le principe, et bien que le toucher constatât de l'écartement entre les os crâniens, la mère annonça, le 18 février 1851, jour de la première consultation, que la vue, qui ne permettait pas encore de distinguer les objets, paraissait avoir de la tendance à revenir. Les paupières se contractent, ajouta-t-elle, quand les yeux sont brusquement exposés à l'éclat du soleil; lorsque l'enfant pousse des cris, la nuit, on n'a qu'à allumer une lampe pour les faire cesser. Les pupilles avaient leur ampleur physiologique; elles étaient même douées de quelque mobilité.

Les frictions, sur le cuir chevelu, avec l'onguent napolitain stibié, mode de traitement fort efficace dont il sera question plus tard, me parurent d'autant plus indiquées dans l'espèce, que l'absence de parois osseuses, dans des régions assez étendues, mettait l'expédient dérivatif et résolutif presque en contact avec le cerveau. Le 10 mars suivant, la mère, ravie de joie, nous apprit que son enfant souriait à ses caresses et à ses agaceries, ce qui ne lui était jamais arrivé avant le traitement. Le docteur Visinier, explorant avec attention les conditions visuelles, constata que les yeux suivaient quelques corps brillants qu'on leur montrait. La tète était couverte de points en suppuration et de croûtes. Nous conseillâmes de continuer avec persévérance l'emploi des frictions.

Habituellement, une cataracte centrale existant aux deux yeux est également accompagnée d'une oscillation de ces organes, qui semblent se mouvoir ainsi pour offrir successivement à la lumière les portions restées saines de l'appareil lenticulaire; les paupières et la tête elle-même sont agitées de mouvements particuliers, qui proviennent des mêmes efforts instinctifs. J'ai vu, en 1838, à l'Académie Joséphine, à Vienne, ces phénomènes s'amoindrir, puis cesser presque tout à fait, à la suite d'une double pupille artificielle par échancrure des pupilles naturelles, que pratiqua Jaeger chez un enfant de douze ans, qui portait des cataractes centrales, avec leucomes correspondant aux opacités lenticulaires. Ces accidents reconnaissaient pour cause une ophthalmie des nouveau-nés.

ARTICLE XII.

De la persistance de la mobilité pupillaire dans quelques amauroses accompagnées de cécité.

Il y aurait erreur à croire que la pupille est constamment dilatée et immobile dans l'amaurose. Nous verrons plus tard qu'elle peut même être contractée; souvent nous l'avons trouvée pourvue de mobilité, disposition rare dans la goutte-sereine avec cécité complète, mais susceptible néanmoins d'exister, dans cette circonstance. Au rapport de Lucas, les cinq enfants d'un ministre protestant, tous nés aveugles, sans pouvoir distinguer le jour de la nuit, avaient cependant les iris sensibles à l'action des rayons lumineux. Nous avons rencontré nous-même, à la clinique de Sanson, un sujet chez lequel les pupilles se dilataient et se rétrécissaient, suivant qu'on exposait les yeux à différents degrés de lumière, bien que la faculté d'apercevoir les objets fût totalement anéantie. Plusieurs faits du même genre ont été relatés par Manget, Janin, Richter, Forlenze et d'autres auteurs.

L'interprétation du phénomène qui nous occupe a donné lieu à des hypothèses de toute sorte, sans que cette question épineuse eût été résolue définitivement.

Il paraît probable, d'après Mackenzie, que dénué, dans cette occurrence, de sensibilité pour l'impression de la lumière, le cerveau conserve encore le pouvoir de réagir sur la troisième paire, et de lui fournir l'impulsion nécessaire à la mobilité iridienne. Dans sa pensée, une affection qui intéresse les tubercules quadrijumeaux ou une portion quelconque des nerfs optiques, entre le lieu où ils communiquent avec la troisième paire (1) et ces tubercules, doit engendrer la cécité, mais laisser intacte l'influence des nerfs optiques sur la troisième paire. Les gouttes-sereines, au contraire, dans lesquelles les pupilles sont dilatées et immobiles, ne dépendraient-elles pas, d'après le même auteur, d'une lésion intra-crânienne plus étendue, ou localisée de telle sorte qu'elle comprenne la partie du cerveau dans laquelle les nerfs optiques impriment leur influence à la troisième paire?

M. Lusardi attribue la possibilité des mouvements de l'iris, en présence d'une rétine frappée d'inertie, à l'excitation, aux vibrations variables, que reçoivent, de la part des rayons de lumière, les filets nerveux épanouis dans ce diaphragme (2). Lorsque, dans l'amaurose, dit-

(1) « On peut certainement supposer, sans invraisemblance, que c'est dans le point où ils croisent les pédoncules cérébraux, ou plus probablement dans celui où ils communiquent avec le *tuber cinereum*, que les nerfs optiques forment, avec la troisième paire, l'anneau de connexion, que l'on admet généralement qu'ils effectuent, dans une portion ou l'autre de leur trajet. » (Mackenzie).

(2) *Annales d'oculistique*, t. II, p. 117.

il, cette cloison est immobile, c'est que la maladie a envahi non seulement la rétine et le nerf optique, mais encore les nerfs émanant du ganglion ophthalmique. Ce dernier et les filets qu'il fournit sont-ils dans leurs conditions physiologiques, l'innervation de l'iris n'est plus en souffrance, et il est apte à se mouvoir. Si le contraire a lieu, dans la mydriase idiopathique, cas dans lequel la vue est conservée et la motilité iridienne abolie, c'est qu'alors la rétine est saine et le système ciliaire affecté.

On a allégué la persistance de l'intégrité des filets ciliaires répandus dans la rétine et signalés par Tiedemann et Ribes. Dans cette hypothèse, l'impression, engendrée par un corps lumineux, excite les filets ganglionnaires de la membrane sensitive, puis réagit sur les nerfs de l'iris.

L'examen du nerf optique de l'œil gauche, chez un homme qui succomba à une pneumonie, offrit au docteur Gallereux (1) un tubercule d'une grande consistance, surpassant le volume d'un grain de chènevis et existant au centre de ce nerf. Aucune altération ne fut découverte dans le globe. Or la vue avait progressivement baissé dans celui-ci et avait fini par s'éteindre; l'iris avait continué à se mouvoir. M. Gallereux supposa que les phénomènes mécaniques de la vision s'effectuaient ici comme dans l'état naturel, que la rétine était pourvue de sa sensibilité et réagissait sympathiquement sur l'iris, mais que la transmission des images au cerveau était empêchée par l'obstacle logé dans le nerf optique.

Notons, par contre, que chez quelques sujets, les mouvements de l'iris sont à peine appréciables, bien que leur vue ne laisse rien à désirer.

(1) *Bibliothèque médicale*, t. XLVI.

Dans les amauroses uni-oculaires, la pupille de l'œil compromis a parfois les mêmes diamètres que la pupille de l'œil sain, et est tout aussi mobile que celle de ce dernier, tant que les deux globes sont soumis à l'action de la lumière. Mais, vient-on à boucher l'organe non altéré, laissant son congénère seul exposé au grand jour, on y voit l'ouverture pupillaire se dilater, et conserver cet état d'agrandissement, jusqu'à ce que l'œil sain soit découvert; les deux pupilles se contractent et se dilatent alors ensemble. Nul doute, dans cette occurrence, que le mouvement transmis au cerveau par l'intermédiaire du globe non amaurotique ne retentisse dans l'œil lésé, mais seulement eu égard à l'élément nerveux chargé de la mobilité iridienne, c'est-à-dire, de la troisième paire demeurée saine. Cette affinité entre les deux yeux est démontrée par bien d'autres faits cliniques, par l'exemple suivant, entre autres, qu'a fait connaître Serre (de Montpellier). Un homme atteint de cataracte à l'œil gauche, et que Delpech avait opéré par abaissement, avait recouvré, de ce côté, la faculté de voir. Trois ans après, il rentra à l'hôpital, cataracté à droite, et amaurotique, depuis six mois, de l'œil gauche, dont la pupille, pure et assez régulière, avait perdu sa contractilité; le malade n'y voyait plus à se conduire. L'opération ayant été exécutée au globe droit, la vision surgit de nouveau dans son congénère, et la pupille de ce dernier devint de plus en plus mobile, à mesure que l'organe, nouvellement opéré, distinguait plus nettement les objets. Ce professeur allègue, pour expliquer le phénomène, que la sensibilité de la rétine n'était, selon toutes les apparences, qu'à demi éteinte; or il a fallu, pour la réveiller, que le bulbe, récemment opéré, perçût vivement la lumière, et que cette impression se répétât sympathiquement, et d'une manière assez forte, sur le globe, qui avait déjà, une première fois, recouvré la vue.

Il arrive parfois encore, dans les amauroses unilatérales, que la pupille de l'œil malade soit pourvue de mobilité, mais d'une mobilité lente, paresseuse et peu étendue, tant que cet organe est seul soumis aux alternatives de lumière et d'obscurité, ses mouvements venant égaler en intensité ceux de l'iris de l'autre globe, quand ce dernier est successivement démasqué ou couvert par le soulèvement ou l'abaissement de la paupière supérieure.

ARTICLE XIII.

De la teinte amaurotique du fond des globes.

Le fond des yeux des amaurotiques présente souvent une pâleur insolite, une teinte blanchâtre, phénomène noté déjà par Haller, par Lassus, par Janson (de Lyon), par un grand nombre d'autres auteurs, et qui en impose quelquefois pour un commencement de cataracte. On admet généralement que c'est le tissu rétinien, altéré dans sa texture moléculaire et ayant perdu sa transparence, qui devient visible. On a prétendu que cette lésion commençait fréquemment par une plaque opaline, au point où le nerf optique s'épanouit, et que, de là, elle se propageait peu à peu sur le fond du globe oculaire. Nous n'avons jamais pu, ainsi que le professeur Sanson, apprécier l'existence de cette tache primitive, quelle que fût la dilatation de la pupille; la coloration nous a toujours paru vague et diffuse. On a dit encore, chose fort contestable, que le trouble en question pouvait être aperçu davantage dans les yeux à iris bleu ou à teintes claires, à cause de la coloration moins foncée du pigment. Je ne crois pas, comme semble le penser mon ami le docteur Carron du Villards, que ce symptôme dénote plutôt un commencement de désorganisation de quelques feuillets de l'hyaloïde.

Abstraction faite de certains glaucomes à invasion foudroyante, dont il sera question plus tard, et qui offrent, d'ailleurs, des caractères pathognomoniques, on peut établir qu'une congestion cérébro-oculaire récente ne produit pas de trouble amaurotique au fond des globes. L'amaurose dite congestive, avec existence de cette opacité, n'est plus constituée par une congestion pure et simple; un travail phlegmasique s'est établi, travail procédant, en général, sourdement et avec lenteur. Aussi l'observation démontre-t-elle que c'est surtout dans la goutte-sereine rétinienne invétérée que la teinte opaline se manifeste. Une femme devenue aveugle depuis peu de temps, par suite d'une amaurose sthénique, étant venue à succomber, Langenbeck en fit l'autopsie, et trouva les rétines frappées d'un haut degré d'hypérémie, bien qu'avant la mort, le fond des globes parût d'un beau noir (1).

Il faut, dans l'appréciation de la teinte, qualifiée d'amaurotique, avoir égard aux particularités suivantes, qui peuvent s'ajouter à celle-ci ou en simuler l'aspect.

1° Très fréquemment, chez les sujets âgés, phénomène que Beer a encore rencontré chez quelques phthisiques, le fond des yeux se décolore, par suite de la diminution d'action de la choroïde et d'une décroissance dans la sé-

(1) A. Kussmaul, *Die Farbenerscheinungen im Grunde des menschlichen Auges*. Heidelberg, 1845.

crétion, peut-être même d'une altération dans la qualité de son enduit pigmenteux, lequel est composé d'une substance muqueuse et d'une matière noire contenant du fer et du carbone. Quand les cheveux blanchissent, dit Blumenbach, l'enduit de la choroïde perd beaucoup de sa teinte foncée. C'est encore à la diminution d'action du système vasculaire de l'œil qu'il faut attribuer d'autres mutations surgissant à une période avancée de la vie : l'aplatissement du miroir, la presbytie, le cercle sénile, le gérontoxon de la capsule antérieure ou postérieure, ou celui du cristallin lui-même, susceptible de s'associer à une disposition semblable de la cornée, d'après les observations d'Ammon et de Schon. Beer admet que l'amblyopie des vieillards peut être la conséquence du défaut du pigment choroïdien, la rétine étant, dans cette circonstance, trop fortement impressionnée par la lumière.

2° Les cristallins, chez les gens âgés, contractent quelquefois une teinte légèrement louche.

3° Quand la pupille dilatée laisse pénétrer dans l'œil une masse plus considérable de rayons lumineux que dans les conditions physiologiques, le fond de l'organe plus éclairé offre un aspect un peu opalin. Ce que nous constatons dans la mydriase idiopathique et dans quelques cas de pupilles surnuméraires, peut surgir aussi dans la mydriase amaurotique.

CHAPITRE IV.

DES AMAUROSES STHÉNIQUE ET ASTHÉNIQUE, ET DE QUELQUES UNES DE LEURS COMPLICATIONS. DE L'AMAUROSE NERVEUSE.

ARTICLE PREMIER.

Amauroses sthénique et asthénique.

Une classification importante des amauroses, envisagées eu égard à leur essence intime ou à leur nature, consiste à les diviser en sthéniques, hypersthéniques, hypérémiques, vasculaires ou congestives, et en asthéniques, hyposthéniques, adynamiques, torpides ou paralytiques. Au point de vue du traitement surtout, cette distinction est capitale et doit dominer la médication. Nous ne saurions assez insister sur une erreur si répandue, qu'une amaurose est une paralysie, dont les stimulants seuls peuvent triompher. S'il est des cas où ils sont impérieusement indiqués, il en est d'autres où ils sont éminemment nuisibles; l'une des causes principales des insuccès réside dans l'inobservation de ces principes.

Il y a, dans l'amaurose par sthénie, congestion franche ou sourde, vers le cerveau ou vers l'œil; fluxion active ou concentration sanguine passive vers l'organe affecté, plénitude vasculaire qui, en engendrant une compression mécanique sur l'élément nerveux chargé de l'acte de la vision, doit nécessairement troubler cette fonction. Bien certainement, dans beaucoup de cas, une phlegmasie chronique existe dans la membrane sensitive et dans les tissus limitrophes, phlegmasie créant des matériaux morbides qui viennent contribuer à contrarier l'impression que produit le contact de la lumière.

L'amaurose par asthénie, au contraire, est caractérisée par un état de faiblesse, d'inertie, de langueur de l'appareil sensitif spécial de l'œil, état associé à toute absence appréciable de polyæmie cérébro-oculaire.

L'amaurose asthénique peut succéder à l'amaurose congestive, après que celle-ci a duré pendant un laps de temps généralement long. On admet aussi que la goutte-sereine torpide est susceptible de remplacer tôt ou tard l'amaurose par irritation nerveuse ou éréthistique. La forme paralytique s'établit dans d'autres cas, d'emblée, et, d'ordinaire alors, sous l'empire d'influences qui n'agissent pas sur l'œil seul, mais sévissent, par défaut de stimulus, sur le corps tout entier. Nous signalerons la décrépitude, l'état chloro-anémique de la constitution, l'action prolongée du mercure, l'épuisement par des pertes des liquides de l'économie, par des diarrhées colliquatives, par une maladie de longue durée, par la misère et l'abstinence, etc.

Une amaurose qui s'est longtemps perpétuée peut se transformer, c'est-à-dire, aboutir à des désordres de tout genre : c'est ce qu'on a appelé *amaurose organique*. Parfois encore celle-ci est primitive, quelques amauroses congénitales, par exemple, soit que la cause prochaine de la cécité réside dans l'œil, soit que son point de départ existe dans le nerf optique ou dans l'encéphale.

Examinons, en les rapprochant les uns des autres, les caractères des formes sthénique et asthénique de la goutte-sereine; ils seront ainsi mieux saisis du lecteur.

L'aspect extérieur du sujet nous met quelquefois,

à priori, sur la voie de l'espèce à laquelle nous avons affaire. Est-il puissant et robuste, offre-t-il le col court, un teint coloré, les divers attributs du tempérament sanguin, il y a probabilité pour une amaurose hypersthénique. Le pouls est fort, vibrant, accéléré, chez beaucoup de ces malades; leur sang est plastique, riche en cruorine; ils ont la fibre tendue, pour me servir de l'expression de Boerhaave, par opposition à celle de fibre lâche, qu'on rencontre chez des gens organisés en sens opposé. Souvent leur ventre est proéminent; ils aiment la bonne chère; ils sont disposés à la constipation; leur urine est foncée; ils sont parfois arthritiques. L'individu est-il blême, étiolé, cachectique, on pourra plutôt songer à la forme asthénique, bien que ce caractère seul ne suffira jamais pour l'établissement définitif du diagnostic.

Dans l'amaurose congestive, les malades fuient la lumière, qui stimule par trop leur rétine déjà irritée. Il en est qui sont pris de vertiges quand ils contemplent des corps très brillants, et conservent la sensation de leur éclat après avoir fermé les yeux. Comme leur vue est meilleure à un demi-jour, ils le recherchent, tournent le dos aux fenêtres, et garantissent leurs globes à l'aide de visières, de conserves colorées ou avec la main. Ils présentent, sous ce rapport, mais pour des motifs qui diffèrent, de l'analogie avec les cataractés, lesquels voient plus distinctement, quand un jour modéré permet à la pupille de se dilater et de laisser pénétrer les rayons lumineux à travers des couches moins épaisses, et quelquefois moins opaques de la lentille. Le mal a-t-il envahi les deux yeux, les paupières sont à demi écartées et souvent clignotantes, conditions qui ne règnent que d'un côté, si l'amaurose est uni-oculaire. Dans la forme torpide, au contraire, la rétine perçoit d'autant mieux le fluide lumineux qu'elle en est plus saturée. C'est pour cette raison que le malade montre du penchant pour cet agent ; et même, quand l'affection est arrivée à son apogée, les amaurotiques, dont les yeux sont mornes et privés de toute expression, marchent la tête haute, presque renversée en arrière, et la face tournée vers le ciel. Ils s'avancent en levant les pieds, de manière à franchir, sans y toucher, les obstacles de petite dimension qu'ils rencontrent sur leur chemin. Les cataractés, au contraire, traînent plutôt les pieds à terre. L'air d'hébétude et de stupeur que l'amaurotique au dernier degré porte avec lui, et une sorte de fixité dans son maintien, le font reconnaître à une grande distance : il ressemble, dit Walther, à une statue de marbre dans laquelle les yeux ne sont qu'ébauchés.

Les excitants de tout genre, vins généreux, liqueurs alcooliques, remèdes stimulants, exaspèrent les symptômes de l'amaurose sthénique, et amendent ceux de l'amaurose asthénique. « Je vous voyais mieux à la dernière » consultation, me disait le menuisier Champagne ; mais » je dois ajouter que j'étais en ribote. » Nous avons connu beaucoup de gens amaurotiques par congestion, et chez lesquels la vue subissait un grand trouble quand ils baissaient fortement la tête. D'autres étaient incommodés par le moindre bruit ; chez tous, les yeux s'injectaient rapidement et se fatiguaient par un travail assidu, surtout aux lumières artificielles. Les influences débilitantes, défaut d'aliments, évacuations copieuses, augmentent l'affaiblissement des perceptions visuelles dans l'amaurose torpide. Maintes fois nous les avons observées se détériorant d'une manière notable, pendant et quelque temps après l'époque du flux menstruel.

Dans l'amaurose sthénique, la vue est généralement meilleure le soir que dans la matinée et durant le jour, la lumière, moins vive dans le premier cas, incommodant moins les yeux. Le contraire a lieu dans l'amaurose asthénique.

Dans la première, le sujet accuse communément des douleurs sourdes dans les orbites, au front, à la tête; il se plaint de bourdonnements d'oreilles, de vertiges. La congestion rétinienne donne parfois lieu à un éblouissement instantané, par l'effet duquel le malade ne distingue plus la couleur des objets, et peut à peine en reconnaître les formes, état qui dure plus ou moins, ordinairement plusieurs minutes. Ces caractères manquent dans la seconde.

Dans l'une comme dans l'autre, les désordres fonctionnels peuvent varier, depuis le simple trouble des perceptions, jusqu'à la cécité. Mais, dans l'amaurose sthénique, le malade est tourmenté par l'apparition de corps brillants ou incandescents, qui, surgissant même dans l'obscurité de la nuit, semblent sortir des yeux, comme d'un caillou frappé par le fer. Mackenzie nomme *spectre circulatoire* celui que caractérisent ces scotomes enflammés, qui éclatent en tous sens sur le champ visuel; il en place la cause dans la compression de la pulpe rétinienne par les vaisseaux congestionnés. Dans cette même forme de goutte-sereine, le malade est susceptible d'apercevoir également des corps noirs de toute sorte, qui s'associent fréquemment aux bluettes. L'amaurose asthénique, au contraire, exclut la myodésopsie étincelante, le sujet ne distinguant que des taches d'une coloration plus ou moins foncée.

La pupille est le plus souvent contractée, dans l'amaurose hypersthénique ; communément même, on remarque que la chambre antérieure est rétrécie par la turgescence de l'iris, membrane éminemment vasculaire, et que le bulbe est tendu et rénitent. On voit parfois encore la sclérotique revêtir une teinte légèrement bleuâtre, ce qui dénote une congestion choroïdienne. La pupille est plutôt susceptible de dilatation permanente dans l'amaurose asthénique. Cette dilatation et l'immobilité pupillaire sont à peu près constantes à une période avancée de la maladie.

La tâche du médecin serait facile, si les caractères qui viennent d'être exposés étaient toujours aussi tranchés que nous venons de le dire. Mais, il est des cas où de la confusion règne dans les manifestations morbides, cas dans lesquels une grande habitude est nécessaire pour juger le mal et dicter les moyens à lui opposer. On n'y arrive que par l'observation clinique. Quelquefois aussi, les conditions de l'élément nerveux de la rétine jettent, dans la production des phénomènes, un vague qui justifie l'embarras dans lequel peut se trouver le praticien.

ARTICLE II.

De la conjonctivite, de la cristalloïdite antérieure et de l'exophthalmos, dans l'amaurose congestive. Du flottement de l'iris, dans l'amaurose torpide.

Dans l'amblyopie et dans l'amaurose hypersthénique, le sang ne se borne pas toujours à occuper les tissus profonds du bulbe visuel ; il peut souvent venir congestionner les vaisseaux superficiels, ceux de la conjonctive. C'est, d'ordinaire, par les caractères objectifs de la conjonctivite catarrhale que les phénomènes de cette complication se révèlent. Toutefois, dans les amauroses déjà anciennes, et surtout chez les sujets en proie à des dérangements dans la circulation abdominale, et chez les femmes après la ménopause, il n'est pas rare d'observer une turgescence variqueuse des vaisseaux situés dans le tissu cellulaire sous-conjonctival. Assez éloignés les uns des autres, d'un rouge brun, d'un fort calibre, tortueux, cheminant principalement dans la direction des muscles droits, et s'anastomosant en grandes arcades, à quelques millimètres de la cornée, ils constituent l'injection connue dans l'ophthalmologie allemande sous le nom d'*arthritique*, celle qu'on rencontre dans la choroïdite et dans le glaucome. Comme symptômes physiologiques à ajouter à ceux de la maladie principale, nous trouvons de la démangeaison, du picotement, un sentiment de gravier derrière les paupières ; du mucus s'amasse sur le bord libre de ces voiles, qui s'en trouvent parfois agglutinés au réveil. Il faut se souvenir que la conjonctivite simple s'accompagne fréquemment d'un certain trouble de la vision, qui s'exaspère surtout dans la soirée ; on doit donc éviter de la confondre, quand elle existe seule, avec une amblyopie, ce que j'ai vu arriver à des praticiens, dans des cas chroniques. La présence de quelques uns des symptômes, déjà notés, de l'amblyopie sthénique viendra, dans de telles circonstances, dissiper tous les doutes.

La cristalloïdite antérieure est une complication plus grave, comme susceptible d'entraîner à sa suite des opacités capsulaires, des synéchies permanentes, et de disposer encore à la production d'un obscurcissement de la lentille. Un nuage léger, une sorte de fumée blanchâtre sont épanchés au début, sur le feuillet malade, qui ne présente, dans quelques cas, qu'un pointillé plus ou moins borné ; l'intervention de la loupe ne devra point être négligée pour la constatation de ces phénomènes ; des dépôts plastiques de configurations variables pourront exister çà et là, si la phlegmasie est plus avancée (*observation 4*). La pupille sera fréquemment plus ou moins irrégulière, et se dilatera inégalement par les alternatives de la lumière et de la demi-obscurité, auxquelles elle sera soumise. Les petites languettes séparées par des anfractuosités, qu'on y remarque dans cette circonstance, dépendent de brides, souvent fragiles et faciles à rompre par la belladone, liens qui collent une portion de la marge pupillaire de l'iris au feuillet correspondant de la capsule.

Observation 35. — Louis Roux, âgé de quarante-deux ans, habitant Issoudun (Indre), vint à mon dispensaire, le 4 octobre 1850. Il souffrait de l'œil gauche depuis plusieurs mois, de l'œil droit depuis six semaines. Cet homme, qui n'avait jamais eu de rhumatismes ni de syphilis, annonça qu'il avait été atteint d'une dermatose dans la moitié inférieure de la figure. C'était, disait-il, de gros boutons qui suppuraient et se couvraient de croûtes jaunes ; quand on tentait de lui faire la barbe, on laissait les trois quarts de celle-ci, et la figure devenait saignante ; la vue était bonne à cette époque.

Mais, chose digne de remarque, dès que la mentagre se fut dissipée, sans qu'on eût employé de dessiccatifs énergiques, la paupière supérieure gauche fut attaquée de prolapsus ; l'œil du même côté se dévia vers la tempe, et une diplopie se manifesta. Nul doute sur l'invasion d'une paralysie de la troisième paire. Ces accidents s'évanouirent à la longue, par des moyens divers ; les fumigations sulfureuses, prescrites par le docteur

Hurtaux (d'Issoudun), parurent avoir ici rendu le plus de services (*voy.* chap. X). Ce fut peu de temps après que la faculté visuelle subit un grand trouble à gauche, trouble qui s'exaspéra insensiblement depuis lors. Comme l'autre œil fut envahi, Roux se décida à entreprendre le voyage de la capitale.

Entré à la Charité, il y fut saigné et purgé avec six bouteilles d'eau de Sedlitz, dans l'espace de quinze jours ; on lui posa un séton à la nuque. Ces expédients semblent avoir eu pour principal effet de calmer la polyæmie cérébrale; car le malade annonça qu'il était exempt de la céphalalgie qui le tourmentait lors de son entrée à l'hôpital.

Je constatai de la photophobie et quelques autres phénomènes de l'amaurose sthénique. Les pupilles avaient perdu leur éclat physiologique. Le trouble qui les occupait était superficiel et placé presque au niveau de l'iris. Quelques médecins, présents à la consultation, reconnurent comme moi que les marges pupillaires ne se prêtaient qu'à des mouvements fort obscurs ; que la pupille gauche offrait des anfractuosités, dont l'une surtout, plus considérable et située en bas et en dedans, avait la forme d'un V ; que la pupille droite était un peu transversalement ovalaire.

Diagnostiquant une amaurose congestive, compliquée d'une double capsulite antérieure, je prescrivis qu'on entretînt le séton ; qu'on fît plusieurs fois par jour, sur le front et les tempes, des frictions avec de l'onguent napolitain. Je conseillai la belladone, dans le but surtout de procurer, par la dilatation forcée des pupilles, la rupture des brides. Je joignis à ces moyens les pédiluves irritants et le calomel à l'intérieur.

Le 8, la pupille gauche était plus dilatée que la droite; le V de la première subsistait, malgré la dilatation qui paraissait avoir déchiré beaucoup de fibrilles. (Continuation des mêmes remèdes.)

Le 12, Roux affirme que le brouillard est moins épais; il voit une plume, qu'il n'aurait pu distinguer le 4 octobre; il ne reconnaît point plusieurs objets exigus que je lui présente. Les pupilles sont peu irrégulières; la droite est aussi dilatée que la gauche. (Même médication.)

Le 14, cet homme est contraint, à mon grand regret, de quitter Paris. Il offre l'haleine hydrargyrique et un peu de gonflement de la muqueuse buccale. Il reconnaît une épingle fine.

Observation 36. — Le 20 février 1851, nous constatâmes chez madame Caban, âgée de quarante-huit ans, une opacité sous forme de treillage, qui occupait le feuillet antérieur de la capsule gauche. La pupille de ce côté était mobile et la vue fort émoussée. Ce trouble datait de quatre années, époque à laquelle cette femme fut atteinte d'une double amblyopie congestive. Tout donc nous porta à supposer qu'il était le résultat d'une cristalloïdite, qui s'était associée à la congestion rétinienne, et que les mercuriaux, employés en temps opportun, auraient pu peut-être prévenir.

On a encore observé, phénomène très rare dans l'amaurose, que l'humeur aqueuse contenait parfois des flocons blanchâtres, albumineux, caractère placé dans le cadre symptomatologique de l'inflammation de la membrane de Descemet.

Le sujet accuse, dans d'autres cas, un sentiment de tension douloureuse, de propulsion au fond des orbites, et les yeux, gênés dans leurs mouvements, acquièrent une saillie insolite (*exophthalmos*). On ne découvre d'ordinaire aucune tumeur, aucune bosselure à la racine des paupières, et il n'y a point de strabisme. Nul doute qu'il n'existe alors une hypérémie, un gonflement vasculaire du tissu cellulo-adipeux de la cavité orbitaire, gonflement qui peut se compliquer d'une certaine infiltration œdémateuse, comme nous l'avons vu à la suite de la scarlatine.

Observation 37. — Madame Maréchal, brodeuse en tapisserie, qui me consulta le 2 septembre 1850, éprouvait, depuis deux mois surtout, un trouble considérable dans la vue, après qu'elle eût abusé de ses yeux; les couleurs tranchées des objets de son travail fatiguaient beaucoup cette femme, que tourmentaient des scotomes étincelants, des maux de tête, des tintements d'oreilles et le sentiment d'une barre au-dessus des orbites. Ses règles apparaissaient régulières et abondantes. Telle était sa constipation qu'il lui arrivait de n'aller à la garde-robe qu'une fois par semaine. Elle avait essayé, quelque temps avant la maladie de ses yeux, de supprimer, par des injections contenant de l'eau de Rabel, une leucorrhée durant depuis son enfance. Elle ajouta qu'elle portait à la face une éruption dont la disparition fut suivie des désordres visuels.

Une circonstance qui la frappait avant tout, c'était l'état, existant depuis peu, de proéminence des globes : « Il me semble, dit-elle, que mes yeux sortent de ma tête, » que quelque chose les pousse et va les jeter en face de » moi. »

Le diagnostic ne fut, dans ma pensée, l'objet d'aucun doute. J'ordonnai, outre la suspension absolue du travail, les anticongestifs dont je fais habituellement usage dans les cas de ce genre.

Quel fut mon étonnement, huit jours après, quand madame Maréchal m'annonca que le trouble de sa vue avait disparu, qu'il n'y avait plus de photophobie, qu'elle n'apercevait plus d'étincelles. La saillie des globes s'était évanouie tout à fait ou d'une manière presque complète, ce que constata plus particulièrement le docteur Thomas, qui recueillit l'observation concernant cette malade. Je prescrivis la continuation des purgatifs, des pédiluves, et un collyre de sulfate de zinc, contre un peu de conjonctivite. Il y a lieu de croire que cette femme, que je n'ai plus revue, est aujourd'hui guérie.

Observation 38. — Chez Delaroque, atteint d'amaurose et d'extrusion des globes, par hypérémie probable du tissu cellulo-adipeux de l'orbite, ces accidents me parurent avoir pour source les violentes quintes de toux auxquelles cet homme est sujet depuis dix-huit mois. Il se dit asthmatique et a été affligé de deux pneumonies.

La perception d'étincelles, la photophobie, la contraction et le peu de mobilité des pupilles, le rétrécissement des chambres antérieures ne me laissèrent aucun doute sur le caractère congestif des désordres visuels.

Soupçonne-t-on que l'exophthalmos est un peu plus prononcé d'un côté que de l'autre, invitez le malade à regarder directement devant lui, les yeux immobiles. Vous distinguerez alors, dans l'organe le plus saillant et entre la partie inférieure de la cornée et le bord libre de la paupière correspondante, une bandelette scléroticale plus étendue que dans la région correspondante de l'autre œil.

J'ai quelquefois rencontré, dans les amauroses anciennes, la vacillation d'avant en arrière et d'arrière en avant du diaphragme iridien, tremblement connu sous le nom d'*iridodonesis*. Boulro, atteint, à l'œil droit, d'opacité lenticulaire, de strabisme convergent et d'iridodonesis, était amaurotique, depuis trente années, de cet œil, qui ne distinguait pas le jour de la nuit.

Qui ne sait que c'est à la suite de l'opération de la cataracte qu'on observe le plus fréquemment ce phénomène? Je l'ai vu se produire immédiatement après la réclinaison, dès que l'aiguille avait été retirée du globe. Dans la très grande majorité des cas, il me paraît uniquement dû à des conditions survenues dans les milieux réfringents intra-oculaires : diminution de quantité de l'humeur aqueuse; absence, déplacement, déchatonnement de la lentille (cataractes branlante et natatile); fluidification du corps vitré (*synchysis*); décroissance de la masse de celui-ci par son élimination partielle ou par toute autre cause. Il suit de là que l'iris, n'étant plus soutenu comme il l'est dans une coque physiologiquement pleine, éprouve, dans les divers mouvements du bulbe, l'ondulation dont il est question, et telle parfois qu'il vient heurter contre la face postérieure de la cornée.

Est-ce au mécanisme qui vient d'être mentionné que nous devons attribuer l'iridodonesis, assez rare néanmoins, de l'amaurose asthénique, invoquant, avec le professeur Bouisson (de Montpellier) (1), une atonie de l'œil, en vertu de laquelle ses fonctions nutritives sont devenues languissantes, d'où l'insuffisance de l'humeur aqueuse, par la lenteur avec laquelle la nature en répare la déperdition? Cette proposition paraît acceptable; mais il faut ajouter à la condition qu'elle signale un certain état

(1) *Journal de la Société de médecine pratique de Montpellier*, année 1847.

d'anesthésie du diaphragme oculaire, et l'annulation d'une grande partie de la vascularité de la trame iridienne, devenue flasque, a-t-on dit, à l'instar du pénis, chez le vieillard, faute de congestions actives capables de remplir ses cellules vasculaires. De la turgescence existant souvent, au sein de l'iris, dans l'amaurose sthénique, il est tout naturel de supposer l'effet opposé dans l'amaurose asthénique. Walther professe que, dans quelques vieilles gouttes-sereines torpides, l'iris se flétrit et devient plus mince et d'une teinte moins foncée. La pupille est quelquefois irrégulière. La cornée elle-même perd souvent son lustre et contracte un aspect légèrement terne.

ARTICLE III.

De l'amaurose nerveuse.

Dans la forme hypérémique de la goutte-sereine, nous avons vu l'élément vasculaire de l'appareil sensitif spécial de l'œil remplir un rôle important, soit que les phénomènes morbides aient débuté là, soit qu'il n'ait été que secondairement envahi par suite de conditions nées dans le second élément de la rétine, l'élément nerveux. Tous deux, au demeurant, sont plus ou moins en souffrance, dans l'espèce congestive de la maladie. MM. Jungken, Pétrequin, Stœber et la plupart des oculistes admettent, en outre, une autre forme, qualifiée de nerveuse, d'irritative nerveuse, d'amaurose par irritation nerveuse : c'est elle que Rosas appelle *amaurosis erethica* (1), et Fabini, amaurose éréthistique ou par éréthisme.

(1) Rosas, *Handbuch der theoretischen und practischen Augenheilkunde*. Vienne, 1830, t. II.

Il faut convenir que les différentes descriptions qui s'y rattachent ne nous offrent guère de caractères bien tranchés, capables de nous la faire distinguer de la forme sthénique. La photophobie, la photopsie, la chrupsie, la constriction pupillaire (*hippus pupillæ*), qui lui ont été attribuées, ne se rencontrent-elles pas aussi dans la forme sanguine ? L'oxyopie, sensation qu'on a comparée à celle qu'on éprouve quand on fait usage de lunettes trop fortes, a encore été placée dans son cortége symptomatologique par M. Pétrequin et d'autres. L'amaurose nerveuse serait plus commune, d'après Jungken, dans les yeux à iris bleu ou gris que dans les yeux bruns.

Frappé du vague des caractères attribués à l'amaurose éréthistique, M. Rognetta tranche nettement la question, en l'expulsant des cadres nosologiques. Il y a erreur, d'après lui (1), dans l'admission d'une simple irritation nerveuse, sans congestion et sans phlogose ; les prétendues gouttes-sereines nerveuses ne sont que des gouttes-sereines hypersthéniques, qui réclament la médication antiphlogistique. Les recherches des meilleurs pathologistes, ajoute-t-il, ont démontré que les lésions, qualifiées faussement d'irritations nerveuses, n'étaient que de véritables névrites ou des névrilémites.

Tout en n'allant pas aussi loin que l'auteur qui vient d'être cité, nous conviendrons que la névrose rétinienne est infiniment plus rare que les formes sthénique et asthénique de l'amaurose. Ayant assisté pendant des années à des consultations faites par des praticiens qui avaient décrit dans leurs ouvrages l'amaurose nerveuse irritative, nous sommes en mesure d'affirmer que nous ne l'avons

(1) ROGNETTA, *Traité d'ophthalmologie*. Paris, 1844.

presque jamais vu diagnostiquer par eux, chez les malades, il n'était généralement question que d'amblyopies ou d'amauroses, congestives ou torpides.

La névrose oculaire qui nous occupe nous a paru surgir de préférence chez les femmes nerveuses et hystériques. Elle est accompagnée, chez elles, d'une grande variabilité dans la production des troubles fonctionnels, auxquels la cinquième paire prend toujours une part plus ou moins grande. Nous donnons, dans ce moment, des soins à une dame américaine, femme très nerveuse, et qui attribue l'amblyopie dont elle est affligée à une lactation prolongée, à des hémorrhagies utérines abondantes, survenues après les couches, et à des émotions vives. Les purgatifs, le fer, la valériane, le cyanure de potassium, la vératrine, l'électricité, tous les moyens, en un mot, employés soit par nous, soit par d'autres, se sont jusqu'ici montrés stériles. La vue, chez elle, est tantôt bonne et tantôt mauvaise; les yeux sont sensibles à l'éclat du jour. Dès que la malade tente de les appliquer à la lecture ou à toute autre occupation demandant quelques efforts de vision, ils sont, d'après ses expressions, comme attirés par les objets qu'elle fixe; des douleurs surgissent dans les globes et dans la région sourcilière; force est de suspendre.

C'est dans l'étiologie de l'amaurose nerveuse que le docteur Pétrequin place l'action de la foudre. Telle est encore l'opinion qu'a émise le professeur Fouquier, dans la discussion de la thèse, déjà citée, de M. Marchal. Certaines gouttes-sereines, à type intermittent, nous paraissent être un phénomène purement nerveux. Notons enfin que ce qui a été appelé amaurose nerveuse n'est souvent que l'émanation d'une affection cérébrale ou autre, et se trouve fréquemment lié à des perturbations dans l'ensemble du système nerveux.

CHAPITRE V.

DE L'AMAUROSE CONSIDÉRÉE SOUS LE RAPPORT DE SON SIÉGE ET DE SON POINT DE DÉPART.

L'oculiste exclusif, qui ne voit dans l'œil qu'un être isolé dans l'économie, qu'un anneau détaché de la chaîne organique, échouera presque toujours dans le diagnostic précis de l'amaurose et dans le traitement le mieux approprié à ses indications. De toutes les affections, en effet, dont se compose le domaine de l'ophthalmologie, la goutte-sereine est celle qui exige les connaissances les plus étendues sur la pathologie et sur la thérapeutique générales.

C'est que l'amaurose est loin d'être toujours une maladie inhérente au bulbe visuel. Bien souvent, la rétine ne souffre que parce que d'autres organes, en corrélation plus ou moins intime avec elle, sont le siége de désordres parfois peu graves. L'homme de l'art s'attachera à les rechercher et à les combattre.

L'expansion rétinienne les lui offrira, dans quelques cas; dans d'autres, il les trouvera dans le nerf optique ou dans le cerveau. L'observation démontre que les lésions de la moelle épinière, par suite de sa continuation avec le dernier viscère, peuvent ne point rester étrangères à la constitution du trouble visuel. L'anatomie nous apprend, en outre, que les racines du nerf optique ne sont point éloignées de l'organe nerveux vertébral, deux faisceaux de ce nerf émanant des tubercules quadrijumeaux, l'un plus prononcé, de l'éminence *nates*, l'autre de l'éminence *testes*. Des anatomistes, Burdach entre autres, font même remonter l'origine du nerf optique jusqu'aux éminences olivaires du bulbe rachidien. L'intervention du nerf grand sympathique, celle du trifacial, devront encore être invoquées. Il peut arriver que la rétine ne soit malade que parce qu'elle participe à des désordres provenant de tissus oculaires limitrophes.

Ce court exposé nous trace la route que nous avons à suivre pour arriver à une détermination précise des différentes classes de l'amaurose, envisagée eu égard à son siége et à son point de départ. Nous en admettons sept, autour desquelles viennent se grouper les phénomènes nombreux que nous avons décrits et que nous avons encore à faire connaître.

1° Amaurose par altération de la rétine (*amaurose rétinienne*).

2° Amaurose par altération du nerf optique (*amaurose du nerf optique*).

3° Amaurose par altération du cerveau (*amaurose cérébrale*).

4° Amaurose par altération de la moelle épinière (*amaurose spinale* ou *rachialgique*).

5° Amaurose par altération dans la cavité abdominale (*amaurose ganglionnaire* ou *abdominale*).

6° Amaurose par altération de la cinquième paire cérébrale (*amaurose trifaciale*).

7° Amaurose par inflammation des parties constituantes de l'œil (*amaurose ophthalmique*).

Le plus grand nombre des éléments de cette classification ont été proposés avant nous par notre savant ami, le docteur Sichel (1). Si nous les acceptons également, c'est que rien ne nous a paru plus rationnel et plus conforme à la saine observation clinique.

Nous aurions pu admettre deux classes encore : l'*amaurose organique*, dont nous avons déjà parlé, et l'*amaurose mécanique*, qui, adoptée par quelques auteurs, dérive de la compression exercée sur le globe, sur le nerf optique ou sur toute autre partie concourant à l'acte de la vision, par une tumeur, par un obstacle mécanique quelconque. Mais nous avons pensé que les phénomènes qui constituent ces deux formes peuvent parfaitement rentrer dans quelques unes des classes que nous avons mentionnées.

ARTICLE PREMIER.

Amaurose rétinienne.

Les développements exposés dans les chapitres qui précèdent nous dispensent de tracer ici les symptômes de l'amblyopie et de l'amaurose rétiniennes. Toute surexcitation de l'appareil sensitif spécial de l'œil peut leur donner lieu. Nous citerons, en première ligne, la fatigue, longtemps prolongée, de l'organe, et son application sur des objets dont le petit volume demande des efforts de vision (*hyperopsie*), influence surtout pernicieuse chez les presbytes. M. Caffieri, ancien employé des postes, à l'Aigle, qui nous consulta en décembre 1850, attribua la double amaurose dont il était affecté à ce qu'il avait passé une grande partie de sa vie, et les nuits fréquemment, à déchiffrer des adresses illisibles. Rien n'est fatal

(1) Sichel, *Traité de l'ophthalmie, de la cataracte et de l'amaurose*. Paris, 1837.

aux yeux comme la lecture assidue d'ouvrages imprimés en très petits caractères. Le nombre des compositeurs d'imprimerie, que nous avons soignés d'amaurose, est fort considérable. Chez les hommes de cabinet, adonnés avec trop d'ardeur à l'étude, il faut joindre à la fatigue incessante des yeux la vie sédentaire qui les dispose aux dyspepsies, à la constipation, aux hémorrhoïdes, aux congestions encéphaliques; de plus, le cerveau, devenu chez eux un centre d'action, réagit à son tour sur les organes des sens. Le docteur Carron du Villards a rencontré l'amaurose, à Nancy, chez beaucoup de brodeuses, obligées, pour gagner un mince salaire, de commencer leur travail à sept heures du matin et de le prolonger dans la nuit; la plupart d'entre elles s'y livrent, la tête inclinée, dans des ateliers souvent mal éclairés, et dans lesquels l'air est rarement renouvelé d'une manière convenable.

Si la pupille se contracte instinctivement et se ferme presque entièrement, quand une lumière trop vive vient frapper l'œil, c'est pour préserver la rétine d'un excitant trop énergique pour sa sensibilité. Une grande quantité de ce fluide, réfléchie par un mur blanc, par des rochers élevés, par un sol couvert de neige ou d'un sable fin, fatigue l'appareil de la vision, de même que la lumière qui émane directement du soleil ou d'un foyer incandescent, et ces conditions méritent de figurer dans l'étiologie de la forme amaurotique qui nous occupe. Nul doute que beaucoup d'amauroses, qu'on rencontre surtout dans les grandes cités, ne doivent être attribuées, pour une large part, aux flots de lumière artificielle qui nous inondent, et dont l'éclat est d'autant plus funeste qu'il est puisé dans des matières qui sont pour l'homme des poisons et des dangers. Ce qui a été appelé *cécité de neige*, affection fréquente en Laponie et dans des contrées couvertes de neige pendant une grande partie de l'année, n'est autre chose qu'une amaurose rétinienne occasionnée par la longue influence des surfaces qui éblouissent les yeux.

Des sujets ont été frappés de goutte-sereine pour avoir subitement exposé à l'éclat d'un jour vif leurs yeux qui en étaient privés depuis longtemps. On sait, d'ailleurs, que les prisonniers enfermés dans des cachots ténébreux finissent par ressembler, quant à la vue, à certains animaux nocturnes, destinés par la nature à poursuivre leur proie dans les ténèbres, comme la chouette, le chat-huant; il leur suffit du petit nombre de rayons épars dans l'obscurité, pour en recevoir des impressions profondes, et distinguer des objets d'un petit volume et invisibles pour toute autre personne. Un aspirant de marine, dont le docteur Pétrequin a relaté l'histoire, naviguait dans le grand Océan, quand, un soir d'orage, le tonnerre tomba près de lui; il fut renversé et frappé de cécité. Revenu de son émotion, il s'aperçut qu'il voyait dans les ténèbres; à fond de cale, il distinguait les rats et leur faisait la chasse. La faculté visuelle disparaissait pendant le jour, quand il montait sur le pont. Au bout de six semaines, l'héliophobie commença à s'évanouir; peu à peu la guérison s'établit. Un fait analogue a été publié dans la Lancette anglaise par le docteur Cutler (1). On croit avoir remarqué que de tels effets s'étaient principalement produits, lorsque les éclairs se manifestaient pendant une nuit profonde, le contraste d'une lumière écla-

(1) *Annales d'oculistique*, t. XXII, p. 34. — *Gazette médicale*, année 1849, p. 465.

tante et des ténèbres, la brusque transition de l'une aux autres favorisant ce fâcheux résultat.

Galien dit avoir vu des curieux qui devinrent aveugles après avoir fixé avec trop d'assiduité des taches du soleil. M. B..., greffier de la justice de paix de l'un des arrondissements de Paris, fut attaqué d'amaurose à l'œil gauche, il y a quelques années, en contemplant pendant longtemps une éclipse de cet astre. Le trouble de la vision cessa, si ce n'est dans une partie de la rétine. M. B... reconnaît parfaitement aujourd'hui tous les objets qu'on présente à l'œil affecté, si ce n'est quand on les place du côté du nez; ils lui échappent alors ou ne sont aperçus qu'incomplétement.

Dans un travail consigné dans la *Gazette médicale de Montpellier*, notre ami, le docteur Le Calvé, a attribué la fréquence des affections amaurotiques, dans le midi de la France, au passage subit, et plus ou moins répété dans la journée, de l'obscurité à une lumière éclatante. Cette obscurité, qu'on rencontre chez le riche comme chez le pauvre, est constituée surtout par les volets pleins qui garnissent les fenêtres, et qu'on tient constamment fermés, durant le jour, pour se mettre à l'abri de la chaleur.

Maquet, l'un de mes malades, rapporta l'amaurose dont il était atteint à un travail assidu, depuis plusieurs années, sur des plaques de zinc reflétant une vive lumière. Madame Pâris, ouvreuse de loges à l'Opéra, l'attribua à la double influence du gaz de l'éclairage, auquel elle était soumise le soir, et de la blancheur des pièces de linge qu'elle était chargée de plier, pendant le jour, à la lingerie de la liste civile du roi Louis-Philippe.

Si une lumière trop éclatante est funeste à l'œil, il

ne faut point en conclure que moins elle est intense, plus elle exerce sur cet organe une influence salutaire. Des occupations exigeant des efforts de vision lui sont très fatales, au contraire, à un jour insuffisant, ce qui s'applique encore au travail, le soir, sur des objets de couleur sombre. Walther avance que l'amaurose torpide peut aussi avoir pour source le défaut d'exercice des yeux (*anopsie*), chez les paresseux, par exemple, qui dorment trop longtemps, surtout quand cette habitude existe depuis l'enfance; il ajoute que l'amaurose qui provient du défaut d'usage d'un œil, tandis que l'autre est presque exclusivement affecté à la vision, est également torpide ou paralytique.

Notons encore que l'inégalité du foyer visuel des deux globes, chez un même sujet, a été placée dans la catégorie des causes de la goutte-sereine. M. Sichel fait observer que lorsqu'un œil est myope et l'autre presbyte, complication assez fréquente, dit-il, et souvent négligée, il arrive, dans la majorité des cas, que, pour éviter le trouble qui résulte de l'emploi simultané des deux yeux, le sujet n'use constamment que d'un seul de ces organes, laissant l'autre dans l'inaction, sans le vouloir, sans s'en apercevoir même; le globe non exercé tombe peu à peu dans une faiblesse qui peut aboutir à une paralysie complète.

Dans notre état de civilisation, l'emploi inconsidéré des instruments d'optique est l'une des causes les plus fréquentes de l'amaurose rétinienne. Si les lunettes amendent les aberrations de la vue, en rectifiant la direction vicieuse des rayons lumineux, qui constitue la myopie et la presbytie, il est une condition sans laquelle elles seraient susceptibles d'entraîner des conséquences fâcheuses, c'est de ne point les porter trop fortes. Rien n'émousse, à la longue, l'activité vitale de la rétine comme l'action forcée de l'œil par des verres, concaves ou convexes, trop puissants. M. Henry, opticien, me disait que ses observations journalières le portaient à considérer les verres concaves trop forts comme plus nuisibles que les verres convexes. Nous avons été maintes fois consulté par des naturalistes, par des horlogers, par des graveurs, chez qui l'amaurose avait été causée par l'abus des loupes et d'autres instruments grossissants. Galilée, Cassini leur durent la cécité dont ils furent atteints. Les verres convexes, à court foyer, ébranlent, stimulent tellement la rétine, qu'on a tiré un heureux parti de cette propriété, en l'appliquant au traitement de l'amaurose torpide.

Les lunettes ne sont utiles que quand leur foyer est en harmonie avec la portée de la vue; sans cette condition elles peuvent endommager l'organe. Nous avons constaté, chez beaucoup de gens, que l'amaurose avait été produite par des verres achetés à des colporteurs. La mauvaise qualité de ces objets de pacotille et de rebut, qui offrent des bulles, des rainures, causant des réfractions vicieuses, n'est pas le seul reproche qu'on doive leur adresser : il est rare que leur foyer soit exactement approprié aux divers cas individuels; leur puissance exagérée flatte souvent l'acheteur, qui voit bien à leur aide, mais qui finit par payer cher cette bonification momentanée de sa vue.

Les mutations que l'opération de la cataracte a fait naître dans les milieux réfringents du bulbe donnent lieu à des modifications importantes dans les phénomènes visuels ; il résulte de la soustraction du cristallin que les rayons de lumière ne sont plus qu'imparfaitement réfractés : le sujet est devenu presbyte. Les myopes, toutes choses égales d'ailleurs, sont ceux qui gagnent le plus par l'opération. Les malades ont besoin qu'un verre convexe remplace, au dehors du globe, la lentille naturelle ravie à cet organe. Nous avons opéré un grand nombre d'individus qui se conduisaient fort bien sans lunettes, et qui ne s'en servaient que pour fixer de près des corps d'un petit volume.

L'un des préceptes les plus importants dans la prescription de ces appareils, c'est de ne les faire prendre au malade que tard, trois ou quatre mois, par exemple, après qu'il a été opéré, et quand sa vue s'est déjà fortifiée par l'exercice. Si l'on y avait recours avant que l'œil fût remis de l'opération et bien habitué à la lumière dont il a été longtemps privé, ils causeraient à la rétine une surexcitation fâcheuse.

Observation 39. — J'ai donné des soins à un homme qui, en 1840, fut opéré de la cataracte par le docteur Lenoir. Le succès fut complet. Peu de temps après, le malade crut devoir s'adresser à un opticien, qui lui fournit des lunettes qui le séduisirent infiniment et qu'il s'empressa d'adopter. « Ma vue, me dit-il, était telle, » que je pouvais ramasser à terre une épingle fine. » Elle ne tarda pas à s'altérer, et ce malheureux devint amaurotique.

La myopie acquise dans le but d'échapper à la conscription, par suite de l'emploi gradué de verres concaves de plus en plus forts, s'est dissipée, chez le plus grand nombre, par la soustraction de la cause qui y avait donné lieu ; on m'a cité des gens qui, au bout de six mois, avaient récupéré leur vision primitive. Mais l'expérience démontre que ces tentatives immorales peuvent aussi avoir pour résultat une détérioration visuelle qui, quoi qu'on fasse, échappe aux ressources de l'art.

Observation 40. — L..., compositeur d'imprimerie, me consulta le premier février 1851. Cet homme, né presbyte, attribua sa mauvaise vue aux efforts qu'il avait faits jadis pour s'imposer une myopie forcée, afin de se soustraire au service militaire : il avait commencé à exercer ses yeux avec les verres concaves nº 12; puis, descendant de plus en plus bas dans l'échelle, il arriva, en trois mois, au nº 3, avec lequel il lisait très bien, tandis qu'il était devenu incapable de distinguer les objets éloignés. Plus tard, et malgré l'abandon des verres concaves, ses yeux ont toujours laissé beaucoup à désirer. Sa vue se troublait par un travail un peu assidu; il était tourmenté par des étincelles et par des mouches; les globes étaient sensibles à l'éclat du jour : il prit, à la longue, des verres convexes qu'il changea maintes fois sans arriver à trouver un numéro qui pût lui procurer un soulagement réel. Je crus devoir conseiller, comme mesure indispensable, l'abandon d'une profession qui, depuis quelques années surtout, lui était devenue de plus en plus nuisible.

Le fait suivant, qui m'a été rapporté par M. Otto Rœhrig, introduit dans l'étiologie de l'amaurose rétinienne une influence que je ne trouve mentionnée nulle part. M. Malalieu, voyageur de commerce, âgé de cinquante-cinq ans environ, attribue l'amblyopie dont il fut atteint, et qui, en s'aggravant, se termina par la perte d'un œil, à son habitude, dès longtemps contractée, de lire dans les voitures, où il passait une partie de l'année par suite des besoins de sa profession. Il avait même coutume de lire en marchant, sur la voie publique et dans les promenades. Il s'aperçut, dans le principe, que la vision ne se troublait que quand la lecture avait lieu sous l'influence du mouvement des voitures. Plus tard, le trouble finit par se manifester quand le corps était en repos.

Observation 41. — Ramel, âgé de dix-neuf ans, attaché à un magasin de nouveautés de Paris, est affligé, depuis longues années, d'amblyopie, avec perception d'étincelles et de mouches, parfois avec diplopie. L'éclat du soleil et de la neige, le gaz de l'éclairage, les couleurs vives des étoffes l'impressionnent très péniblement; il s'est maintes fois vu dans l'obligation de quitter sa place pour prendre du repos. Or ce jeune homme ne saurait contempler quelques instants un objet, sans que ses yeux, importunés par son aspect, ne cherchent à en éviter le regard; ils se meuvent alors, comme spasmodiquement, de droite à gauche et de gauche à droite (*nystagmus*). Quand je l'invite à me regarder, il me fixe quelque temps; puis les globes se livrent aux mouvements que nous venons de mentionner.

L'observation démontre que la goutte-sereine est susceptible de contracter une allure intermittente, avec accès qui durent plus ou moins longtemps, et se manifestent soit le soir (*héméralopie*), soit dans la journée (*nyctalopie*, *visus nocturnus*, *amblyopia meridiana*). L'héméralopie, forme très commune dans certaines contrées, sera l'objet d'un chapitre spécial. Nous n'avons jamais rencontré la nyctalopie, à l'état d'amaurose périodique et épidémique, dont on a cité quelques cas très rares, celui, par exemple, mentionné par Ramazzini, de ces jeunes garçons qui, au mois de mars, cessant de voir ou ne voyant que très peu durant le jour, erraient dans les campagnes, comme des aveugles, puis recommençaient, au crépuscule, à jouir de la plénitude des fonctions visuelles, infirmité qui disparaissait vers le milieu d'avril. Il peut arriver, phénomène très exceptionnel également, qu'une amaurose, à type primitivement héméralopique, se convertisse, par l'administration des antipériodiques, en une nyctalopie plus ou moins prolongée. M. Sichel a relaté, d'après le docteur Kuehlbrand, un fait très curieux d'amaurose intermittente tierce. En septembre 1826, une demoiselle, âgée de dix-huit ans, devint tout à coup aveugle; les pupilles étaient dilatées et immobiles; les conjonctives étaient exemptes de rougeur; les yeux n'étaient nullement douloureux. On attribua la cause du mal à un refroidissement. Le jour où arriva l'accident, la jeune personne avait éprouvé du malaise et des frissons qui furent suivis d'une sensation de chaleur, avec accélération du pouls, soif vive, urines briquetées. C'est pendant la période des frissons que la vision s'éteignit, au point que le jour était à peine distingué des ténèbres. On prescrivit un vésicatoire à la nuque, des pédiluves et une potion contenant de l'acétate d'ammoniaque. Une sueur copieuse ayant surgi, la faculté visuelle revint après dix heures de cécité. Dans le but de constater la nature intermittente de la maladie, M. Kuehlbrand ne conseilla que quelques sudorifiques. Des phénomènes identiques se manifestèrent le troisième jour; la durée de la cécité fut la même; comme dans le précédent accès, la vision se réveilla pendant une diaphorèse abondante. La maladie céda à dix doses de sulfate de quinine, d'un grain et demi chacune.

Je suis fréquemment consulté pour une sorte de palpitations circonscrites dans l'une ou dans l'autre paupière, dans la supérieure notamment, particularité vulgairement désignée sous le nom de *souris*, parce que le mouvement qu'on aperçoit sous la peau a quelque ressemblance, dit Demours, avec celui qu'exciterait une souris cachée sous un drap de lit. J'ai plus d'une fois constaté que l'abus de l'organe visuel, surtout aux lumières artificielles, avait engendré ce frémissement passager de quelques fibres de l'orbiculaire. Il accompagne souvent l'anesthésie de la rétine chez les sujets qui ont beaucoup fatigué leurs yeux : tel était le cas d'un de mes malades, Linard, imprimeur, après qu'il eût consacré plusieurs nuits à son travail. Ce tremblement, cette oscillation s'étendent parfois aux muscles de la moitié correspondante de la figure. On a remarqué que l'agitation de l'esprit exaspérait habituellement cette affection. Les pathologistes localisent dans la portion dure de la septième paire tous ces mouvements morbides de la face, aussi bien que ses mouvements normaux, volontaires ou involontaires. Bien que l'idée d'une névrose du nerf facial soit en harmonie avec les données les plus récentes de la physiologie, je puis citer deux faits dans lesquels une lésion de la cinquième paire paraît avoir été le point de départ du tic non douloureux. M. Page, pharmacien fort instruit de Paris, m'adressa, en 1846, un tambour de la 4e légion de la garde nationale, en proie, depuis trois années et du côté gauche seulement, à la lésion dont il est ici question, et dont cet homme faisait remonter l'origine à l'avulsion d'une dent molaire de l'arcade supérieure correspondante. Les accès ne se manifestaient que rarement, dans le principe, bien que tous les jours. Le mal avait augmenté au point qu'ils se reproduisaient jusqu'à vingt ou vingt-cinq fois dans la journée, souvent davantage. Une femme, que j'ai rencontrée au dispensaire du docteur Sichel, offrait à la région droite de la face ce tic, qui, existant depuis quatre mois, fut également attribué par la malade à l'avulsion d'une dent.

L'amaurose rhumatismale est rétinienne, suivant quelques auteurs. Mon ami, le docteur Canstatt, qu'une mort prématurée vient de ravir à la science, pensait que le virus syphilitique pouvait amener une désorganisation spéciale dans le tissu rétinien, d'où une forme de goutte-sereine dont nous avons parlé (voyez *Observations* 2 et 3) et sur laquelle nous reviendrons plus tard. L'amaurose par rétraction musculaire est rétinienne ; la traumatique peut l'être également. Notons toutefois qu'une localisation précise des conditions morbides d'où les phénomènes amaurotiques dérivent ne peut être établie, dans beaucoup de cas la souffrance du nerf optique et du cerveau venant s'associer fréquemment à celle de la membrane sensitive de l'œil. Dans quelques uns (amauroses sénile, mercurielle, chlorotique, par déperdition des liquides de l'économie, etc.), le corps tout entier subit un appauvrissement auquel la rétine ne peut se soustraire.

Bien que nous ne soyons que rarement à même d'étudier l'amaurose rétinienne par l'inspection cadavérique, l'anatomie pathologique de la rétine est aujourd'hui bien connue. Si l'on ne trouve, souvent après la mort, aucune lésion organique appréciable, il est des cas où le tissu malade nous présente des modifications variées.

L'atrophie de la rétine, c'est-à-dire, une diminution de sa substance nerveuse, a été maintes fois constatée, notamment dans l'amaurose congénitale. On l'a vue associée à la microphthalmie. Quand un œil a été le siége de désordres intérieurs graves (mégalophthalmie hydropique, cirsophthalmie, etc.), la rétine, en y participant, peut même avoir été détruite complétement ou en partie. C'est ainsi que, dans un globe atteint de staphylôme sclérotical postérieur, qui a été observé par Ammon (1), le bulbe distendu formait en arrière, à côté du nerf optique, une bosselure considérable, qui lui donnait une configuration allongée d'avant en arrière. La sclérotique, amincie, paraissait, en plusieurs endroits, repliée sur elle-même; la choroïde était presque entièrement dégarnie de son pigment; la rétine avait disparu, sauf quelques débris, sous forme d'une couronne annulaire dont la partie postérieure était soudée à la choroïde.

La rétine peut être frappée de ramollissement, disposition qu'on a rencontrée, dit-on, dans quelques amauroses mercurielles, et qui est susceptible de coïncider encore avec un ramollissement du cerveau ou de la moelle épinière, d'après M. Langenbeck. On l'a trouvée pourvue de névrômes, de tumeurs de toute sorte, d'exsudations blanchâtres, jaunâtres, etc. Elle peut être épaissie, opaque, rougeâtre, par suite de la congestion du réseau constitué par les ramifications de son artère centrale. On a rencontré, au sein de la membrane, des suffusions sanguines, parfois résorbées imparfaitement et se montrant sous forme de plaques ou de taches brunâtres, qui semblaient être des caillots desséchés. Chez quelques fœtus retirés morts des parties génitales avec le forceps, après avoir eu la tête longtemps enclavée aux détroits du bassin et fortement comprimée, on a vu des

(1) Ammon, *Krankheiten des menschlichen Auges*. Berlin, 1838 et 1841.

ecchymoses de la rétine unies à des épanchements de sang entre cette membrane et les tissus limitrophes. Deux enfants dont la tête était déformée et paraissait avoir souffert au passage offrirent, à l'autopsie, faite par le docteur Ribes, le corps vitré coloré en rouge et l'humeur aqueuse teinte de sang.

Un phénomène très curieux de l'anatomie pathologique du globe de l'œil, c'est que l'ossification, la pétrification même des éléments dont il est composé sont plus communes peut-être que celles des autres parties de l'économie. Haller, Morand, M. Magendie et un grand nombre d'auteurs ont relaté des faits de transformation fibreuse, osseuse, pierreuse, de la rétine, phénomènes qu'on n'a guère constatés que dans des yeux dégénérés et atrophiés depuis longtemps. Sur le cadavre d'un mendiant, borgne de l'œil droit, Morgagni trouva cet organe aplati et ressemblant assez à un bouton d'habit; le cristallin, le corps vitré, étaient résorbés; la rétine était remplacée par une plaque osseuse, qui s'étendait jusqu'à la cornée.

Portal dit avoir rencontré des hydatides entre la choroïde et la rétine. Dans quelques hydropisies sous-rétiniennes, on a observé la disparition du corps vitré et le refoulement de la rétine par la sérosité, et sous forme d'un sac, jusqu'à l'appareil lenticulaire opaque.

Une dégénérescence que fournit assez fréquemment une pratique étendue, est le *fongus médullaire* de l'œil, désigné sous le nom de *fongus hématode*, par Ch. Bell, Hey, Lawrence, Wardrop et d'autres chirurgiens. Aucun âge n'en est à l'abri; on le rencontre toutefois beaucoup plus souvent chez les enfants. Sur 17 observations rapportées par Wardrop, 10 appartiennent à des filles, dont la plus âgée avait douze ans et la plus jeune quinze mois ; 5 à des garçons, dont le plus âgé avait treize ans et le plus jeune cinq ; 2 à des femmes de quarante et un à cinquante-huit ans. Bien que le fongus encéphaloïde puisse avoir sa source dans le plus grand nombre des tissus dont se compose le bulbe, son point de départ le plus ordinaire est la rétine et le nerf optique. Nous parlerons plus tard du phénomène appelé *œil de chat amaurotique*, et qui en est parfois le premier degré (voyez chap. VIII). Si le fongus fait des progrès, il chemine peu à peu vers l'iris, occasionne la résorption du corps vitré et du cristallin, donne lieu à une augmentation considérable des dimensions du globe qu'il remplit, et finit par éroder la cornée, quelquefois la sclérotique, et faire irruption au dehors. Non comprimé dès lors, le champignon morbide croît avec rapidité et atteint le volume du poing et même au delà ; il renverse les paupières et se replie au-dessus d'elles ; il se présente sous l'aspect hideux d'une masse mamelonnée, cérébriforme, d'un jaune rougeâtre, élastique, parcourue par de nombreux vaisseaux offrant, dans quelques points, des ulcérations et des fistules qui fournissent du pus et du sang, dans d'autres des croûtes brunâtres. Toutes les fonctions de l'économie sont troublées, et tôt ou tard la mort vient mettre un terme aux souffrances du malade.

ARTICLE II.

Amaurose du nerf optique.

Cette amaurose s'établit par un double mécanisme. Tantôt une tumeur, un obstacle quelconque, compriment ou tiraillent le nerf optique ; tantôt il a été envahi lui-même par des désordres plus ou moins graves. L'observation démontre que la compression de cet organe est, toutes choses égales d'ailleurs, plus nuisible au jeu des fonctions visuelles que son simple allongement.

On peut ranger dans la première catégorie les gouttes-sereines auxquelles est susceptible de donner lieu la classe nombreuse, et d'un diagnostic si épineux, des orbitocèles : kystes ; tumeurs fibreuses, graisseuses, etc.; orbitocèles purulentes associées à une carie, plus ou moins bornée, de l'orbite, soit que le travail morbide ait débuté par l'os, soit qu'il ait primitivement envahi les parties molles. Parfois des polypes des fosses nasales ou de leurs appendices, des anévrismes par anastomose, des lésions, en un mot, formées dans les cavités circonvoisines, donnent lieu, par leur développement, aux mêmes accidents, en faisant irruption dans l'enceinte orbitaire, ou en en refoulant les parois vers le globe. Purement mécanique, dans tous ces cas, l'affaiblissement ou la cécité amaurotique peut s'évanouir et la vision récupérer sa netteté, dès qu'on est arrivé à reconstituer le bulbe dans ses limites primitives. C'est ce qui a fait dire à Delpech que, quelque délicate que soit ou que semble être la structure d'un nerf, et notamment celle du nerf optique, son tissu est capable d'éprouver un degré assez élevé d'allongement, qui engendre une suspension momentanée de ses fonctions, sans qu'il en résulte une lésion définitive de sa substance. Qui ne sait que ces tumeurs, quelle que soit leur nature, ont pour caractère spécial et commun, quand elles sont pourvues d'un volume assez considérable, de donner lieu à un exorbitisme, tantôt direct, tantôt, et plus souvent, oblique. La pression continue à laquelle l'œil est soumis peut occasionner encore un certain changement dans la configuration de cet organe.

J'ai rencontré des sujets en proie à une extrusion très prononcée des yeux, sans que, pour cela, leur vue ait éprouvé une altération grave.

Observation 42. — Chez madame Roger, âgée de trente-trois ans, dont le double exophthalmos paraissait dû à une hypérémie, avec infiltration, du tissu cellulo-adipeux de l'orbite, la saillie des globes augmentait lorsqu'elle avait de la céphalalgie et qu'elle éprouvait quelque agitation morale ; il n'y avait point de strabisme ; de l'empâtement se manifestait souvent à la racine des voiles palpébraux. « Quand les yeux sortent davantage, » me dit-elle, il me semble que je vois tomber la pluie. » Quelques mouches apparaissaient à une lumière vive, fixes par rapport à l'axe de la vision. Madame Roger attribuait la cause de son mal à la disparition d'une infiltration œdémateuse qu'elle avait eue aux extrémités inférieures, et qui était tellement forte, d'après les expressions de la malade, qu'elle crut plusieurs fois que ses jambes allaient s'ouvrir. La médication à laquelle j'eus recours, depuis le 4 août 1849 jusqu'au 3 mai 1850, et qui se composa d'onctions mercurielles sur le front, de fomentations résolutives sur les organes affectés, de bains sulfureux, de frictions sèches, de pédiluves, de purgations souvent répétées, etc., eut pour résultat de diminuer considérablement l'exorbitisme, et de donner une liberté plus grande au roulement des globes. Lors de la dernière consultation, la malade se livrait à la lecture, à la couture, bien qu'avec un peu de kopiopie.

Je n'ai jamais diagnostiqué une amaurose scrofuleuse. Je ne la comprends que dans le sens d'une compression du nerf optique, chez un sujet lymphatique, par un engorgement partiel, par une subinflammation du tissu cellulo-adipeux de l'orbite, dans un point plus ou moins circonscrit, avec ou sans altération osseuse. « J'ai rencontré deux fois la goutte-sereine scrofuleuse chez des » enfants écrouelleux, dit Sauvages (1); après l'ouverture du cadavre, je trouvai une glande scrofuleuse sur » les nerfs optiques. »

En ce qui concerne la seconde des deux catégories que nous avons admises, nous dirons que toutes ou presque toutes les altérations anatomiques signalées dans la rétine (encéphaloïde, concrétions calculeuses, etc.), ont été constatées aussi dans la substance du nerf optique.

Malacarne et d'autres praticiens en ont rencontré l'absence chez des aveugles-nés.

Sur un hémicéphale, qui vécut encore dix-huit heures après sa naissance, Panizza trouva les nerfs optiques atrophiés, et leur extrémité postérieure libre de toute adhérence avec le cerveau. L'atrophie de ces nerfs a encore été observée par Santorini, par Ammon, et plus récemment par le docteur Kilgour (2). On ne l'a qu'exceptionnellement rencontrée s'étendant au delà de leur chiasma. Une femme aveugle, qui succomba à l'Hôtel-Dieu dans le service de M. Magendie, offrit, à l'autopsie, des yeux très sains dans toutes leurs parties, si ce n'est dans les nerfs optiques, frappés d'une atrophie d'autant plus prononcée qu'on se rapprochait davantage du chiasma. Là ils représentaient plutôt une bandelette aplatie, rubaniforme, qu'un faisceau cylindrique; ils semblaient, en quelque sorte, réduits à leur coque membraneuse. L'atrophie

(1) Sauvages, *Nosologie méthodique*. Paris, 1771, t. II.

(2) *Annales d'oculistique*, t. III, p. 182.

persistait au delà de l'entrecroisement, les nerfs n'étant plus constitués que par une lamelle demi-transparente et n'atteignant qu'à peine les points qui donnent naissance à leurs racines. Les tubercules quadrijumeaux étaient diminués de volume. On a encore trouvé les nerfs optiques rapetissés, dans des cas de phthisie du globe consécutive à une consomption purulente. Mackenzie avance que l'atrophie de ces nerfs est probablement la cause prochaine de l'amaurose, si les pupilles sont petites et lentes dans leurs mouvements, théorie qui ne me paraît reposer sur aucune preuve clinique de quelque valeur.

L'état de distorsion dans lequel on a rencontré les nerfs optiques, dans quelques gouttes-sereines existant depuis l'enfance, pourrait bien dépendre, d'après Morgagni, des convulsions si communes dans les premières années de la vie.

Ce qui a été appelé *hydropisie du nerf optique* consiste dans une collection liquide dans la gaîne de ce nerf. On prétend même y avoir signalé des hydatides. En 1812, un homme de quarante ans mourut d'une fièvre typhoïde à l'Hôtel-Dieu de Paris ; il était atteint, depuis six mois, à gauche, d'une cécité qui s'était progressivement établie sous l'influence de céphalalgies attribuées à l'habitude de porter sur la tête de lourds fardeaux. Le docteur Gallereux, fendant la gaîne du nerf optique, trouva celui-ci réduit en suppuration, dans une bonne moitié de son étendue. « Je ne doutai pas, dit-il, dans » sa communication à la Société de médecine de Paris » (août 1814), que ce ne fût la cause de la cécité, et que » l'amaurose ne dépendait point ici d'une paralysie pri» mitivement formée dans la rétine. »

On a rencontré, chez quelques amaurotiques, cet organe boursouflé, hypertrophié, quelquefois plus consistant que dans l'état habituel. Dans un nerf optique exploré par Ammon, un produit plastique régnait entre le névrilème et la masse nerveuse; celle-ci était dure et montrait, à son centre, une exsudation sanguine. On a cité des cas d'adhérences morbides entre le nerf et sa gaîne, mutations provenant, sans aucun doute, d'un travail phlegmasique chronique. Chez un enfant, dont le docteur Burnet a publié l'observation dans le *Journal hebdomadaire de médecine*, les nerfs optiques, depuis leur origine jusqu'à leur entrée dans le globe, ainsi que leur chiasma, avaient la texture du tissu cartilagineux; ils en présentaient le poli, dit l'auteur, la coupe homogène et presque la dureté.

Nous mentionnerons encore la dilatation anévrismale de leur artère centrale. Une femme observée par Graefe perdit la vue en éprouvant une sensation de pulsation au fond de l'orbite. L'artère centrale était dilatée dans le sein du nerf optique, son diamètre, d'après Graefe, égalant à peu près celui d'un brin d'herbe; les vaisseaux rétiniens étaient variqueux. Une autre aveugle, que cite Scultet, succomba à un cancer au sein. Les nerfs optiques furent trouvés réduits à la moitié environ de leur volume habituel. L'artère centrale de la rétine était dilatée dans l'un des yeux, disposition qui fut alléguée comme le motif pour lequel cet organe s'enflammait à l'approche de la période menstruelle.

L'amaurose syphilitique peut provenir de la paralysie du nerf optique par obstacle mécanique. L'amaurose traumatique a été attribuée, dans quelques circonstances, à la blessure de ce même nerf.

Eu égard aux troubles fonctionnels, il est permis d'établir, en thèse générale, et avec quelques probabilités, qu'on rencontrera les symptômes de l'amaurose rétinienne quand le mal sera localisé dans la portion intra-orbitaire du nerf optique ; qu'on observera ceux de l'amaurose cérébrale lorsque sa portion intra-crânienne sera compromise.

ARTICLE III.

Amaurose cérébrale.

Pour que le trouble de la vision, pour que la cécité même aient lieu, il n'est pas nécessaire que la texture du cerveau ait subi une modification importante. Il suffit, dans un grand nombre de cas, d'une simple turgescence, d'une plénitude anormale des vaisseaux de ce viscère, lesquels peuvent venir alors comprimer les parties nerveuses qui président à l'acte de la vision, d'où une perturbation dans son mécanisme (*amaurose cérébrale congestive*). L'hypérémie est active ou passive, suivant qu'elle s'établit par un afflux insolite du sang vers la tête, ou par un obstacle qui s'oppose à son libre retour de la tête vers le cœur. Les symptômes sont ceux de l'amblyopie ou de l'amaurose sthénique, unis à ceux de la polyæmie ou de la congestion cérébrale. Nous rappellerons, comme se groupant dans la première catégorie, la photophobie, les photopsies, une sensation de plénitude au sein des globes, etc.; et dans la seconde, la pesanteur de tête, la somnolence, les bourdonnements d'oreilles, les vertiges, l'injection de la face, et les battements pleins, durs, accélérés, des tubes artériels.

J'ai vu maintes fois la surdité coïncider avec la forme morbide qui nous occupe. Tel était le cas d'Asvandy, garçon marchand de vin, tourmenté par des mouches, des scotomes étincelants, de la diplopie et une détérioration assez considérable de la vue pour ne pouvoir lire; or les objets semblaient infiniment plus confus et la surdité augmentait, quand il buvait des liqueurs excitantes. Chez Alain, tailleur de pierres, amblyopique aux deux yeux et sourd, les maux s'exaspéraient journellement, obligé qu'il était de travailler la tête penchée en avant.

Un grand nombre de variétés amaurotiques, dont plusieurs seront développées plus tard, rentrent dans le cadre des gouttes-sereines cérébrales hypérémiques. Parmi celles qui s'établissent par congestion active, nous citerons les amauroses que sont susceptibles d'engendrer la pléthore, la suppression naturelle ou accidentelle des menstrues, celle de flux hémorrhoïdaux, d'hémorrhagies nasales, l'omission d'une saignée périodique, la répercussion de maladies cutanées, la brusque disparition d'une transpiration fortuite ou habituelle, les émotions morales, l'hypertrophie du ventricule gauche du cœur, une chaleur ou une insolation trop intense, le froid trop vif. Le docteur Grisolle fait observer (1) que les sujets qui succombent après avoir été exposés à une température de 30 à 40° centigrades, ou à un froid de 8 à 15°, offrent surtout, comme désordre cadavérique, une forte injection de la pulpe cérébrale. L'auteur ajoute que le froid exerce peut-être une influence plus marquée sur la circulation cérébrale que la température contraire: des relevés statistiques faits à Paris, à Turin, en Hollande, ont démontré que les congestions encéphaliques

(1) GRISOLLE, *Traité de pathologie interne*. Paris, 1848, t. I.

avaient leur maximum de fréquence en hiver. Nous mentionnerons encore les congestions déterminées par l'opium, par l'abus des boissons alcooliques. Les bons médecins ont, de tous temps, regardé l'eau comme une panacée universelle, dit M. Reveillé-Parise, et un ancien a fait remarquer que les buveurs d'eau avaient la vue subtile. Dans la catégorie ayant trait à la stase passive du sang à la tête, se rangent les amauroses par lésions des cavités droites du cœur, par la présence de goîtres ou autres tumeurs du cou, qui compriment les veines jugulaires, etc. Atteinte de gibbosité depuis son enfance, madame Métrat, l'une de nos malades, âgée de trente-neuf ans, et en proie à une double amaurose congestive, se plaignait d'étouffements et de palpitations de cœur, accidents auxquels s'associaient fréquemment des infiltrations œdémateuses, notamment aux membres inférieurs. Le docteur Guillié dit avoir connu un juge qui ne pouvait serrer son bonnet de nuit trop fortement, sans éprouver, le lendemain, un obscurcissement de la vue. Nous avons souvent constaté l'amaurose cérébrale congestive, et souvent aussi l'ophthalmie arthritique des Allemands et le glaucome, chez les cordonniers travaillant au globe. A la fatigue que leurs yeux éprouvent, à la position de la tête constamment penchée en avant, il faut joindre, chez eux, la compression continuelle à laquelle la situation demi-courbée soumet les organes abdominaux, le défaut d'exercice, et, très fréquemment, l'habitation dans des logements bas et mal aérés.

L'amaurose ne s'établit, chez plusieurs de mes malades, qu'après qu'ils ont été plus ou moins longtemps tourmentés par de la polyæmie cérébrale.

Observation 43. — Habituellement constipée et privée

du flux menstruel depuis neuf mois, madame Varbo, âgée de quarante-cinq ans, qui se présenta pour la première fois, à mon dispensaire, le 26 avril 1849, avait ressenti, à la suite de cette suppression, une céphalalgie obtuse, qui l'engageait à prendre souvent des bains de pieds ; elle avait fréquemment des bouffées de chaleur, pour me servir de l'expression de la malade. Tout à coup, il y avait sept semaines, la vue fut anéantie à l'œil droit, et subit une forte détérioration dans son congénère. Blandin la fit saigner et ordonna l'application successive, sur le front et les tempes, de vésicatoires, qui furent pansés avec la strychnine. Je crus devoir exclure de ma médication ces derniers moyens, pour me borner aux anticongestifs de toute sorte.

Observation 44. — Sous l'influence d'une congestion vers la tête, accompagnée de forts bourdonnements d'oreilles, madame Himbret, que me fit l'honneur de m'adresser, le 8 août 1850, le docteur Lebrun, médecin à Argenteuil, vit naître soudainement, au globe droit, une amaurose partielle, aucun accident ne se manifestant à l'œil gauche. Le docteur Lebrun ouvrit immédiatement la veine du bras. Les objets placés vis-à-vis du globe et du côté du nez étaient reconnus presque sans trouble ; présentés vers la tempe droite, ils échappaient à la malade, obscurcis par un voile noir.

Observation 45. — Chez Martin, invalide, âgé de soixante-dix-sept ans, une amaurose partielle, qui existait à l'œil droit depuis peu, reconnaissait pour cause, d'après cet homme, une libation copieuse.

J'ai vu des épistaxis et d'autres évacuations sanguines, survenues spontanément, amender d'une manière notable des amauroses par congestion cérébro-oculaire. Scarpa, qui conseillait souvent l'application des sangsues sur la membrane de Schneider, avait été conduit à l'emploi de cet expédient par plusieurs faits de guérison de goutte-sereine à la suite d'hémorrhagies nasales.

Observation 46. — Léger, ciseleur, me fut adressé, le 22 février 1850, par M. Court, pharmacien à Paris. Il était affligé d'une amaurose congestive, à la production de laquelle avaient contribué, pour une large part, l'abus du travail sur des objets minutieux et l'usage de verres convexes trop puissants : sa vue était confuse ; il apercevait des étincelles et des taches noires, grises, etc. ; il disait qu'il distinguait un corps qu'il comparait à une roue d'engrenage ; de la diplopie se manifestait de temps à autre. Il lui était arrivé d'être soudainement attaqué d'hémiopie, qui disparut, après avoir surgi deux fois dans la même journée.

Les purgatifs salins et aloétiques, les émissions sanguines, un traitement anticongestif, en un mot, avait considérablement amélioré l'état de ce malade, quand, le 30 août de la même année, je constatai une bonification extraordinaire dans les conditions visuelles ; elle était survenue sous l'influence d'une évacuation sanguine par le fondement, qui s'était produite pendant trois jours consécutifs. Le 21 septembre, Léger assura qu'il se croirait guéri, s'il n'était pas dans l'obligation de s'adonner à des occupations exigeant des efforts de vision. Il annonça, le 3 janvier 1851, que sa vue lui permettait de travailler six heures par jour ; elle n'était traversée, de temps à autre, que par ce qu'il appelait quelques filets d'ombre.

Lauwrence cite l'exemple d'une fille de quinze ans,

non encore réglée, et qui fut frappée d'amaurose, sous l'influence d'une polyæmie cérébrale. Sa face était congestionnée; elle se plaignait de violentes douleurs de tête. Deux ou trois saignées et des purgations actives n'avaient apporté pendant deux mois aucune amélioration aux yeux, quand les menstrues parurent. La malade dès lors fut rapidement guérie (1).

L'amaurose peut survenir dans une attaque d'hémorrhagie cérébrale (*amaurose cérébrale apoplectique*), tantôt aux deux yeux, ce qui n'a lieu que dans les épanchements très graves et trés étendus, tantôt à un seul œil, ce qui est le cas le plus commun. Habituellement la pupille est privée de mobilité et tout sentiment de lumière est anéanti. Les couches optiques et les corps striés sont le siége le plus ordinaire de l'hémorrhagie, d'aprés les faits recueillis par MM. Andral et Rochoux.

Chez les hydropiques, chez les gens affligés d'ascite ou d'anasarque, une cécité, rapidement établie, avec accidents cérébraux variables (somnolence, délire, résolution des membres, etc.), dénote, avec quelque probabilité, une apoplexie séreuse. Des médecins ont nié l'existence de cette dernière; le docteur Grisolle, qui l'admet, aprés l'avoir constatée chez des hydropiques, rappelle que M. Magendie en a rencontré un grand nombre d'exemples à la Salpêtriére, et que M. Lasserre a publié une série de faits démontrant que ces affections séreuses de l'encéphale ne sont pas rares chez les nouvelles accouchées atteintes d'anasarque ou d'œdème aux membres inférieurs.

Observation 47.—Le 4 mars 1850, Alphonse Zacharie,

(1) Lawrence, *Traité des maladies des yeux*, traduction de Billard. Paris, 1830.

âgé d'une dizaine d'années, vint à mon dispensaire, de la part du docteur Taillefer. Il raconta qu'il était occupé, il y avait cinq mois, à cueillir des pommes, quand tout à coup il se sentit s'affaisser sur lui-même, et tomba sans connaissance. Revenu à lui, sous l'influence des secours qui lui furent portés, il était aveugle.

Je trouvai les pupilles dilatées et immobiles, et les globes saillants. L'enfant prétendit qu'il apercevait, de temps à autre, des corps rouges et des taches bleues. L'ombre des doigts, agités devant lui, fut distinguée. Au grand jour, le regard était dirigé vers le ciel. La tête était fort volumineuse; les téguments étaient blêmes, flasques, bouffis; ils ballottaient, sous l'influence du choc imprimé par le doigt (tremblement de gelée ou de confiture de quelques observateurs); le malade était peu solide sur ses jambes; il avait l'air hébété et ne semblait point d'ailleurs souffrir.

L'existence d'une amaurose hydrocéphalique ne fut point, dans ma pensée, l'objet d'un doute. Il y avait peut-être eu, dans cette circonstance, une certaine quantité anormale de sérosité dans l'arachnoïde et les ventricules, épanchement qui, lentement formé, ne déterminait aucun symptôme de compression, celle-ci s'étant manifestée soudainement le jour de l'accident par la brusque augmentation du liquide.

Les principaux moyens auxquels j'eus recours furent le séton à la nuque, l'onguent napolitain en frictions sur le front et les tempes, les purgatifs et le calomel (1). Les pupilles parurent moins dilatées le 9 mars. Le 22, le malade annonça qu'une table était placée devant une

(1) J'ai vu le professeur Fouquier ordonner, dans un cas semblable, la tisane de gaïac et les bains sulfureux.

fenêtre; il dit un tambour pour un poêle, un plat blanc pour une cuvette; la personne qui l'accompagnait ajouta qu'il avait reconnu, dans la matinée, qu'il n'y avait pas de cuillère dans sa soupe; que celle-ci était fort abondante. Il y avait, d'ailleurs, des changements variables, tantôt en bien, tantôt en mal, dans l'état de la vue. L'œdème général avait diminué manifestement. Il quitta Paris le 26 mars, et je n'ai plus eu de ses nouvelles.

Quelques enfants naissent aveugles, par suite d'une hydrocéphalie (*observation* 34). La pupille est généralement dilatée et immobile, dans cette circonstance.

L'existence de tubercules encéphaliques est susceptible encore de donner lieu à la goutte-sereine (*amaurose cérébrale tuberculeuse*). Le nombre de ces corps morbides est sujet à varier de un à deux jusqu'à huit ou dix et davantage; on en a compté rarement plus d'une vingtaine. Les hémisphères cérébraux en sont le siége le plus habituel, d'après M. Andral; on en a trouvé dans la couche optique, dans le corps strié, dans le corps pituitaire et dans le cervelet. Dans une observation extraite de la pratique de ce professeur et où la cécité était radicale, une masse tuberculeuse occupait, dans toute sa hauteur, la moitié interne du lobe gauche du cervelet. De ce fait et de plusieurs autres, M. Andral conclut que si l'amaurose, incomplète ou complète, peut exister au nombre des phénomènes engendrés par plusieurs espèces d'affections du cervelet; que si même, dans certains cas de goutte-sereine, on ne rencontre d'altérations appréciables que dans le cervelet, on ne saurait néanmoins établir que la perte de la vision soit due à la circonscription des désordres dans un point du cervelet qui soit toujours le même.

Le ramollissement et le cancer du cerveau, les kystes séreux de ce viscère, indépendants de tout épanchement hémorrhagique antérieur, ce qui est fort rare, les acéphalocystes des centres nerveux, rentrent encore dans le cadre étiologique de l'amaurose. Nous mentionnerons aussi les fongus de la dure-mère, les exostoses des parois du crâne, les anévrismes de l'artère basilaire et des autres artères intra-crâniennes, si bien étudiés par le docteur Albers (de Bonn). La cécité de l'œil droit coïncide, dans certaines circonstances, avec des désordres du cerveau du côté gauche, et *vice versâ*. C'est ainsi qu'il y a quelques années, un homme, âgé de trente-trois ans, succomba soudainement, dans une nuit, à l'Hôtel-Dieu de Lyon. Il était affecté d'une amaurose complète, à droite, laquelle s'était établie peu à peu, le malade accusant seulement une céphalalgie générale. L'autopsie révéla l'existence d'un noyau cancéreux logé dans la couche optique gauche. J'ai vu, aux consultations publiques de M. Sichel, une jeune fille portant sur la partie gauche du front une tumeur osseuse d'un fort volume, et qui, par son empiétement sur les parois orbitaires du même côté, refoulait l'œil au dehors. La vue de cet organe se rapprochait de ses conditions naturelles; mais cette fonction était très détériorée dans son congénère, qui conservait sa position normale. Parfois cependant les effets croisés n'ont pas lieu, et l'amaurose unilatérale est accompagnée de lésions encéphaliques du même côté. Le docteur Grisolle explique ces variations par la raison que les nerfs optiques sont tantôt entrecroisés et tantôt simplement accolés (1). Mackenzie fait observer que si

(1) Quelques uns ont dit qu'il y avait entrecroisement complet des nerfs optiques; plusieurs, entrecroisement partiel; d'autres, comme

la goutte-sereine d'un œil est compliquée de surdité et d'engourdissement des muscles de la face du même côté, l'affection peut être attribuée à une tumeur adhérente à la face postérieure de la portion pierreuse de l'os temporal, ou naissant du méat auditif interne.

J'ai été consulté par un employé supérieur d'un de nos ministères, qui, atteint d'amblyopie torpide depuis plusieurs années, avait perdu presque complétement le sens de l'odorat. Le docteur Cazenave avait prescrit un traitement antidartreux, et le professeur Serre (de Montpellier) un traitement antivénérien. Je constatai un peu d'eczéma; mais je ne découvris aucune trace d'affection syphilitique. Quoi qu'il en soit, l'association de l'amaurose et de la perte de l'odorat peut être rapportée avec quelques probabilités, suivant Mackenzie, à une tumeur située dans la fosse pituitaire ou sur la lame criblée de l'ethmoïde. On a même dit qu'une hypertrophie, qu'une dégénérescence quelconque du corps pituitaire ne pouvaient exister sans amaurose, à cause du contact du corps pituitaire avec le point d'intersection des nerfs optiques. Cette proposition, qui paraît applicable au plus grand nombre des cas, ne doit peut-être pas être acceptée dans tous. Il n'est pas question, par exemple, d'accidents amaurotiques chez une jeune fille de dix-neuf ans, qui, morte d'une pneumonie, offrit au docteur Krimer

Caldani, simple commissure transverse. L'opinion mixte, qui réunit aujourd'hui le plus grand nombre des observateurs (Cruveilhier, Mackenzie, etc.), admet que les fibres internes de ces nerfs passent d'un côté à l'autre, en s'entrecroisant en avant, tandis que leurs fibres externes continuent leur trajet vers l'orbite, sans entrecroisement. Blandin avance que l'inspection directe et des faits d'anatomie pathologiques, qui prouvent que l'atrophie peut se continuer du même côté, jettent beaucoup d'incertitude sur ce point.

une glande pituitaire hypertrophiée et dégénérée (1). Dans trois cas de cancer du corps pituitaire, il y avait amaurose, au rapport de M. le professeur Andral.

J'ai vu des lésions cérébrales, permanentes ou établies par récidive, ne donner lieu à des accidents amaurotiques qu'après avoir été précédées d'autres désordres paralytiques dans différentes parties de l'économie.

Observation 48. — Madame Moussier, qui me consulta le 20 mai 1850, avait éprouvé, il y avait quelques années, une hémiplégie du côté gauche, faible encore, et elle était affligée, depuis un mois et demi, d'une paralysie complète de la troisième paire droite, pour laquelle elle avait usé sans succès de l'eau sédative de M. Raspail. Elle en guérit, au bout de deux mois, par les antiphlogistiques, les purgatifs, les mercuriaux, etc.; mais cinq semaines après, une amaurose partielle, avec hémiopie, naquit à l'œil de ce côté.

Observation 49. — Joséphine Prinon (de Charleville), âgée de vingt-sept ans, ne fut frappée d'une double amaurose qu'après avoir longtemps éprouvé des migraines et des vomissements, accidents qui furent suivis d'une paralysie de la cinquième paire droite. Le 17 janvier 1851, je constatai une cécité complète, et prescrivis, contre les conditions cérébrales dont elle émanait, les mercuriaux et quelques autres moyens. La malade portait un séton à la nuque. Ne pouvant se soigner convenablement chez elle, elle se décida à entrer à l'hôpital de la Charité, où elle succomba dans le courant de février suivant.

Observation 50.— Lecouteux, âgé de quarante-six ans, homme fort et d'un tempérament sanguin, que je traitai

(1) *Bibliothèque médicale*, t. LXXVIII, p. 239.

avec succès, en 1849 (1), d'une paralysie de la troisième paire gauche, jouissait depuis lors d'une santé parfaite, quand, le 6 février 1851, il se présenta de nouveau à mon dispensaire, atteint d'une amaurose sthénique, avec vue obtuse, photophobie et perception de scotomes étincelants.

Dans d'autres circonstances, une affection encéphalique crée, d'un côté, une amblyopie ou une amaurose, et de l'autre, une paralysie des organes moteurs du bulbe. Tel était le cas du nommé Tarit, que j'ai traité, cette année, d'une amblyopie droite et d'une paralysie de la sixième paire gauche, accidents qui survinrent instantanément, sous l'empire d'une congestion encéphalique. J'ai vu les causes rhumatismales donner lieu à des phénomènes identiques.

Observation 51. — Le 13 février 1851, M. le docteur Lacroix me fit l'honneur de m'adresser madame Levé, qui se faisait jadis saigner tous les ans, et qui ne l'ayant pas été cette année, éprouvait depuis quelque temps des symptômes de polyæmie cérébro-oculaire. Je trouvai la vue brouillée à l'œil gauche, tandis que son congénère, manifestement plus saillant, offrait une anesthésie occupant les filets de la troisième paire qui se rendent au droit inférieur, au droit supérieur et au droit interne. La diplopie existait pour les objets placés en bas ou en haut, la cornée droite restant alors un peu vers le centre de l'écartement inter-palpébral, pendant que la cornée gauche s'abaissait ou s'élevait normalement; les corps montrés du côté gauche étaient également aperçus doubles; la diplopie n'avait pas lieu pour ceux placés en face de la malade et à sa droite. Il y avait absence de blépharoplégie et de mydriase.

(1) *Annales d'oculistique*, t. XXIII, p. 158.

Je prescrivis une forte saignée du bras ; deux pilules chaque jour, avec la gomme-gutte, l'aloès succotrin et le savon médicinal, de chaque 1 gramme, pour dix pilules ; l'onguent napolitain en frictions sur le front ; les pédiluves ; les cataplasmes sinapisés aux jambes ; les applications réfrigérantes.

Le 20 du même mois, époque à laquelle je présentai de nouveau la malade à MM. Georges, Kosztulski, Peschaud, Visinier, etc., je constatai sa guérison radicale ou presque radicale. L'œil gauche jouissait d'une vue normale ; toute trace de diplopie avait disparu ; il y avait peut-être encore un peu d'exophthalmos à droite. Il faut ajouter que cette femme avait très copieusement ses règles depuis trois jours, ce qui contribua puissamment à seconder la médication. Je ne fis continuer que les fomentations réfrigérantes.

M. Mackenzie fait observer, avec juste raison, que l'apparition soudaine d'une amaurose, associée à une paralysie des muscles de l'œil ou des paupières, peut être, le plus souvent, considérée comme l'émanation d'une compression générale de l'encéphale, laquelle devra probablement céder à une médication énergique. La succession lente, au contraire, des symptômes amaurotiques et paralytiques dénote, le plus communément, la présence de quelque production incurable dans la tête.

Demours annonce qu'il est habituellement consulté pour des enfants affectés d'amaurose complète, par l'effet de convulsions qui ont lieu, le plus ordinairement, pendant la première dentition. « J'en ai plusieurs à mon » observation, ajoute-t-il, dont aucun ne présente le » moindre espoir de guérison. » J'ai rencontré moi-même un très grand nombre de faits de ce genre. Le docteur

Marchal a cité, dans sa thèse, l'exemple d'un enfant de quatre mois qu'il observa à ma consultation, et dont les yeux, normaux à l'époque de la naissance, furent frappés de cécité par suite de convulsions qui durèrent dix-neuf jours.

Prosper Alpin a dit que la cécité durant le délire était un signe de mort prochaine : *Si desipientes non videant, ipsis profecto haud longè aberit exitium.* Le fait suivant m'a offert une exception heureuse à la proposition ci-dessus énoncée.

Observation 52. — Au commencement de 1844, une petite fille, qui m'est unie par des liens qui me sont chers, et alors âgée de vingt-deux mois, fut attaquée de méningite et devint aveugle. Les pupilles étaient dilatées ; la tête était renversée en arrière ; le délire durait depuis plusieurs jours ; l'enfant poussait des cris aigus, ceux que Coindet a qualifiés d'hydrencéphaliques. Baron père fit poser des ventouses scarifiées aux apophyses mastoïdes et un vésicatoire à la nuque ; la tête, préalablement rasée, était frictionnée, toutes les deux heures, avec une forte quantité d'onguent mercuriel ; on appliquait des révulsifs aux extrémités inférieures ; on administrait le calomel uni à la racine de jalap. La mort semblait imminente, quand, un soir, approchant la flamme d'une bougie des yeux de l'enfant, je la vis éternuer. Je déduisis de ce phénomène que de l'amélioration survenait, les rétines commençant à percevoir l'influence des rayons de lumière. Le lendemain, en effet, la malade donna quelques signes de connaissance, la cécité avait disparu et la convalescence ne tarda pas à s'établir.

M. Dugué, que sa position d'interne à la Salpêtrière a mis à même d'étudier, sur une large échelle, les troubles visuels susceptibles de s'associer à la paralysie générale des aliénés, a bien voulu me communiquer les documents suivants, qui résultent de ses observations.

L'amaurose est assez rare chez les aliénés atteints de paralysie générale; c'est chose commune de voir bon nombre de ces malheureux paralytiques arriver à la dernière période de leur maladie, en conservant la vision dans un état d'intégrité parfaite. M. Dugué n'a jamais rencontré une cécité complète, chez aucun d'entre eux, bien qu'il pense qu'elle doive exister quelquefois. L'amaurose sthénique est beaucoup plus commune ici que l'amaurose asthénique, phénomène qui trouve son explication dans la fréquence des congestions encéphaliques chez les paralytiques. La goutte-sereine asthénique s'est surtout montrée dans les cas où la paralysie s'était développée lentement et d'une manière pour ainsi dire insensible. La paralysie, chez quelques uns, s'est accompagnée dès le début de kopiopie; la vue restait bonne, en ce sens que les objets continuaient à être distingués lucidement et aux mêmes distances, mais elle se troublait par un travail un peu soutenu.

Le docteur Baillarger a remarqué (1) que beaucoup de sujets frappés de paralysie générale avaient l'une des pupilles plus large que l'autre; parfois cette différence est très considérable. C'est, le plus souvent, à une période avancée de la maladie que ce phénomène se manifeste; on l'a constaté vers ses débuts; il peut alors, dans certains cas, élucider le diagnostic. M. Baillarger en a donné l'interprétation suivante. La paralysie générale est la conséquence d'une lésion des deux hémisphères;

(1) *Gazette des hôpitaux* et *Bulletin général de thérapeutique*, année 1850.

mais elle ne doit pas constamment se produire, au même degré, à droite et à gauche simultanément. Lorsque la différence est très tranchée, il y a prédominance de la paralysie d'un côté du corps. Cette différence est-elle peu considérable, elle ne devient plus appréciable par une prédominance de la paralysie d'un côté ou de l'autre, mais elle peut encore être reconnue, à la différence de dilatation des pupilles, dont la sensibilité plus vive révèle, plus aisément que les autres organes, les moindres altérations du cerveau. M. Dugué m'a dit avoir rencontré quelques malades, chez lesquels une pupille était un jour dilatée, tandis que, le lendemain, cette dilatation n'existait plus au même œil, mais régnait au contraire dans son congénère. Elle ne s'opposerait pas à quelque mobilité de l'iris, d'après le même observateur.

Les cécités critiques des anciens auteurs n'étaient autre chose que des amauroses cérébrales. Aubry, qui dit en avoir constaté une vingtaine dans le cours de sa pratique, ajoute qu'elles n'arrivent guère qu'à la suite des maladies dangereuses et malignes, principalement après les fièvres ardentes, quand la nature n'a pu, avant les crises, bien achever les coctions.

Il y a lieu de penser, d'après le professeur Ammon, que l'amaurose congénitale dérive le plus fréquemment d'anomalies du cerveau troublé dans son développement, conditions dont l'origine est cachée dans les ténèbres de la formation du fœtus. Creux dans les premiers mois de la vie intra-utérine, d'après les recherches de M. Huschke, et ne se remplissant que plus tard de pulpe nerveuse, les nerfs optiques ne sauraient demeurer étrangers aux révolutions cérébrales; la rétine ne peut non plus s'y soustraire. Outre certaines anomalies susceptibles de se manifester encore dans le cristallin, dans le corps vitré, etc., M. Ammon signale la conicité de la cornée, qu'il paraît avoir fréquemment rencontrée chez les aveugles-nés. Ordinairement, d'après lui, elle n'est pas très manifeste dans les premières années de la vie, mais elle augmente rapidement lors de la puberté; il explique l'opacité, qui envahit, à la longue, le sommet du cône kératique, par le frottement que les paupières, excitées par lui, exercent sur le miroir de l'œil en se contractant spasmodiquement. Le front fut trouvé, chez les uns, trop large, trop aplati ou trop étroit; le sommet du crâne était trop élevé chez les autres.

On peut établir que, quant à la fréquence, les amauroses cérébrales marchent à peu près de pair avec les amauroses rétiniennes.

ARTICLE IV.

Amaurose spinale ou rachialgique.

Des phénomènes amaurotiques viennent-ils s'ajouter aux symptômes de la myélite, du ramollissement de la moelle épinière, d'une altération quelconque de celle-ci ou de ses annexes, il y a lieu d'admettre une corrélation possible, par l'intermédiaire du cerveau et du nerf optique, entre les désordres rachialgiques et les troubles fonctionnels de l'œil. La pression sur la continuité du rachis peut, dans des cas, fournir des indices utiles, en provoquant une sensation douloureuse, qui tantôt est locale, tantôt se fait sentir au loin. Dans certaines circonstances où une inflammation sourde régnait dans quelque partie de la moelle, on est parvenu à en déterminer le siége par l'expédient de Copeland, qui a proposé de promener, sur le trajet de la colonne vertébrale, une éponge imbibée d'eau bouillante ; parfois alors une douleur, ou tout au moins une impression désagréable, s'est exaspérée dans la région compromise, quand elle existait déjà, ou a surgi, quand elle n'existait pas encore. Un fer chaud tend au même but. On a même conseillé, comme moyen d'exploration, de faire cheminer sur le trajet du rachis des corps très froids. L'âge du sujet, ordinairement jeune, la présence de tubercules dans un autre organe, une disposition héréditaire, pourront militer pour le diagnostic d'une affection tuberculeuse de la moelle. Les protubérances osseuses de la cavité vertébrale sont parfois associées à des tumeurs de même nature au dehors ; l'infection syphilitique sera prise ici en considération. Y a-t-il déviation, carie des vertèbres, on les constatera par la vue et le toucher.

Chez une femme amblyopique, qui accusait de la douleur quand on exerçait une pression sur un point de la région rachidienne, j'ai vu le docteur Sichel diagnostiquer une sub-inflammation de la moelle épinière, et ordonner l'application souvent répétée de sangsues sur le point douloureux ; des frictions, sur cette même région, avec l'onguent napolitain laudanisé ; le calomel, combiné avec l'opium, à l'intérieur, et la précaution de se coucher, autant que possible, sur l'une ou sur l'autre des parties latérales du corps.

Il ne faut pas s'exagérer l'importance de l'intervention de la moelle épinière sur la production des phénomènes amaurotiques. Nous avons connu des sujets atteints de lésions bien caractérisées de cet organe, et qui jouissaient, d'ailleurs, d'une excellente vue. Les gouttes-sereines occasionnées par la débauche, par la masturbation, par la perte exagérée des liquides de l'économie, et qu'on a considérées comme des amauroses spinales torpides, n'ont pas, dans notre pensée, un point d'origine aussi borné. Le docteur Sichel range dans la même catégorie les perturbations visuelles susceptibles de s'associer à la chorée et à l'épilepsie, qu'il considère, avec certains auteurs, comme dues, le plus souvent, à un état d'irritation ou à quelque autre lésion de la moelle épinière, proposition dont la vérité est loin encore d'être démontrée. Si le docteur Monod a rencontré, dans un cas de chorée, une hypertrophie de la moelle, si, chez deux jeunes filles qui succombèrent en 1834, à l'hôpital des Enfants, le docteur Gendron, aujourd'hui médecin à Chinon, a constaté un ramollissement de cette dernière, au niveau de sa portion cervicale, on a trouvé, dans d'autres circonstances, des lésions localisées dans les tubercules quadrijumeaux ou dans le cerveau; mais il est vrai de dire surtout que, chez la très grande majorité des choréiques, aucune altération patente ne s'est manifestée sur le cadavre, dans un point quelconque de l'encéphale. Au rapport du docteur Georget (1), M. Esquirol, ayant rencontré, chez une série d'épileptiques, des plaques lenticulaires, cartilagineuses ou osseuses, adhérentes à l'arachnoïde rachidienne, crut quelque temps que ce genre de lésions pouvait avoir quelque rapport avec la cause de l'épilepsie; mais, d'une part, ces désordres ne se sont plus représentés chez tous les épileptiques, et de l'autre, on les a observés chez des sujets exempts d'épilepsie. On peut donc établir, ajoute l'au-

(1) *Dictionnaire de médecine* en 21 volumes, article ÉPILEPSIE.

tetur, que les ouvertures des corps n'ont rien appris de satisfaisant sur l'essence de cette maladie, qui est une affection nerveuse, ce qui signifie, tout simplement, que sa nature organique est inconnue. Telle est encore l'opinion de la plupart des praticiens, de M. le professeur Rostan, entre autres. Les cadavres ont fourni, dit-il (1), une foule de lésions, mais aucune n'est propre à l'épilepsie, dont la cause organique reste fugace et ignorée.

On ne saurait révoquer en doute que les préparations saturnines exercent une influence délétère sur la moëlle épinière; mais cette influence ne se borne pas à la moëlle vertébrale, elle sévit sur le système nerveux ganglionnaire et sur tous les centres nerveux.

ARTICLE V.

Amaurose ganglionnaire ou abdominale.

C'est avec juste raison que la mutualité des rapports, qui existe entre l'appareil de la vision et les viscères contenus dans la cavité du ventre, a attiré l'attention des ophthalmologistes. Nous en avons journellement la preuve dans les nausées et dans les vomissements auxquels est susceptible de donner lieu la piqûre de l'œil, dans les opérations de cataracte à l'aiguille, phénomènes attribués à la lésion des nerfs ciliaires. La femme d'un tailleur de Paris, nerveuse et hystérique, ne peut lire trois ou quatre pages de suite, sans être prise d'envies de vomir. Telle était la sympathie qui unissait les yeux et les organes urinaires, chez un homme et chez une femme à qui Jungken donna des soins, que ces malades

(1) ROSTAN, *Médecine clinique*. Paris, 1830, t. II, p. 728.

éprouvaient une urgente nécessité d'uriner, l'homme quand il instillait entre ses paupières quelques gouttes d'une solution de sulfate de zinc, et la femme lorsqu'elle pratiquait sur ses yeux des fomentations froides, à cause d'une ophthalmie traumatique. Or, chez l'un comme chez l'autre, le besoin était immédiat; quand même on y avait satisfait peu de temps auparavant, il se faisait de nouveau sentir. Whytt rapporte qu'une femme voyait tous les objets couverts d'un nuage épais, dès que sa digestion subissait quelque trouble.

Les liens anatomiques et physiologiques doivent naturellement engendrer les liens morbides. Aussi est-il aujourd'hui bien constaté que des modifications, survenues dans la cavité du ventre, peuvent retentir sur le bulbe oculaire et donner lieu à l'affaiblissement, à la perte même de la vue. Les amauroses développées sous leur influence ont été nommées ganglionnaires ou abdominales; les perturbations visuelles de ce genre appartiennent au groupe des amauroses sympathiques de beaucoup d'auteurs.

Bien que les nerfs ganglionnaires de l'abdomen et les ganglions ophthalmiques ou ciliaires soient unis par des connexions anatomiques dont il est superflu de rappeler les dispositions, je crois que les amauroses abdominales des auteurs (*amauroses ciliaires d'Andreæ*) ne sont, pour la plupart au moins, que des gouttes-sereines sthéniques, par réaction congestive vers le cerveau et vers l'œil. Le lieu d'origine de ces états pathologiques est chose toutefois capitale dans l'espèce; car, la participation de l'encéphale et du globe n'étant alors que secondaire, leur souffrance étant subordonnée à celle des organes abdominaux, ce sont les conditions de ces derniers qu'il faut avoir en vue, pour diriger la médication en conséquence.

Jusqu'à ce jour, c'est dans les voies de la digestion, dans le foie et dans l'utérus qu'on a le plus souvent eu l'occasion de localiser le point de départ de l'amaurose dite abdominale.

Un embarras des organes digestifs était invoqué par Scarpa comme cause prochaine de la plupart des troubles amaurotiques de la vision. Le professeur de Pavie fait observer que certains agents vénéneux, mis en contact avec l'estomac, font naître le vertige, l'affaiblissement de la vue, la cécité même. Ce qui démontre, continue-t-il, le point de départ de ces phénomènes, c'est qu'ils s'évanouissent quand les substances toxiques ne sont plus en rapport avec le ventricule : or l'expérience a prouvé qu'il peut se développer spontanément, dans le tube alimentaire, des stimulants capables de réagir sur les globes et de susciter les effets dont il s'agit. Fondé sur ces principes empreints, dit le docteur Pétrequin, des idées humorales les plus exclusives, Scarpa préconise, contre la plupart des amauroses, les évacuants, l'émétique surtout, à doses vomitives et souvent répétées. Ayant vu essayer et ayant expérimenté nous-même cette médication, dont Marc-Antoine Petit fait l'éloge, notamment dans l'amaurose commençante chez les jeunes sujets, nous avouerons qu'elle a presque constamment échoué, si ce n'est dans quelques cas qui seront indiqués plus tard. Beer ne paraît pas avoir eu lieu de s'en louer. Lawrence annonce avoir fait l'application de ce traitement chez des malades qui paraissaient y être le mieux disposés, et sans obtenir aucun succès, tandis qu'il réussit par les antiphlogistiques.

Le docteur Carron du Villards avance que la goutte-sereine fut très commune en 1817, dans la famine qui contraignit les habitants de quelques contrées à se nourrir de céréales avariées et de mauvais herbages. Qui ne connaît l'histoire de la jeune amaurotique dont parle Wardrop, et qui guérit, suivant ce praticien, après qu'elle eut rendu une grosse perle, à la faveur d'un vomitif. Au rapport du même chirurgien, un individu fut attaqué de vives douleurs de tête et d'estomac, après avoir mangé une forte portion d'un pâté, et vit tous les objets doubles.

Observation 53. — J'ai été consulté par un de mes amis, M. Féry, qui venait de faire un séjour de plusieurs années en Grèce, en qualité de directeur d'une sucrerie fondée à Kenourio-Khori, bourg situé près des Thermopyles. Homme vigoureux et d'un tempérament sanguin, M. Féry était affligé d'une phlegmasie intestinale dont il attribuait l'invasion et la chronicité à des refroidissements successifs. Obligé, par les exigences de ses fonctions, de se rendre fréquemment de la raffinerie à Athènes, où il n'arrivait que le sixième jour, il voyageait à cheval, et passait, durant ce laps de temps, presque toutes les nuits à la belle étoile, couché sur un sol humide. La maladie des intestins était accompagnée, chez lui, d'une double amblyopie, qui ne lui permettait de lire et d'écrire qu'avec une peine extrême; ce qui l'incommodait surtout était la perception d'une tache noire, au globe gauche, vers lequel il portait instinctivement la main. Au bout de huit mois d'un traitement sévère et presque exclusivement composé de moyens hygiéniques, la lésion abdominale se dissipa graduellement, et avec elle disparurent l'amblyopie et la mouche noire, contre lesquelles on ne dirigea que fort peu d'agents thérapeutiques locaux. Aujourd'hui la vision est normale. Il y a quelque temps encore, M. Féry me disait qu'il contemplait avec satisfaction, dans les rues, les affiches qu'il ne pouvait lire durant sa maladie. C'est notamment à une vive lumière que la vue éprouvait une détérioration considérable.

Certaines amauroses coïncident avec une hypertrophie, un engorgement, des tubercules au foie. « Dans leur état » chronique, dit M. le professeur Andral (1), il peut » arriver que les affections du foie, en même temps » qu'elles ne s'annoncent que par des symptômes locaux » très peu tranchés, produisent, par leur action sym» pathique sur les centres nerveux, une foule de phé» nomènes morbides dont on a raison de faire des né» vroses, en ce sens que leur siége est dans le système » nerveux, mais dont l'affection du foie est le véritable » point de départ. »

Lœbenstein-Level prétend avoir observé que, dans l'hépatite, le côté droit du visage était quelquefois plus injecté que le côté gauche, et que l'œil droit voyait moins bien que son congénère (2).

M. Stœber et d'autres auteurs considèrent la présence de calculs dans la vessie comme cause possible d'amaurose; une lésion des reins ou de la rate est susceptible d'entraîner des conséquences identiques. Dans une observation publiée par le docteur Scherrer, de Baden-Baden (3), une goutte-sereine coïncidait avec une tumeur

(1) ANDRAL, *Clinique médicale*. Paris, 1831, t. IV.

(2) LŒBENSTEIN-LEVEL, *Séméiologie de l'œil*, § 117.

(3) *Annales d'oculistique*, t. VIII. — *Gazette des hôpitaux*, année 1846.

d'un fort volume, située dans la région de la rate. En lisant avec attention le récit de ce fait, on ne tarde pas à se convaincre que la maladie oculaire était congestive, bien que son auteur la qualifiât d'amaurose torpide, liée, par voie de sympathie, à l'état pathologique des organes abdominaux. Quoi qu'il en soit, les désordres du ventre et ceux des yeux se dissipèrent par les purgatifs, les fondants et les ventouses scarifiées au front et à la nuque.

Les troubles amaurotiques associés à la présence des vers dans le tube digestif et à l'état de grossesse feront l'objet d'articles spéciaux dans le chapitre suivant.

ARTICLE VI.

Amaurose trifaciale.

Les expérimentations de M. Magendie l'ont conduit à assigner trois propriétés à la cinquième paire cérébrale :

1° Elle est un nerf de sentiment, et c'est peut-être la partie la plus sensible de tout le système nerveux.

2° Elle préside à la nutrition de l'organe oculaire.

3° Fondant une condition nécessaire à l'action du système nerveux spécial de la vision, elle est, pour l'accomplissement de cette fonction, un auxiliaire indispensable du nerf optique et de la rétine.

L'observation clinique confirme la vérité de la première donnée de la physiologie expérimentale. Nous en avons la preuve dans les douleurs intenses dont est accompagnée l'iritis, douleurs qui s'irradient dans les ramifications ophthalmiques du trifacial, souvent jusque dans les branches maxillaires. Nous les trouvons dans le glaucome, dans la choroïdite, dans toutes les inflammations graves du bulbe oculaire, et parfois aussi dans les inflammations les plus bénignes.

La seconde propriété de la cinquième paire cérébrale demande plus de développements, comme se rattachant d'une manière intime à la troisième, et conséquemment à l'espèce d'amaurose qui nous occupe.

Dans sa leçon du 26 avril 1839, au collége de France, M. Magendie coupe le trifacial du côté droit. L'animal fut représenté dans la séance du 3 mai suivant. Voici quelles furent les paroles du professeur touchant le résultat de l'expérience. « La cornée s'est ramollie, s'est » ulcérée et n'adhère presque plus à la sclérotique. Elle » est réduite à quelques lambeaux humides et ternes, » n'ayant plus l'apparence d'un tissu vivant. Devenues » troubles, les humeurs de l'œil sont confondues, au » point que vous ne reconnaîtriez plus l'humeur aqueuse » de l'humeur vitrée. Le cristallin est perdu au milieu » des liquides oculaires; en partie dissous, opaque en » partie, il ne peut plus livrer passage à la lumière. » Le globe droit est plus petit que son congénère, » par suite de l'écoulement d'une portion de ses humeurs; toute vision y est abolie à jamais. L'œil gauche, dans lequel la vue est intacte, n'est point rouge; » les paupières ne sont pas gonflées. Ce n'est que du » côté qui correspond à la section de la cinquième » paire que les fonctions et la nutrition de l'organe » ont été gravement compromises. »

Je crois devoir rapporter à ce sujet un fait que j'ai été à même de constater dans le service de M. Velpeau, à l'hôpital de la Charité.

Observation 54. — Une femme d'une soixantaine d'années fait une chute sur la tête; fortement contuse, la région du sourcil gauche s'entame profondément; la malade se fait admettre à l'hôpital. La vision, à cette époque, était, tant à droite qu'à gauche, aussi satisfaisante qu'elle peut l'être à cet âge. Comme le travail de la cicatrisation était languissant, M. Velpeau fit panser la plaie avec le baume d'Arcéus. Tout alla bien d'abord; mais dix ou douze jours après l'accident, la conjonctive de l'œil gauche s'injecta et fournit un liquide puro-muqueux; la cornée devint nuageuse, puis tout à fait opaque; le globe fut frappé de cécité, malgré toutes les ressources qui furent mises en œuvre pour conjurer cette issue funeste. Le 24 mai 1849, cette femme succomba à une attaque de choléra. J'examinai le globe gauche à l'amphithéâtre de l'hôpital. La cornée était perforée et comme convertie en putrilage, le bulbe flasque et d'un petit volume. Nous ne saurions mieux établir les caractères qu'il présentait, que de lui assigner la description de M. Magendie précédemment énoncée. L'œil droit conservait ses propriétés normales. On constata un peu de ramollissement au cerveau et un épanchement pleurétique.

Dans quelques observations publiées par M. Serres, par M. Alison et par quelques autres, une perturbation dans la nutrition du bulbe, et, par suite, la désorganisation de ce dernier, se trouvèrent liées à un trouble intra-crânien du trijumeau. La participation de la plaie du sourcil à la production des désordres oculaires du même côté paraît également évidente dans le fait que nous avons relaté. Mais, comment se fait-il que ces mêmes désordres ne surviennent pas toujours, dans des conditions en apparence identiques, dans certaines opérations blépharoplastiques, par exemple, celles de Dieffenbach, de

Jaeger (1) etc., où des rameaux de la cinquième paire deviennent le siége de vulnérations étendues? L'opinion du docteur Snabilié semble, jusqu'à ce jour, répondre à cette question de la manière la plus satisfaisante. « Ce » qu'il y a de plus probable, dit-il (2), c'est que, dans le » cas où le nerf frontal est divisé complétement, les suites » ne se font pour la plupart du temps pas observer. Est-il » comprimé, au contraire, contus, incomplétement » divisé; est-il continuellement irrité par une inflam- » mation consécutive, alors le ganglion de Gasser, qui » est en rapport avec les fibres centrales du nerf frontal, » est affecté, ce qui fait que la nutrition de l'œil doit » souffrir. »

Si les deux propriétés ci-dessus énoncées de la cinquième paire trouvent d'accord tous les physiologistes, il n'en est pas de même de la dernière attribution, celle qui a trait au concours fourni au nerf optique et à la rétine pour le jeu des fonctions visuelles. Le trifacial, d'après Muller, ne préside qu'aux impressions tactiles du bulbe, les impressions visuelles s'opérant par le nerf optique et son expansion rétinienne. Quoi qu'il en soit des opinions qui ont été émises sur ce sujet, je crois qu'admettre la seconde propriété précédemment mentionnée, c'est admettre implicitement la troisième. Comment un œil, en effet, est-il apte à jouir de l'intégrité des perceptions visuelles, si quelque condition vient jeter du trouble dans ses éléments de nutrition? Ainsi peuvent s'expliquer quelques amauroses provenant d'une contusion, d'une dilacération, d'origine traumatique,

(1) Ch. Deval, *Chirurgie oculaire.* Paris, 1844, p. 479 et 485.

(2) *Annales d'oculistique*, t. XIX, p. 116.

des nerfs frontaux (1) ou sous-orbitaires ; ainsi s'expliquent encore les quelques cas cités de goutte-sereine produite par l'irritation des filets alvéolaires du trifacial. Beer admet, comme chose très exceptionnelle d'ailleurs, que le mouvement pathologique, ayant pour point de départ la carie d'une dent molaire de la mâchoire supérieure, est susceptible de réagir sur l'œil et d'y engendrer des désordres amaurotiques, opinion partagée par Andreæ et par d'autres oculistes. Le professeur Trinchera racontait, en 1846, dans son cours au collége de médecine de Naples, qu'il avait donné des soins à un homme affligé d'une amaurose uni-oculaire, contre laquelle avaient échoué toutes les ressources. M. Trinchera, ayant découvert une dent molaire supérieure qui était douloureuse, l'arracha et délivra le malade de sa cécité. Cette cure fit grand bruit à Naples. Mon ami, le docteur Hubsch, de qui je tiens le fait, a vu ce sujet qui confirma les assertions du professeur. Au rapport de Mackenzie, un homme privé de la vue à droite consulta le docteur Galenzowski, qui effectua l'avulsion d'une dent cariée de la mâchoire supérieure, afin de donner issue à une collection purulente de l'antre d'Highmore, laquelle s'était déjà frayé une route le long de la portion orbitaire du maxillaire. Grand fut l'étonnement du chirurgien, quand il trouva fixé à la racine de cette dent un long fragment de bois qui en traversait le centre : c'était un reste de cure-dent de bois. Neuf jours après, le rétablissement de la vision était complet. On a encore relaté quelques rares exemples d'amauroses guéries par

(1) Un homme, dont parle Demours, fut atteint d'une ophthalmie violente à un œil, et d'une amaurose complète dans son congénère, peu de temps après l'extirpation d'une loupe au cuir chevelu.

l'ablation de tumeurs situées sur le trajet de la branche ophthalmique de Willis. Dans un cas d'amblyopie associée à un ozène non syphilitique, je me suis demandé si les conditions de la membrane de Schneider n'avaient point quelque part dans la détérioration des fonctions visuelles.

Je ne crois pas que, dans le plus grand nombre des amauroses consécutives à une blessure des régions périorbitaires, le trouble de la vision ou la cécité avait pour cause prochaine une irritation, un état pathologique quelconque de la cinquième paire. Dans ma pensée, les accidents provenaient, presque constamment, de désordres que la cause vulnérante avait suscités dans le cerveau, quelquefois même de l'ébranlement de la rétine, avec ou sans déchirure de son tissu, par le fait de la commotion du globe. L'affaiblissement traumatique des perceptions visuelles n'est, dans d'autres cas, que l'effet de l'éblouissement qui accompagne une mydriase, sans qu'il y ait paralysie rétinienne. Nous reviendrons, au chapitre VIII, sur ce phénomène, dont la présence en a si souvent imposé pour une amaurose.

ARTICLE VII.

Amaurose ophthalmique.

Si, dans les amauroses congestives, le mouvement fluxionnaire peut ne point se borner à la rétine, mais se propager à d'autres tissus du globe, une congestion, née dans ces mêmes tissus, est susceptible aussi d'envahir la membrane sensitive, et d'engendrer des phénomènes amaurotiques.

Observation 55. — Cerf, malade de mon dispensaire,

offre à l'œil droit une teinte olivâtre, par suite de l'usage immodéré qu'il a fait, depuis deux années, des solutions de nitrate d'argent, contre une conjonctivite chronique. Or cet organe est tourmenté, depuis quelque temps, par la perception de mouches fixes par rapport à l'axe de la vision.

Observation 56. — Lépine, dont l'œil gauche fut atteint par une substance corrosive dont il ne put indiquer la nature, n'eut, au début, qu'une phlogose assez intense de la conjonctive et de la cornée. Le 1er juillet 1847, il se plaignit de mouches, d'étincelles, qui surgirent plusieurs mois après l'accident, et le trouble de la vision faisait des progrès notables.

Observation 57. — J'ai été consulté, à la fin d'octobre 1850, par une demoiselle dont les yeux étaient affectés depuis le commencement de juillet de la même année. Il y eut d'abord une conjonctivite fort aiguë et des ulcérations kératiques remplacées aujourd'hui par des taies. La phlegmasie conjonctivale, qui avait résisté aux collyres de nitrate d'argent, de sulfate de zinc, etc., et à la cautérisation des parois internes des paupières avec le crayon de sulfate de cuivre, décrut comme par enchantement, au rapport de la malade, sous l'influence d'un moyen populaire, dont nous avons maintes fois constaté l'efficacité dans des cas de ce genre, les cataplasmes préparés avec le lait et le persil. Quoi qu'il en soit, elle accusa de voir voltiger devant elle des corps étincelants qui n'existaient pas au début de son mal, et les perceptions visuelles avaient perdu de leur netteté. Ces conditions et l'irrégularité des pupilles, dépourvues presque de mobilité, démontraient que la congestion avait envahi les tissus internes.

Nous avons maintes fois rencontré des sujets affligés d'iritis, et qui se plaignaient de scotomes étincelants. C'est, en effet, quand les parties intérieures du bulbe visuel sont atteintes, que le travail fluxionnaire a le plus de tendance à se porter sur le tissu rétinien.

Observation 58. — Maria, âgée de onze ans, eut d'abord une kératite à l'œil droit, laquelle fut suivie de taies, puis une choroïdite antérieure, qui se révèle aujourd'hui par la présence d'un fort bourrelet ardoisé et bosselé, saillant le long du limbe kératique. L'organe est affecté depuis sept années, et rien, jusqu'à ce jour, n'a enrayé les désordres d'une manière notable. Chose remarquable, il permet encore à la malade de lire les gros caractères d'impression. Des douleurs surgissent parfois dans le trajet des rameaux de l'ophthalmique de Willis, et la jeune fille accuse de voir fréquemment passer devant elle des corps diversement colorés et des étincelles.

Au lieu du staphylôme scléroticai ou choroïdal annulaire dont il vient d'être question, la souffrance de la choroïde se révèle, dans quelques cas, par une tumeur située plus ou moins loin du bord cornéen, tumeur immobile, d'un rouge sombre d'abord, puis violacée, bleuâtre, augmentant peu à peu de volume, et s'entourant de gros vaisseaux variqueux et tortueux, ceux de l'injection arthritique des Allemands. Nous avons vu la portion correspondante du limbe pupillaire entraînée vers cette protubérance. Quand le mal a atteint ce degré de développement, la vision ne manque pas de subir une altération variable.

Les amauroses arthritique et glaucomateuse des auteurs ne sont, à vrai dire, que des amauroses ophthalmiques, la souffrance de la rétine étant ici liée à des altérations congestionnelles des tissus qui lui sont limitrophes, de la choroïde surtout. L'hydrophthalmie, ou la mégalophthalmie hydropique, est susceptible aussi de léser, à la longue, la trame moléculaire de la rétine. Les collections sous-rétiniennes amèneront bien plus encore ce résultat.

Nous avons rencontré des malades chez lesquels des désordres se développaient dans les rétines, sous l'influence de la congestion produite au sein du globe par le gonflement des débris lenticulaires après l'opération de la cataracte par broiement, laquelle est si souvent suivie d'étranglements internes, l'humeur aqueuse venant pénétrer à la fois toute la masse des fragments de la lentille. Nous lui préférons le mode qui consiste à dégarnir le cristallin de son enveloppe antérieure, pour abandonner ce corps sur place et presque intact à l'action macérante du fluide qui le baigne, et à l'absorption. C'est à ce résultat que tendent deux procédés que nous avons décrits dans notre ouvrage (1) : l'opération de la cataracte par la discision, et celle par la dilacération de la capsule. Jaeger leur doit de beaux succès, et nous pourrions invoquer en leur faveur des résultats tirés de notre pratique. Chez la sœur d'un illustre professeur de médecine de Berlin, que j'ai vu opérer à Vienne, en 1838, par Jaeger, et à l'aide de la discision de la cristalloïde antérieure, six semaines suffirent pour la résorption complète et sans fatigue des deux cristallins.

On peut encore qualifier d'amaurose ophthalmique celle qui s'associe à l'atrophie de l'œil, par suite d'une inflammation sourde de ses membranes internes.

(1) Ch. Deval, *loc. cit.*, p. 179.

CHAPITRE VI.

VARIÉTÉS ÉTIOLOGIQUES.

Nous nous proposons, dans cette partie de notre travail, d'envisager un grand nombre d'affections amaurotiques sous le rapport des causes qui leur ont donné lieu. Il ne suffit pas, en effet, de savoir apprécier si une amaurose est sthénique ou asthénique, et quel est son point de départ le plus probable ; la recherche des influences qui ont pu présider à sa constitution est d'autant plus nécessaire qu'elle fournit pour le diagnostic, pour le pronostic et pour le traitement, des données précieuses et rationnelles.

ARTICLE PREMIER.

Amaurose suite de la suppression du flux menstruel.

La cessation de l'évacuation périodique, cause de tant de maux chez la femme, doit occuper une place importante dans le cadre étiologique de la goutte-sereine. Elle est généralement plus grave chez celle qui n'a point encore atteint l'époque de la vie où la menstruation doit s'arrêter, que lorsque l'écoulement tarit suivant le vœu de la nature, alors, et quand la femme surtout a vécu avec sagesse et a mené une conduite active et laborieuse, les fonctions de la matrice peuvent arriver à leur terme presque sans trouble, le plus habituellement, dans nos climats, de quarante-cinq à cinquante ans, les vaisseaux utérins subissant un affaissement graduel. Rappelons, passant sous silence bien des causes organiques d'aménorrhée, que la suppression menstruelle est susceptible de s'établir, chez les femmes non parvenues encore à l'époque de la ménopause, tantôt plus ou moins lentement, et par suite d'un état chlorotique de la constitution, secondé par l'habitation dans des lieux humides et malsains, par une vie sédentaire, par une alimentation insuffisante ou de mauvaise qualité, tantôt brusquement, par l'impression de certaines influences, sévissant au moment des menstrues ou à leur approche : la frayeur, le chagrin, la colère, l'administration d'un purgatif, l'exposition du corps à la pluie, à un vent glacial, l'immersion des pieds ou des mains dans l'eau froide.

Observation 59.— Madame Schel, âgée de quarante-sept ans, fut en proie à des désordres de tout genre, après la cessation du flux périodique. Le 17 septembre 1844, époque à laquelle elle me consulta, elle éprouvait des maux de tête, des étourdissements, un sentiment de serrement dans la poitrine, et un trouble considérable de la vision, avec perception de flammes et de roues de feu, même quand elle fermait les yeux. Des éruptions apparaissaient fréquemment à la peau.

Une application de sangsues au fondement, l'eau de Sedlitz souvent répétée, les pédiluves, les affusions réfrigérantes, dissipèrent peu à peu ces accidents. Leur reproduction au bout de quelques mois milita pour la prescription de moyens analogues, dont je ne connus pas le résultat.

Observation 60. — Madame Dourlay, âgée de trente-deux ans, qui demanda mes conseils le 10 avril 1848, était en retard, sous le rapport menstruel, de près de trois semaines, quand elle fut prise d'une angine, d'une polyæmie encéphalique et d'une amblyopie. Elle venait de poser, de son chef, des sangsues à l'anus. Je prescrivis des pilules aloétiques, des bains de pieds sinapisés, et des lotions froides sur les yeux et les parties limitrophes.

La période étant arrivée, le 13 du même mois, et s'étant montrée très abondante, les maux de tête se calmèrent, et la vue s'éclaircit notablement. La guérison était à peu près accomplie quelques jours après.

Madame Liévens, qui me consulta, en 1847, pour une conjonctivite, me dit que sa vue était abolie, il y avait quelques années, quand elle se reconstitua par suite d'une saignée du pied qui lui fut conseillée par le docteur Couronné (de Rouen), et qui eut pour résultat le rétablissement des règles.

Observation 61. — Mademoiselle Lefort, qui me fut adressée le 7 avril 1848 par le docteur Dupré de la Tour, présenta cela de particulier, que sa vue était bonne tant que le flux sexuel était remplacé chez elle par une hémorrhagie pulmonaire mensuelle. La malade prétendit qu'elle rendait ainsi périodiquement près d'une demi-cuvette de sang. Cette femme ayant quitté, depuis quatre mois, la vie sédentaire, le flux anormal fut suppléé par une évacuation utérine, qui n'apparut qu'une fois sans se reproduire, non plus que l'ancienne hémorrhagie, et mademoiselle Lefort fut attaquée de maux de tête, de photophobie, de photopsie, d'un trouble considérable de la vue, et d'une injection conjonctivale.

Observation 62. — Chez mademoiselle Antoinette, habitant les environs de Mantes, qui se présenta à mon dispensaire en mai 1849, je constatai une amaurose avec cécité complète, survenue par l'effet d'un refroidissement, lors du temps des règles.

On a prétendu que des femmes étaient sujettes à des cécités périodiques, qui, précédant chaque époque menstruelle, disparaissaient lorsque l'écoulement était établi. Je n'ai jamais constaté ce phénomène.

ARTICLE II.

Amaurose suite de la suppression d'hémorrhoïdes ou d'un flux hémorrhoïdal habituel.

C'est chez les hommes surtout, et après l'âge de quarante ou quarante-cinq ans, que cette cause d'amaurose sera plus particulièrement l'objet d'un examen spécial. On peut citer, comme notamment enclins aux hémorrhoïdes, les sujets qui ont subitement passé d'une vie active à l'oisiveté, qui se nourrissent de viandes noires, de mets épicés, qui sont adonnés à la bonne chère et aux boissons excitantes, qui, habituellement constipés, ont, pour combattre cet inconvénient, abusé des préparations aloétiques. L'hypochondrie, la mélancolie, y prédisposent. La fréquence des affections hémorrhoïdales, et l'enchaînement qui existe entre elles et les conditions de beaucoup d'organes, ont porté Alberti et les disciples de Stahl à rattacher le plus grand nombre des dérangements du corps humain aux hémorrhoïdes. Qui ne sait que les flux de ce genre, exhalés par la membrane muqueuse du rectum ou versés par des hémorrhoïdes internes, se renouvellent, chez quelques uns, à chaque garde-robe, s'opèrent, chez d'autres, indépendamment de cette évacuation, et, périodiques parfois, se manifestent avec autant de régularité que les règles. Le sang, dont la quantité peut varier depuis quelques grammes jusqu'à plusieurs livres, dit-on, est tantôt d'un rouge vermeil, tantôt noirâtre ; il se coagule partiellement en caillots, quand il a stagné un certain temps dans le rectum. L'observation démontre que, si ces effusions sont susceptibles de cesser, sans que l'état de la santé en éprouve la moindre altération, il arrive aussi que leur disparition, tantôt sans cause appréciable, tantôt par des lotions de la région anale avec de l'eau froide, par des lavements astringents ou tout autre topique, peut engendrer des troubles graves. La congestion cérébro-oculaire, d'où l'amaurose, le glaucome, mérite d'occuper ici le premier rang.

Observation 63.— Roger, tonnelier, âgé de soixante-dix ans, fut conduit à mon dispensaire le 3 juin 1844.

A l'œil droit, l'amaurose est complète ; la vue y a été abolie avec rapidité, il y a un mois, sous l'influence de maux de tête violents ; une saignée du bras ne produisit aucun résultat. Vers la même époque, le globe gauche fut envahi, bien qu'à un degré moindre ; la faculté visuelle y perd de jour en jour ; le malade ne distingue, de ce côté, qu'un brouillard épais.

Or, depuis vingt années, Roger avait souvent rendu du sang par l'anus, et il en trouvait fréquemment des taches sur son linge. Des hémorrhoïdes très volumineuses se manifestaient, quand il forçait à la marche, suivant son expression. Ces phénomènes avaient cessé, lors de l'apparition des accidents visuels.

Je prescrivis 15 sangsues au fondement, des pilules d'aloès et de soufre ; tous les soirs, un pédiluve à l'eau de cendres ; des frictions, sur le front et les tempes, avec de l'onguent napolitain, et des affusions, sur ces mêmes parties, avec de l'eau froide.

Le 6 juin, l'état est stationnaire. (6 sangsues à la marge

de l'anus, tous les cinq jours. Continuation des autres moyens.)

Le 24, Roger distingue, bien qu'avec peine, une pièce de 5 francs.

Le 28, il prétend qu'il aperçoit les chevaux et les voitures, qu'il ne pouvait voir auparavant. Il a compté, sans erreur, le nombre des doigts que je lui présentai. Il n'est plus revenu depuis cette époque.

Observation 64. — Chez Desplais, âgé de soixante ans, la cessation d'hémorrhoïdes anciennes avait été suivie de vertiges, de bourdonnements d'oreilles et d'une détérioration considérable de la vue, avec perception de mouches et d'étincelles. J'ordonnai l'aloès tous les cinq jours; les jours libres, une prise, soir et matin, d'une poudre composée de soufre sublimé, de crème de tartre, de carbonate de magnésie et de sucre; des fumigations tous les soirs, vers le siége, avec de l'eau très chaude et additionnée d'un verre de fort vinaigre; l'introduction, après ces fumigations, d'un suppositoire aloétique; des bains de pieds; des affusions réfrigérantes.

Huit jours après (27 juin 1846), le malade accusa de l'amélioration; il avait rendu, la veille, un demi-verre de sang par le fondement.

Observation 65. — Sous l'influence de sangsues à l'anus et des expédients qui figurent dans l'observation précédente, M. Chevalier, ancien professeur de belles-lettres, obtint en une semaine un succès inespéré. Son œil gauche, qu'il considérait comme perdu, et qui, le 22 août 1846, pouvait à peine distinguer le jour de la nuit, aperçut, le 5 septembre suivant, une horloge, une glace, deux doigts et d'autres objets. L'œil droit, amblyopique, n'avait éprouvé qu'un amendement léger.

La disparition d'hémorrhoïdes fluentes était l'origine de ces accidents qui existaient, depuis six semaines, et qui s'associaient à des symptômes de polyæmie encéphalique.

Observation 66. — Le 8 juillet 1850, je prescrivis à madame Héruenne, âgée de soixante-quinze ans et aveugle depuis quinze jours, les sangsues au fondement, l'aloès, les poudres précédemment indiquées, les fumigations aromatiques vers l'anus, les pédiluves irritants, les cataplasmes sinapisés aux extrémités inférieures, et les fomentations réfrigérantes.

Le 25 du même mois, j'appris que j'avais atteint le but que je me proposais, les hémorrhoïdes ayant de nouveau surgi chez la malade. Les docteurs Delavallade, représentant du peuple, Hervé, Otto Rœhrig, Rousset, constatèrent que la vision s'était reconstituée chez cette femme, bien encore qu'à un faible degré.

J'eus la satisfaction, le 12 août suivant, de la voir arriver seule au dispensaire, tandis qu'auparavant elle était obligée de s'y faire conduire.

Observation 67. — J'ai été consulté, en juillet 1848, par un cuisinier atteint, depuis quinze jours, d'une amaurose congestive. Le trouble de la vision s'était manifesté presque tout à coup. Cet homme était autrefois sujet à des hémorrhoïdes fluentes, supprimées depuis trois années. Plusieurs fois après cette cessation, des hémorrhagies copieuses avaient eu lieu par le nez et par la bouche.

ARTICLE III.

Amaurose suite de la suppression d'hémorrhagies nasales habituelles.

Le *molimen* hémorrhagique des anciens auteurs se fait jour, chez quelques sujets, bien que communément à des périodes irrégulières, par la membrane olfactive, et sa suppression peut entraîner le trouble des fonctions visuelles. Cette condition étiologique de l'amaurose nous a paru infiniment plus rare que celle qui a trait à la disparition des flux menstruel et hémorrhoïdal.

Disposée jadis aux épistaxis et n'y étant plus sujette, une jeune femme aveugle, que cite Richter, recouvra la vue à la suite d'une hémorrhagie nasale abondante.

Le comte de Mirabeau fut subitement atteint, dans l'espace d'une demi-heure, d'une cécité complète. Une céphalalgie habituelle avait précédé cet accident; elle s'était, ce jour-là, déclarée plus forte au lever du malade. « Quand ma cécité momentanée s'est dissipée, » écrivait celui-ci à Demours père, j'ai cru voir les ob- » jets à travers de la fumée, et je ne distinguais rien net- » tement. Maintenant je discerne fort bien, même de » très petits caractères ; mais il semble que mes yeux » étincellent par moments, et les objets me paraissent, » aussi par moments, enflammés ou rendre des émana- » tions électriques. Je ne puis donner une idée plus juste » de cet effet bizarre, qu'en le comparant à ces points » de feu qu'on semble voir lorsqu'on se frotte vivement » les yeux fermés. Peut-être est-il nécessaire de vous » dire que j'ai été sujet, jusqu'à ce printemps, à des hé- » morrhagies terribles , au commencement de cette sai- » son, et que je n'en ai point eu cette année. Cette

» attaque ne serait-elle qu'un engorgement de vais-
» seaux? »

Demours père pensa que les désordres visuels dépendaient, en grande partie, de la suppression des épistaxis. Il harmonisa son traitement avec cette indication, et les accidents se dissipèrent.

ARTICLE IV.

Amaurose suite de l'omission d'une saignée habituelle.

J'ai vu plusieurs fois l'omission d'une saignée, à laquelle le malade était périodiquement accoutumé, avoir pour conséquences une congestion cérébro-oculaire et l'amaurose.

Observation 68. — Madame Jean, domiciliée à Mousseaux et âgée de cinquante-six ans, se plaignit, le 12 avril 1845, de maux de tête, de vertiges, de détérioration de la vue, de photophobie et de photopsie. Ses conjonctives étaient injectées. Or, non réglée depuis six ans, cette femme était dans l'usage de se faire saigner à chaque printemps; une année s'était écoulée depuis la dernière émission sanguine.

Les sangsues au fondement, les pédiluves, les purgatifs salins et quelques autres moyens doux, firent disparaître avec rapidité ces accidents. Le 25 avril, la guérison était complète.

Observation 69. — Tourmenté depuis dix ans par des palpitations, un sculpteur avait contracté l'habitude des fréquentes déplétions sanguines. La saignée avait autrefois lieu tous les deux ou trois mois; elle eut lieu tous les mois plus tard, puis tous les quinze jours; il en vint, pour se procurer quelque soulagement, à se faire saigner tous les dix ou douze jours. Justement alarmés de son état de faiblesse, deux médecins furent d'avis qu'il devait renoncer à cette pratique; se conformant scrupuleusement à ces conseils, le malade passa neuf mois consécutifs sans se soumettre aux évacuations sanguines; c'est vers la fin de cette période que surgirent les accidents nouveaux dont il fut affligé.

Le 25 août 1850, la vue subit instantanément un trouble grave, qui ne fit que s'exaspérer depuis lors. Un oculiste consulté prescrivit une saignée du bras qui ne servit, d'après le dire du malade, qu'à l'affaiblir. Une seconde saignée, conseillée par le même praticien, ne fut pas faite.

Le 28 novembre de la même année, je constatai une double amaurose, inégalement répartie dans les rétines; un objet présenté séparément à chaque œil était distingué, couvert d'un brouillard, du côté du nez, et n'était pas aperçu du côté de la tempe. Cet homme pouvait se conduire encore, mais il disait que l'horizon était à deux pas de lui. Il était tourmenté par des mouches et par des étincelles. La vision était moins mauvaise à un demi-jour. Les pupilles étaient contractées.

Ce qui l'affligeait surtout, c'était que les nuits, loin de calmer ses souffrances, lui préparaient de nouveaux supplices. Chacune d'elles était marquée par des hallucinations de toute sorte. Tantôt sa chambre se tapissait de noir et se remplissait de monceaux d'ossements; tantôt des serpents rôdaient autour de son lit, et approchaient successivement de sa tête leur gueule béante. Il serait trop long de relater les bizarreries dont cet homme, dans un état voisin du désespoir, vint souvent nous étaler le tableau lugubre. Les anticongestifs, dont j'exclus les émissions sanguines, et quelques sédatifs du système nerveux, parvinrent, dans le principe, à changer la nature des objets de ces hallucinations, qui se transformèrent, d'après le malade, en dessins de tapisserie; mais les figures dégoûtantes, pour me servir de ses expressions, ne tardèrent pas à reparaître, et la vue n'avait éprouvé aucune amélioration, quand ce malheureux ne se représenta plus à ma consultation.

ARTICLE V.

Amaurose suite de la répercussion des maladies cutanées.

Les exemples d'amauroses occasionnées par la disparition subite d'irritations cutanées, aiguës ou chroniques, sont nombreux dans les fastes de notre art. Quel est l'ophthalmologiste qui n'en ait point rencontré dans sa pratique?

J'ai vu la cécité amaurotique avoir pour point de départ la suppression d'une éruption morbilleuse, qui n'avait point accompli ses périodes habituelles. Parfois aussi ce phénomène s'est manifesté dans la scarlatine, le plus souvent sous l'influence d'un refroidissement, et a été fréquemment accompagné de coma, de délire et de convulsions.

Chez Joséphine Bouquin, âgée de deux ans et demi, dont j'ai publié l'observation au tome XXI des *Annales d'oculistique*, l'œil droit fut attaqué d'un haut degré d'exophthalmos, par suite d'une infiltration du tissu cellulo-adipeux de l'orbite, survenue lors de la période de desquamation d'une scarlatine. Les bains de vapeur (bains assis, la tête dehors), les frictions, derrière l'oreille droite, avec l'huile de croton, les onctions sur le front avec l'onguent napolitain camphré, les poudres de Plummer, l'infusion de bourrache, avec addition de teinture de semences de colchique, le soin surtout de tenir l'enfant aussi chaudement que possible, ne tardèrent pas à faire rentrer le globe dans ses limites primitives.

La *Gazette médicale de Berlin* a relaté, en 1838, l'histoire d'une jeune fille de huit ans, qui, portant un suintement puriforme derrière une oreille, devint radicalement aveugle du même côté, après qu'on eut provoqué la suppression de la sécrétion accidentelle. L'œil était exempt d'inflammation et de douleur. La vue se rétablit au bout de six jours, pendant lesquels on fit, dans la région où la suppuration était tarie, des frictions avec la pommade d'Autenrieth animée avec l'euphorbe ; les évacuants et les mercuriaux avaient été administrés à l'intérieur. Billard, qui considère ce suintement comme favorable à la santé des enfants, range l'encéphalite au nombre des désordres qui peuvent résulter de sa brusque cessation. S'il se supprime tout à coup, dit Gardien (1), il survient des accidents qui mettent leur vie en danger.

On a observé l'amaurose, à la suite de la suppression dirigée sans ménagements, d'éruptions au cuir chevelu. *Prodest porrigo capitis*, disaient nos pères, qui regardaient ce tribut de l'enfance comme un phénomène purificateur, destiné, par la sortie du résidu excrémentitiel, à soulager l'organisation.

Observation 70. — Le 11 mars 1850, premier jour où Mathis, tailleur sur cristaux, demanda mes conseils,

(1) GARDIEN, *Traité d'accouchements*, t. IV.

il ne souffrait, de l'œil droit, que depuis une semaine. Un corps filiforme, de couleur noire, était venu se placer tout à coup dans le champ de la vision; le lendemain, ce corps, qu'il comparait à un cheveu, formait un demi-cercle; quelque temps après, le cercle était complet; l'obstacle s'étala plus tard, à l'instar d'une fumée noire. Le malade était tourmenté, le soir notamment, par la perception de scotomes étincelants; la céphalalgie était légère. Je constatai un trouble considérable de la vision du côté droit. L'œil gauche jouissait de son intégrité normale.

Mathis signala une circonstance utile à connaître. Depuis deux années, il avait la tête farineuse, et une éruption existait au cou et aux oreilles. Je ne pus constater la nature de la dermatose, qui avait complétement disparu depuis un mois. Ce fut, dans ma pensée, à sa répercussion que devaient être attribués les désordres actuels.

Je conseillai 50 grammes de sulfate de soude, à prendre, le lendemain matin, dans du bouillon aux herbes; les poudres de crème de tartre et d'émétique, suivant la formule de Frank; des bains de pieds irritants, des cataplasmes sinapisés aux extrémités inférieures, des affusions réfrigérantes, des frictions, sur une large étendue, à la nuque et derrière les oreilles, avec la pommade stibiée.

Le 15, état stationnaire; pustules nombreuses et confluentes.

Le 19, la fumée, qui était noire, a contracté une teinte jaunâtre. Vue un peu plus satisfaisante. (Onctions sur le front avec de l'onguent napolitain. Prendre en trois doses une potion composée d'eau de tilleul,

125 grammes ; eau-de-vie allemande, vin de colchique et sirop de nerprun, de chaque 30 grammes ; tartre stibié, 5 centigrammes. Après cette purgation, réitérer les frictions avec la pommade d'Autenrieth.)

Le 25, pas de changement notable. La potion, dont on a favorisé l'action avec du bouillon aux herbes, a donné six selles abondantes.

Le 1er avril, grands progrès. La poussière, qui semblait couvrir tous les objets, a presque disparu. Le malade prétend qu'il voit de l'œil droit comme deux morceaux de papier agités dans une bouteille. (Onctions hydrargyriques, pédiluves, lotions froides ; tous les trois jours, 40 grammes de phosphate de soude dans de la limonade.)

Le 12, la vue a presque conquis ses conditions normales. (Suspendre tout traitement, sauf quelques bains de pieds et les affusions réfrigérantes.)

Le 16, Mathis annonce que son état ne s'oppose plus à ce qu'il reprenne son travail. Je l'ai perdu de vue depuis lors.

Observation 71. — Émile Lecerf, âgé de huit ans et demi, pour lequel je fus consulté au commencement d'août 1847, portait depuis longtemps, au bras gauche, un vésicatoire que l'on supprima, et qui s'était spontanément ouvert de nouveau, il y avait deux mois. La plaie avait envahi une grande partie du membre supérieur. On conseilla, à l'hôpital Saint-Louis, de la fermer avec une pommade dessiccative ; elle se réduisit de beaucoup, en effet, mais le jeune malade, très gai auparavant, devint morose, offrit souvent de la somnolence, éprouva de la faiblesse dans les jambes, et sa vue subit un grand trouble accompagné de perception de mouches.

Par une application de sangsues au fondement, par des pédiluves, par des cataplasmes sinapisés aux membres inférieurs, par des fomentations réfrigérantes, par des frictions entre les épaules avec la pommade stibiée, par la reconstitution du vésicatoire et par quelques minoratifs, nous eûmes la satisfaction de guérir cet enfant, à un point tel, que le 25 août il lisait sans efforts, tandis qu'auparavant il ne pouvait distinguer les lettres.

J'ai vu des accidents amaurotiques surgir à la suite de la disparition de la gale. Des faits analogues avaient été notés déjà par Beer et plusieurs autres auteurs (1).

Observation 72. — Caron, peaussier, m'annonça, le 20 avril 1846, qu'il jouissait, il y avait cinq jours, d'une excellente vue, quand il s'aperçut, à son réveil, qu'il était atteint d'un trouble considérable de cette fonction à gauche. Ce trouble n'avait fait que s'exaspérer depuis lors, de telle sorte qu'aucun des objets que je présentai ne put être distingué du côté du bulbe affecté.

La répercussion d'une irritation cutanée me parut jouer ici le rôle principal. Caron avait contracté la gale, il y avait trois mois, et n'en était délivré que depuis peu, à la suite de frictions faites avec des pommades soufrées.

J'ordonnai un vésicatoire derrière l'oreille gauche, des onctions hydrargyriques sur le front et la tempe gauche, un bain de vapeur à domicile tous les deux jours, une mixture composée d'eau-de-vie allemande, de vin de colchique, de sirop de fleurs de pêcher et d'al-

(1) Voyez *Annales d'oculistique*, t. XIV, p. 177. — *Journal des connaissances médico-chirurgicales*, décembre 1843, p. 251. – *Bibliothèque médicale*, t. XXXIX, p. 363.

coolat d'anis, à prendre par cuillerées à bouche, le matin à jeun, trois fois par semaine.

Quelques jours après, je constatai que la faculté visuelle, bien encore qu'un peu brouillée, s'était rétablie dans l'œil compromis. Le malade ne revint plus depuis lors.

Le dessèchement de vieux ulcères aux jambes est susceptible aussi d'engendrer la goutte-sereine. C'est ce que Beer a rencontré plus de vingt fois dans sa longue et laborieuse pratique (1).

Observation 73. — Gustave Tabarin, tailleur, offrit cela de particulier, qu'une amaurose de l'œil gauche, pour laquelle un oculiste avait conseillé déjà des vésicatoires au voisinage de l'orbite, décrut extraordinairement dès qu'un ulcère à l'une des jambes se reconstitua de lui-même. « Ma vue a gagné de moitié », me dit cet homme en novembre 1847. Or cet ulcère, qu'il portait depuis sa jeunesse et qui fournissait de temps à autre une sanie abondante, s'était supprimé il y avait un an. Des douleurs de reins s'étaient manifestées peu de temps après; le trouble de la vision, à gauche, survint plus tard, et il y avait de fréquents maux de tête.

Les amauroses nées dans toutes ces conditions étaient jadis expliquées par le transport, vers le siége de la vision, d'un principe spécifique mobile, du virus dartreux, d'une humeur salée et mordicante, comme le dit Saint-Yves. Soumise à l'empire d'un autre ordre d'idées, la médecine moderne invoque le déplacement métastatique de l'irritation.

(1) Beer, *Lehre von den Augenkrankheiten*. Vienne, 1817, t. II.

ARTICLE VI.

Amaurose suite de la suppression de la phthiriase.

Le fait suivant, dont nous ne trouvons pas l'analogue dans les fastes de la science, a été relaté par nous, en 1846, dans le *Bulletin général de thérapeutique*, et reproduit bientôt après dans les *Annales d'oculistique*, dans l'*Encyclographie médicale*, et dans plusieurs autres publications périodiques.

Observation 74. — Le 17 octobre 1845, M. Bénazet, ancien fermier des jeux de Paris, m'adressa la fille de son cocher, Maria Neveu, âgée de neuf ans, qui se rendit à ma consultation accompagnée de sa mère. Cette enfant portait depuis quinze jours, aux deux globes, une affection qui commençait à inspirer des inquiétudes sérieuses à sa famille. De la rougeur, du larmoiement, de la photophobie, et une détérioration considérable de la vue en avaient été les premiers symptômes. Le 3 octobre, la mère transporta la jeune malade à la consultation publique d'un des hôpitaux de Paris. J'ai sous les yeux le bulletin qui lui fut remis, et qui est muet quant au diagnostic. Il y est dit d'instiller, soir et matin, entre les paupières, une solution de 2 décigrammes de nitrate d'argent cristallisé dans 30 grammes d'eau distillée, et de purger l'enfant une fois par semaine avec 15 grammes d'huile de ricin. On se conforma durant quelques jours à l'ordonnance, mais le collyre enflammait tellement les yeux et occasionnait de telles douleurs, que force fut d'en suspendre l'emploi. Madame Neveu crut devoir s'adresser alors à un autre médecin, voisin de sa demeure; il prescrivit aussi un collyre de nitrate d'argent dont on ne jugea pas à propos de faire usage. La cure, jusqu'au 17 octobre, ne se composa que de quelques palliatifs et de remèdes préconisés par des commères.

Telle était, à la date précédemment indiquée, l'intolérance des yeux pour la lumière, qu'il me fut impossible de les soumettre à une exploration suffisante. Des corps de grandes dimensions, présentés à un demi-jour, ne furent point aperçus ; la mère ajouta que mes essais demeureraient infructueux, qu'elle s'était convaincue maintes fois chez elle que sa fille ne voyait rien. Les autres fonctions de l'économie continuaient d'ailleurs à s'exercer librement. Je crus à l'une de ces ophthalmies avec exaltation de la sensibilité rétinienne, altérations si communes dans le jeune âge, et qui, appelées par les auteurs ophthalmies scrofuleuses, conjonctivo-sclérotite, etc., dénotent presque constamment une phlegmasie de la cornée. Je recommandai l'application de sangsues derrière les oreilles, un vésicatoire à la nuque, des frictions sur le front et sur les tempes avec l'onguent napolitain belladoné, des pédiluves à l'eau de cendres, et 45 grammes de manne. Je conseillai de diminuer la clarté de la pièce dans laquelle l'enfant avait coutume de séjourner, et de ne pas bander les yeux, mais de les ombrager à l'aide d'un ample garde-vue quand la malade sortirait pour venir à la consultation.

Aucune circonstance digne d'être notée ne survint jusqu'au 6 novembre suivant, époque à laquelle la photophobie s'était évanouie au point de permettre aux yeux de s'ouvrir, même à une lumière assez intense. Pour la première fois, je pus les explorer convenablement. J'y constatai une rougeur modérée de la conjonctive scléro-palpébrale, et quelques taches blanchâtres sur les cornées. Les pupilles étaient contractées et immobiles. Bien qu'aucun obstacle sérieux ne s'opposât à l'entrée des rayons lumineux dans les deux bulbes, la cécité restait complète. La malade disait qu'elle ne voyait que du rouge. L'existence d'une amaurose n'était point douteuse.

Les émissions sanguines, les mercuriaux, la belladone, les révulsifs intestinaux et cutanés firent seuls à peu près, pendant quelques jours, les frais de ce traitement, dont le succès me semblait plus problématique qu'il ne me l'avait paru dans le principe, quand, interrogeant minutieusement la mère sur toutes les causes qui avaient pu amener la lésion à laquelle nous avions affaire, j'appris d'elle, le 13 novembre, une circonstance qui fut pour moi un trait de lumière. Elle me dit que la tête de la jeune Maria avait été longtemps tourmentée par une masse immense de poux, dont on l'avait brusquement délivrée vers la fin de septembre. Rapprochant ce terme de celui de l'origine de l'affection des yeux, je demeurai convaincu qu'elle se rattachait à la suppression de la phthiriase. Les indications à remplir étaient précises. Je recommandai qu'on rasât aussitôt que possible le cuir chevelu à trois places différentes et à égale distance à peu près l'une de l'autre, et que l'on pratiquât des frictions stibiées, jusqu'à éruption de pustules. Pensant, de plus, qu'il ne pourrait y avoir qu'avantage à rétablir dans son intégrité primitive le mode de stimulation qu'on avait soudainement arrêté, je conseillai à la mère de se procurer des poux, et d'en mettre une bonne quantité sur la tête de sa fille. Il y avait précisément, dans la maison qu'elle habitait, un garçon abondamment pourvu de ces parasites, circonstance qui vint merveilleusement se prêter à l'installation de cette ressource thérapeutique assez bizarre.

L'enfant est ramenée le 18 novembre. Les prescriptions ont été scrupuleusement suivies, et la tête est le siége d'un prurit fatigant, qui force la malade à y porter souvent la main. Les tonsures, vivement phlogosées, sont garnies de feuilles de poirée enduites de beurre frais. Madame Neveu, ravie de joie, m'annonce que, le 16 du mois, Maria s'est réveillée en distinguant, bien que d'une manière confuse, les objets qui l'entouraient. Cette faculté, ajouta-t-elle, a beaucoup gagné depuis cette époque, et elle s'accroît de jour en jour. Il était facile, en effet, de s'apercevoir que la physionomie de l'enfant avait changé d'aspect : ce n'était plus le regard vague et sans but des consultations précédentes; les yeux offraient des mouvements qui se coordonnaient avec l'état de la vision. Je montrai plusieurs objets, qui furent immédiatement distingués. Priée de se rendre dans telle ou telle partie de la pièce où nous nous trouvions et que je désignai, Maria y alla sans hésitation.

Il me paraît inutile de transcrire minutieusement les détails ultérieurs de ce traitement jusqu'au 21 décembre, dernier jour où je vis la jeune malade. Mes efforts tendirent à exciter plusieurs fois encore le cuir chevelu par de nouvelles applications émétisées, et, plus tard, je donnai quelques purgatifs. Dès le 2 décembre, Maria lisait les enseignes des boutiques et pouvait enfiler une grosse aiguille.

Demours me fournit quelques documents qui se rattachent trop à cette observation pour que je les passe ici sous silence. Consulté par lettre (1) pour un enfant

(1) Demours, *loc. cit.*, t. II, p. 30 et 31.

de huit ans habitant Nantes, et qui, après avoir eu la tête couverte de poux qu'on détruisit brusquement par la staphisaigre, fut affligé d'une ophthalmie douloureuse, Demours répondit qu'il était très probable que la fluxion qui s'était jetée, depuis deux mois, sur la lèvre supérieure, le nez et l'organe visuel, avait été déterminée par la prompte suppression de la vermine. Il prescrivit le petit-lait, avec le sirop de pommes composé, une infusion de fleurs de mélilot pour bassiner les yeux, et un vésicatoire derrière chaque oreille. « Si, après trois » semaines, continue-t-il, le gonflement des paupières » n'est pas entièrement dissipé, le meilleur moyen sera » de lui rendre les poux qu'on lui a supprimés, de les » conserver jusqu'à ce que tous les accidents soient » cessés, et de ne les détruire que peu à peu, par le » moyen du peigne. On purgera doucement l'enfant, » deux fois par semaine. » A la page 92 du tome Ier du même ouvrage, l'auteur s'exprime de la manière suivante : « Les insectes que l'on trouve si ordinairement » sur la tête des enfants agissent-ils seulement par l'irri- » tation que produisent leurs piqûres, ou font-ils l'effet » d'une foule de petites sangsues ? Les doigts de l'enfant, » forcé à se gratter pour apaiser le prurit que ces pi- » qûres lui occasionnent, déterminent-ils sur le cuir che- » velu une irritation utile, qui, en se déplaçant, peut se » porter sur les yeux ? Ce qu'il y a de certain, c'est que, » très souvent, la disparition subite, même spontanée, de » ces insectes, donne lieu à des phlegmasies de l'œil. » Demours ajoute (même vol., pag. 255) que, dans les inflammations ophthalmiques qui proviennent de la suppression des poux, à différentes époques de l'enfance, il a coutume de remettre sur la tête un certain nombre de ces insectes, expédient qui lui a valu de grands succès.

Dans le fait rapporté tout à l'heure, l'amaurose ou la rétinite a-t-elle surgi d'emblée, immédiatement après la disparition de la phthiriase, ou bien a-t-elle été consécutive à un mouvement phlogistique né dans des parties plus superficielles de l'organe? L'un ou l'autre mode d'invasion peut avoir eu lieu, question d'ailleurs à laquelle, dans l'espèce, il m'est impossible de répondre, n'ayant pas été appelé à donner des soins à l'enfant dès le principe. Les seuls enseignements, au reste, qui dérivent de cette observation, c'est que la préexistence d'une phthiriase doit prendre rang dans le commémoratif étiologique des affections ophthalmiques, qu'elle doit exercer une influence sur le choix des moyens curatifs à employer, et que ce n'est pas sans quelque circonspection qu'il faut détruire, par les hydrargyriques ou d'autres topiques, la maladie pédiculaire du cuir chevelu chez les jeunes sujets, lorsque les insectes sont très nombreux, et qu'existant depuis longtemps, ils ont, pour ainsi dire, acquis droit de domicile, la prompte suppression de l'irritation cutanée qui provient de leur présence pouvant avoir sur l'appareil de la vision, et bien certainement sur d'autres organes (1), des conséquences analogues à celles de la répercussion des dermatoses.

(1) Les frictions d'onguent mercuriel, mises en usage pour détruire les *pediculi capitis*, ont produit, assure-t-on, chez plusieurs enfants, des accidents très graves, tels qu'un état comateux et un affaissement, auxquels ont succédé des mouvements convulsifs. (RAYER, *Dictionnaire de médecine*, article PHTHIRIASE.)

ARTICLE VII.

Amaurose suite de la suppression d'une transpiration habituelle.

Il est encore quelques autres infirmités qu'il est imprudent de guérir ; elles nous accompagnent fréquemment jusqu'aux limites extrêmes de la vie, et, devenant habituelles, elles deviennent indispensables à la santé.

Élie de Buechner, Krugelstein, Lobstein, Remmert, le docteur Mondière, ont insisté sur les dangers de la cessation plus ou moins brusque de la sueur habituelle des pieds, comme pouvant entraîner des maladies de tous genres, parfois fort graves : on a cité des cas de pneumonie, de pleurésie, d'asthme, d'hépatite, de diarrhée, de catarrhe vésical, de blennorrhagie, de coryza, d'otite, d'anasarque, d'ulcères, d'éruptions cutanées rebelles, etc., dus à cette suppression. L'expérience démontre que l'amaurose en est parfois aussi la suite, et cette circonstance pathogénique mérite d'autant plus d'exciter l'intérêt, que peu d'auteurs l'ont signalée à l'attention des ophthalmologistes.

Les quelques exemples de ce genre que nous avons observés ont tous présenté le type congestif. Tel était le cas du nommé Hibert, dont la transpiration, arrêtée depuis peu, était tellement abondante, que ses bas, pour me servir de ses expressions, se pourrissaient dans ses chaussures, et que la garniture intérieure de celles-ci était profondément traversée. Quant au fait de la suppression elle-même, elle s'établit tantôt sans cause appréciable, tantôt, et le plus souvent, par le refroidissement des pieds (pédiluves froids ; marche sur les dalles, sur le carreau, les pieds nus), ou par l'application de topiques astringents, mis en usage dans le but d'éloigner cette incommodité dégoûtante, de guérir des engelures, etc.

Observation 75. — M. Édouard L..., professeur, domicilié à Montmartre, myope, ne souffrait des yeux que depuis cinq semaines, quand il me consulta le 30 juin 1849. Des étincelles et des mouches le tourmentaient de temps à autre; quelquefois les objets lui semblaient doubles; sa vue avait perdu sa netteté habituelle, et se fatiguait aisément par la lecture de quelques lignes; celles-ci tremblotaient alors, et finissaient par échapper à ses regards. Ce jeune homme attribua de son chef l'origine de son mal à la suppression rapide d'une transpiration habituelle des pieds, sous l'influence de l'immersion de ceux-ci dans l'eau froide : c'était depuis lors, en effet, qu'une révolution avait surgi dans les fonctions visuelles. Consulté avant nous, le docteur Sichel avait conseillé, avec juste raison, des frictions, soir et matin, sur les pieds, avec le liniment volatil du Codex.

Nous prescrivîmes, outre le repos absolu des yeux, la continuation des minoratifs dont le malade, habituellement constipé, faisait usage, des affusions réfrigérantes, des pédiluves irritants; nous lui recommandâmes de se tenir les pieds très chauds et à l'abri de toute humidité; de les couvrir de bas de laine épais, et extérieurement protégés par des chaussons de taffetas gommé; de saupoudrer l'intérieur des bas d'un mélange de parties égales de farine de moutarde et de chlorhydrate d'ammoniaque.

M. L... ne revint que le 6 octobre suivant. Il nous annonça que la sueur avait reparu, et qu'au bout d'un mois la vision s'était reconstituée dans ses conditions à peu prés normales. Comme elle avait de la tendance à se troubler de nouveau, et que de la myodésopsie apparaissait de temps à autre, nous conseillâmes, en l'absence de toute congestion appréciable, quelques frictions auprès des yeux, et quelques vaporisations vers ceux-ci, avec l'alcool de mélisse additionné de baume de Fioraventi.

Il résulte des observations de Remmert que l'infirmité qui nous occupe est rare dans les premiers temps de la vie, et que c'est à partir de la quatorzième année qu'elle se montre le plus habituellement. La disposition à la sueur des pieds serait héréditaire, suivant Krugelstein, et la sueur elle-même contagieuse. On a remarqué qu'elle n'exhalait aucune ou presque aucune odeur chez les uns, qu'elle en avait une très fétide chez d'autres, notamment par la marche et dans les chaleurs. Chez les premiers, a-t-on dit, la sueur est le produit d'une perspiration exagérée de la peau, tandis qu'elle dérive des follicules sébacés chez les seconds, qui sont plus nombreux; c'est, d'après le docteur Tromsdorf (d'Erfurt), une substance huileuse qui se combine avec la vapeur de la transpiration, et son odeur provient de l'ammoniaque que le produit contient. Quoi qu'il en soit de cette division, et bien qu'on ait avancé que la sueur des pieds, qu'on obtient artificiellement, n'est efficace que quand elle est fétide, il me paraît conforme à la vérité d'admettre, avec le docteur Mondière, que la fétidité résulte, en grande partie, du défaut de propreté, et que le retour de la transpiration, même dénuée de fétidité, ne compromet aucunement les résultats avantageux qu'on a en vue d'atteindre.

Un homme, âgé de vingt-cinq ans, dont parle Demours,

avait depuis longtemps des sueurs nocturnes, qui cessèrent dans le courant d'un hiver. Il devint ensuite sujet à des vomissements, et son œil droit, qui s'affaiblit par degrés, finit par être frappé d'une amaurose complète ; de plus, le droit interne fut attaqué de paralysie, de telle sorte que le globe était constamment dévié vers la tempe.

ARTICLE VIII.

Amaurose suite de la suppression du mucus nasal.

Mackenzie fait observer qu'une sécheresse inaccoutumée des narines est loin d'être rare dans la rétinite chronique et dans l'amaurose ; on constate généralement, ajoute-t-il, une grande amélioration, quand la sécrétion de la membrane de Schneider se rétablit.

C'est à titre de complication de l'amaurose que nous avons presque toujours rencontré la circonstance qui vient d'être relatée ; elle peut toutefois en être la cause occasionnelle, comme l'a observé Beer, et comme le fait suivant le démontre.

Observation 76. — Chassan, âgé d'une cinquantaine d'années, d'un teint brun, d'une petite stature, avait coutume de priser depuis vingt-cinq ans, quand il lui prit fantaisie de mettre fin à cette habitude. Armé d'une résolution inébranlable, il ne faisait aucune infraction à la loi qu'il s'était imposée, lorsqu'un mois après la cessation du tabac, il fut atteint de maux de tête : sa vue se troubla ; des mouches, des étincelles apparurent ; les yeux devinrent sensibles à l'éclat du jour ; l'argent, l'acier poli les éblouissaient. Ces accidents portèrent son médecin à lui conseiller l'application de quinze sangsues au fondement et des purgatifs.

Constatant, le 24 juin 1850, que les phénomènes congestifs étaient loin d'être éteints, je prescrivis l'aloès, la crème de tartre, les moyens, en un mot, destinés à remédier à la polyæmie cérébro-oculaire. Depuis quelques jours, d'ailleurs, le malade avait repris l'usage de la poudre, à la cessation de laquelle il attribuait son affection.

Son état, bien que plus satisfaisant à la consultation du 6 juillet, laissait toutefois beaucoup à désirer. Chassan paraissait délivré des accidents congestifs, mais sa vue restait obtuse; il apercevait fréquemment, disait-il, des ombres qui passaient devant ses yeux; une figure blanche, regardée de côté, lui semblait appartenir à un mulâtre. Je mis en œuvre quelques uns des éléments, dont il sera question plus tard, de la médication des amauroses torpides (teinture d'arnica, baume de Fioraventi, ammoniaque, etc.). Le 22 octobre suivant, je m'assurai, devant plusieurs confrères, que Chassan distinguait des petits caractères d'impression, tandis qu'auparavant il n'aurait pu reconnaître l'heure à sa montre; les mouches, les scotomes étincelants, l'altération de la coloration des objets avaient disparu. Il annonça que sa vue était presque aussi satisfaisante qu'avant la maladie qui l'avait conduit près de nous. Il pouvait lire alors plusieurs heures dans la journée, sans fatigue.

ARTICLE IX.

Amaurose suite de la suppression des lochies.

Destiné à dégorger la matrice et à la ramener aux conditions dont elle jouissait avant la parturition, l'écoulement des lochies peut, par sa suppression brusque, engendrer des accidents fort graves, tels que la métrite, la péritonite, un mouvement congestionnel vers l'encéphale, etc. Qui ne sait que la suspension de l'action organique qui préside à la constitution du flux lochial est susceptible de surgir par des influences variables : l'application des astringents sur les organes génitaux, l'impression du froid sur ces derniers ou sur les membres inférieurs, une affection morale vive et instantanée, etc.? Réussit-on à ramener à temps la sécrétion, les désordres sont enrayés chez quelques femmes ; aucune lésion ne survient chez d'autres, soit que la nature rétablisse d'elle-même l'écoulement, soit qu'il cesse définitivement.

Il ne m'a jamais été donné d'observer des affections amaurotiques émanant de la cause que nous venons de signaler, cause invoquée d'ailleurs par Andreæ (1) et plusieurs autres auteurs. Demours dit avoir vu plusieurs fois la goutte-sereine produite après l'accouchement par l'arrêt des lochies, et guérir le plus habituellement par leur retour. Le docteur Hechler, qui habite aujourd'hui Breslau, écrivait dernièrement à M. Otto Rœhrig, qui nous a communiqué ce fait, qu'il eut l'occasion, étant à Varsovie, de donner des soins à madame Kr..., chez qui la vue se troubla, puis s'éteignit tout à fait, à la suite de la suppression de ce flux. Les fonctions visuelles ne se reconstituèrent qu'au bout de deux mois, sous l'empire de moyens médicaux et hygiéniques appropriés.

(1) A. ANDREÆ, *Grundriss der allgemeinen Augenheilkunde*. Magdeburg, 1834.

ARTICLE X.

Amaurose suite de la suppression du lait.

Admise par Andreæ, par Walther, par Weller et par quelques autres oculistes, cette variété étiologique n'a été constatée qu'un trés petit nombre de fois.

Rarement, dit Demours, l'amaurose surgit parce que le lait a cessé de couler par les mamelles, soit à l'occasion du sevrage, soit par une suppression pathologique de cette sécrétion.

Beer, qui a décrit cette forme avec détail, lui attribue, comme phénomènes symptomatologiques, ceux de l'amaurose par pléthore cérébro-oculaire : mal de tête violent, aversion pour la lumière, photopsie, détérioration de la vue qui peut aboutir à la cécité, contraction des pupilles, trouble léger dans les milieux réfringents, injection des vaisseaux de la conjonctive; les seins, naguère gonflés par le lait, sont vides, flasques, pendants, exempts de douleur. Les quelques faits rencontrés par cet ophthalmologiste l'ont amené à cette conclusion générale, que le pronostic est très défavorable, lorsque les milieux réfringents du bulbe sont le siége d'une altération manifeste et que la cécité est complète. Il a vu, dans de telles circonstances, des malades rester aveugles, bien que la sécrétion du lait eût été reconstituée au bout d'un laps de temps fort court et avec toute l'abondance désirée. Les topiques, appliqués sur les seins, occasionnèrent chez l'une d'elles des accidents inflammatoires et des abcès pendant la durée desquels la faiblesse de la vue parut s'amender légèrement.

Je dois la communication du fait suivant à l'amitié de M. Otto Rœhrig.

Madame Crechman, concierge, rue de l'École, femme brune, d'une complexion forte, native du midi de la France, et âgée d'une trentaine d'années, vit tout à coup le lait tarir chez elle, le 15 mai 1850, quinze jours après l'accouchement. Cette suppression fut suivie d'une céphalalgie intense, de bourdonnements d'oreilles, et d'une grande diminution de la faculté visuelle. « J'apercevais, disait-elle dernièrement, des corps lumineux pendant la nuit, et dans la journée des étincelles et des taches noires. » Le trouble des perceptions visuelles fit des progrès rapides ; madame Crechman devint presque aveugle. Or ces désordres duraient depuis quelques jours, quand le lait recommença à couler, et il reprit en peu de temps sa quantité physiologique. Les accidents du côté de la tête et des yeux se calmèrent dès lors. La vision, toutefois, demeura faible ; madame Crechman ne peut ni lire, ni coudre, mais elle s'adonne sans aucune peine aux occupations du ménage.

ARTICLE XI.

Amaurose chlorotique.

Le trouble que la chlorose apporte dans toutes ou presque toutes les fonctions organiques se révèle, dans l'appareil de la vision, sous la forme d'une variété amaurotique d'autant plus digne d'intérêt, qu'un cortége de symptômes graves peut s'évanouir complétement sous l'influence d'une médication des plus simples. Vainement tenterait-on d'en triompher sans l'intervention des antichlorotiques. Ajoutons toutefois que, non traitée à temps par les remèdes opportuns, l'amaurose qui nous occupe peut à la longue devenir organique et résister aux ressources de l'art. Ainsi s'explique la persistance de la cécité observée chez quelques malades, même après la guérison de l'affection générale.

Aujourd'hui, d'ailleurs, toutes les questions qui se rattachent à cette dernière ont été parfaitement élucidées par l'analyse chimique et par l'expérimentation clinique. On ne pense plus qu'elle dépend de l'inertie des organes de la digestion, comme le croyait Hoffmann, de l'asthénie du grand sympathique invoquée par Copland, du défaut d'action des organes génitaux, comme le croyait Cabanis ; ces idées ne sauraient prévaloir sur la théorie, généralement admise, que la chlorose est liée à une altération primitive ou consécutive du sang. Rappelons que, livré à l'impression de l'air atmosphérique, ce fluide, fraîchement extrait de la veine, se divise en deux parties : 1° le sérum, qui fournit de l'albumine, de la cholestérine, quelques autres substances grasses et des sels ; 2° le caillot, qui donne de la fibrine et des globules, constitués eux-mêmes par de l'albumine et par un principe colorant, ou *hématosine*, dans lequel on rencontre plus de 7 pour 100 de fer. 1,000 grammes de sang contiennent, en général, d'après MM. Berzelius, Prévost et Dumas : eau, 790 grammes ; matériaux solides du sérum, 80 ; fibrine, 3 ; globules, 127. Or, suivant MM. Andral et Gavarret, le caractère fondamental de la chlorose et de l'anémie, qui se développe lentement, réside dans la diminution de la masse des globules, qui, de la moyenne ci-dessus énoncée, peuvent descendre à 60, 50, 30, et même à près de 20. En même temps que la quantité des globules décroît, celle du sérum augmente. Il résulte de ces altérations, que le sang appauvri ne saurait plus, dans un assez grand nombre de cas, convenablement exciter l'appareil de la fonction visuelle.

La pâleur verdâtre, la bouffissure de la face, la décoloration des gencives et des lèvres, les migraines, le bruit de souffle aux vaisseaux carotidiens, la gastralgie, les palpitations, l'essoufflement, la leucorrhée, l'aménorrhée ou la dysménorrhée, l'œdème des extrémités inférieures, etc., sont-ils associés à l'extinction ou à un trouble de la vision? Rien n'est aisé comme d'assigner à la maladie oculaire son caractère véritable; mais il n'en est pas toujours ainsi. L'expérience prouve qu'une fille peut avoir le teint fleuri, et être cependant affligée de chlorose; si celle-ci est si souvent méconnue, c'est qu'elle ne se révèle parfois que par un petit nombre des désordres fonctionnels qu'elle engendre. Dans les leçons cliniques que le professeur Trousseau faisait, il y a quelques années, à l'Hôtel-Dieu de Paris, et dont le souvenir nous a plus d'une fois guidé dans l'exercice de notre art, ce praticien faisait observer qu'il en était de la maladie d'ensemble, de la maladie protéiforme, appelée *chlorose*, comme de la syphilis : un ou deux symptômes peuvent en trahir l'existence, de même qu'il suffit d'un seul chancre pour faire reconnaître une affection vénérienne.

L'amaurose chlorotique s'est présentée à moi, tantôt avec le type asthénique, tantôt avec le type congestif, associée, dans le dernier cas, à une fausse pléthore, à une pléthore par un sang séreux.

A l'observation déjà relatée page 2, je suis en mesure d'ajouter plusieurs faits du même genre.

Observation 77 (recueillie par le docteur Marchal,

Thèse citée, p. 23). — « Mademoiselle Virginie, âgée de vingt ans, femme de chambre chez l'un des plus célèbres homœopathes de Paris, était affectée, depuis deux ans, d'un trouble considérable de la vue, pour lequel elle préféra les ressources de l'allopathie à celles que lui offrait son maître, zélé sectateur d'Hahnemann. Elle se présenta, le 16 juillet 1849, aux consultations cliniques de M. Deval.

» Inhabile à se livrer à des travaux de couture, elle était souvent tourmentée par des étincelles et des mouches; de la diplopie survenait de temps à autre. Les phénomènes chlorotiques étaient très manifestes chez cette jeune fille. Ses règles étaient irrégulières, peu abondantes; le sang était pâle et pauvre; elle avait, en outre, des migraines, de la gastralgie, de l'essoufflement et des palpitations de cœur, de la leucorrhée et des appétits bizarres : il lui arrivait parfois de boire du vinaigre. On constatait aussi un bruit de souffle continu très marqué dans les vaisseaux carotidiens. Elle avait été saignée plusieurs fois, ce qui l'avait momentanément soulagée; mais les symptômes amaurotiques avaient ensuite augmenté d'intensité.

» L'idée d'une amaurose chlorotique dut dominer la médication. M. Deval ordonna des pilules ferrugineuses, un régime tonique, des lotions froides sur les yeux et les parties voisines, et la suspension complète de tout travail assidu.

» Les 23 et 30 juillet, même état.

» Le 6 août, vue stationnaire; conditions générales meilleures; moins de maux d'estomac, moins d'essoufflement.

» Le 13. Les règles ont paru hier; elles sont peu abondantes ; le sang est toujours pâle ; l'écoulement n'a pas lieu pendant la nuit. (Préparations martiales ; cataplasmes sur les parties génitales ; frictions stimulantes aux cuisses.)

» Le 20, mieux ; pas de maux d'estomac.

» Le 27, amélioration marquée, sous tous les rapports ; la vue est plus satisfaisante ; moins de mouches et moins d'étincelles.

» Le 3 septembre. Il n'y a plus de flueurs blanches, plus de maux d'estomac ; toujours un peu d'essoufflement.

» Le 24, vue meilleure, et se fatiguant moins ; pas d'étincelles. (Même traitement. Frictions sur le front et les tempes avec un mélange d'alcoolat de mélisse et de baume de Fioraventi ; la malade devra, en outre, exposer ses yeux à la vapeur de ce mélange.)

» Le 13 novembre, amélioration des plus marquées. La malade n'éprouve plus d'essoufflement en montant les escaliers. Les règles ont paru il y a quelques jours ; elles ont été très abondantes. La vue a fait des progrès sensibles ; elle ne se trouble que le soir et aux lumières artificielles.

» Le 8 février 1850. Très bien réglée ; teint coloré ; plus de souffle dans les vaisseaux du cou ; vue très bonne, disposée toutefois à se troubler par un travail assidu.

» On cesse l'usage des préparations ferrugineuses. »

Observation 78. — Je vois de temps à autre, à mon dispensaire, mademoiselle Aymar, chez qui une double amblyopie chlorotique, datant de trois années, avait été méconnue, quant à sa nature. Aux émissions sanguines, à l'onguent napolitain en frictions sur le front et sur les tempes, qu'on lui avait prescrits, je me hâtai de substituer le fer et les toniques. Mademoiselle Aymar est aujourd'hui dans un état voisin d'un rétablissement complet. A la pâleur, aux palpitations, à la leucorrhée, à la dysménorrhée, se joignait chez elle un phénomène spasmodique, qui, consistant dans une constriction de la gorge, dans un sentiment d'étranglement dans cette région, se présentait très fréquemment dans la journée, surtout pendant les repas, et gênait alors l'acte de la déglutition. Il disparut complétement au bout de vingt jours, et avant tous les autres accidents chlorotiques.

Observation 79. — Mademoiselle Célénie, âgée de vingt-cinq ou vingt-six ans, demanda, pour la première fois, mes conseils le 27 août 1850. Affligée d'une amaurose chlorotique, avec détérioration considérable de la vue et perception de scotomes divers, elle avait été saignée sept fois, avec les résultats énoncés dans le fait recueilli par le docteur Marchal.

Sous l'influence d'un opiat ferrugineux, dont il sera question plus tard, et d'un régime fortifiant, cette femme jouit d'une vue assez bonne pour se livrer à des travaux de couture; presque tous les accidents qui la tourmentaient, les spectres même qu'elle croyait voir souvent à côté d'elle, ont disparu. Elle annonça, à la consultation du 19 décembre suivant, que les règles étaient régulières et abondantes, les taches de sang n'offrant plus l'auréole blanchâtre qu'elles présentaient avant le traitement.

ARTICLE XII.

Amaurose rhumatismale.

Parmi les causes les plus fréquentes de la paralysie des nerfs de l'œil, il faut citer le froid humide, et son impression surtout, quand on sort d'un lieu fortement échauffé, les brusques mutations de l'atmosphère, les courants d'air, notamment lorsqu'on est en sueur, les lotions à l'eau froide de la tête ou de la face en transpiration, toutes les influences, en un mot, qualifiées de rhumatismales.

En décembre 1762, la marquise de Pompadour, après avoir pris froid dans le parc de Versailles, fut très étonnée le lendemain, à son réveil, de ne plus distinguer que la moitié des objets qu'elle regardait de son œil gauche. En examinant une personne, dit Demours, qui relate ce fait, elle ne voyait ni la joue droite, ni le côté correspondant du nez. Il annonce que son père triompha de l'accident au bout de deux mois, en insistant sur les moyens capables d'exciter l'action du tissu cutané.

Observation 80. — J'ai été consulté par un horloger, qui attribua l'amaurose partielle dont il était frappé, à l'œil gauche, à l'imprudence qu'il avait eue de dormir une nuit, la tête découverte, ce qui ne lui arrivait jamais. La chambre qu'il habitait était humide et froide. En se réveillant le matin, il s'aperçut d'une grande détérioration dans la vision de cet organe.

Des malades ont été attaqués d'amaurose pour avoir quitté une perruque à laquelle ils étaient habitués depuis longtemps. Demours cite un cas de ce genre.

Beer paraît avoir rencontré l'amaurose rhumatismale chez des sujets qui, ayant la tête et le front en sueur, avaient ôté leur chapeau, et laissé leur tête longtemps à découvert.

Le docteur Chavériat rapporte, dans sa thèse inaugurale (Montpellier 1850), qu'un homme, âgé de quarante ans, appartenant à une famille, dans laquelle le rhumatisme est héréditaire, est affligé d'une goutte-sereine presque complète à un œil et d'une amblyopie dans son congénère. C'est après qu'il eut souffert pendant plusieurs années de douleurs rhumatismales qui avaient porté tour à tour sur les membres, le cœur, etc., que le principe morbifique envahit ses yeux et y engendra l'affaiblissement progressif de la vision. Avant que l'amaurose du globe atteint le premier fût aussi avancée, le malade ressentait, aux changements de temps, des variations dans les souffrances orbitaires et dans l'étendue de sa vue.

Un sujet affecté depuis dix ou douze ans de rhumatismes, et à qui le docteur Gérardin donna des soins (1), fut pris de douleurs dans les orbites, de difficulté dans les mouvements des muscles oculaires et d'une détérioration considérable de la faculté visuelle. Les objets lui semblaient entourés d'une auréole rouge et plus rapprochés de lui qu'ils ne l'étaient en réalité. Le retour des anciennes douleurs dans les membres paraît avoir été suivi de la cessation des accidents du côté de la vue.

Irritation *sui generis*, pour la plupart des médecins, du tissu fibreux blanc ou rouge, ou des tissus fibro-séreux, et susceptible conséquemment de surgir dans tous les points où les éléments de ces tissus existent, le rhumatisme, affection d'un cachet spécial, pourrait bien n'être, dans la pensée de M. Reveillé-Parise, qu'une névrose localisée soit dans les gros troncs nerveux, soit dans leurs ramifications, soit dans leurs expansions inter-cellulaires ou inter-fibrillaires, des masses musculaires. L'auteur émet cette opinion sous forme dubitative, et comme la plus

(1) *Bibliothèque médicale*, t. LIII.

probable seulement. « On peut affirmer, dit-il (1), dans » les considérations qui en précèdent le développement, » que la nature du rhumatisme, le tissu intime qui en » est le siége nous sont à peu près inconnus, en sorte » que si aujourd'hui même, où tant de voix menteuses » proclament les étonnants progrès de la science, on po- » sait cette question au praticien le plus instruit, le » plus exercé : Qu'est-ce qu'un rhumatisme? il répon- » drait, s'il est sincère : Je n'en sais rien. »

Bien que cette assertion soit vraie dans un grand nombre de cas, dans une hémiplégie faciale, par exemple, à la suite d'un simple courant d'air, je crois toutefois que, dans d'autres (et nous ne parlons ici que de ce qui a trait à la pathologie ophthalmique), l'échange spontané d'un mouvement fluxionnaire, qui, abandonnant violemment l'organe cutané, envahit impétueusement aussi l'œil et souvent le cerveau, explique suffisamment le phénomène. C'est ainsi qu'après avoir porté, par les plus grandes chaleurs de l'été, une charge de linge à la rivière et avoir plongé, toute mouillée de sueur, ses bras dans l'eau, une jeune fille dont parle Arrachart (2), saisie soudainement par le froid, fut frappée de cécité en moins d'un quart d'heure. Il cite encore l'exemple d'un jeune homme qui, ayant séjourné dans une pièce fortement chauffée par un poêle, en sortit tout en sueur; la transpiration fut arrêtée par l'impression de l'air froid; il se coucha avec un violent mal de tête, et le lendemain il se réveilla aveugle. Je trouve, dans la publication de

(1) *Bulletin de thérapeutique*, t. IX, p. 41.

(2) Arrachart, *Mémoires, dissertations et observations de chirurgie.* Paris, 1805, p. 201.

Kleinert (1), le fait d'un garçon aux yeux délicats, qui, un quart d'heure après s'être frotté la face avec de la neige, fut atteint d'un tel trouble de la vision, qu'il ne pouvait reconnaître les objets, qui lui semblaient obscurcis par un nuage épais. Celui-ci et la céphalalgie qui l'accompagnait commencèrent à se dissiper au bout de quelques heures par le séjour au lit et sous l'influence de boissons chaudes, qui provoquèrent une diaphorèse abondante; il ne resta plus qu'une forte photophobie, qui s'évanouit graduellement à son tour.

La pauvreté des éléments fournis par l'anatomie pathologique, eu égard à la variété amaurotique qui nous occupe, a dû laisser une ample carrière aux conjectures.

Elle dépendrait, d'après Rosas, d'une lésion de la gaîne du nerf optique, d'où l'interruption d'une libre relation entre l'œil et le foyer cérébral de la vision. Les phénomènes qui en émanent diffèrent, d'après ce professeur, suivant que l'amaurose apparaît comme souffrance seule du nerf optique, ou suivant qu'elle est unie à une affection rhumatismale des parties tendineuses et aponévrotiques des muscles oculaires et des membranes fibreuses et séreuses du bulbe. L'affaiblissement ou la cessation de la vue, un ralentissement dans les mouvements de l'œil et de la pupille, un sentiment de plénitude au sein du globe, caractérisent la première de ces formes morbides. En ce qui concerne la seconde, il faut ajouter à ces symptômes une grande sensibilité à la lumière, du larmoiement, des douleurs qui s'irradient parfois jusque dans les mâchoires; il existe, assez souvent alors, un peu de strabisme, notamment vers la tempe, et souvent aussi

(1) KLEINERT'S *Repertorium*. Leipzig, 1836.

une certaine diminution en hauteur de la fente palpébrale, par suite de l'anesthésie de l'élévateur du voile supérieur. Le mal est-il récent, ne consiste-t-il que dans une simple amblyopie, l'affection rhumatismale n'est-elle pas profondément enracinée dans l'organisme, la guérison peut être obtenue, parfaite et durable. Le rétablissement de la vision peut ne point avoir lieu dans les circonstances opposées ou ne se constituer que partiellement ; en supposant même l'obtention d'un résultat heureux, il y a crainte de rechutes.

Jungken professe que l'amaurose rhumatismale paraît avoir pour base un état inflammatoire du névrilème des nerfs oculaires, auquel s'associe quelquefois une condition semblable dans l'hyaloïde et dans la membrane de Descemet.

On a prétendu que la membrane de Jacob jouait un rôle important dans la localisation de la forme morbide dont il s'agit, opinion qui cadre avec la pensée qu'on attache généralement au rhumatisme, mais dont la vérité doit être fort sujette à contestation, puisque l'existence de l'organe en question est contestée elle-même par des anatomistes du premier ordre.

« La membrane séreuse que Jacob a décrite, dit Blan-
» din (1), et qui serait intermédiaire à la choroïde et à la
» rétine, est une fiction fondée sur le développement sé-
» reux qui a lieu en ce point, dans une variété d'hydro-
» pisie oculaire. »

Ajoutons toutefois que M. Giraldès, qui paraît s'être livré à des recherches minutieuses sur la membrane de Jacob (*Thèse inaugurale*, Paris, 1836), dit l'avoir ren-

(1) BLANDIN, *Anatomie descriptive*. Paris, 1838, t. I, p. 757.

contrée sur des reptiles et sur des poissons (morues, bars, squales, etc.); il pense qu'elle existe aussi dans les mollusques céphalopodes. Dans les mammifères, on la trouverait chez le bœuf, le lion, le chat, la baleine; elle serait surtout très distincte sur le cheval.

Quelle que soit, d'ailleurs, l'idée qu'on voudra bien se faire du rhumatisme, voici ce qui résulte de mon expérience en ce qui concerne la variété amaurotique qui s'y rattache.

Je suis fréquemment consulté par des rhumatisants qui se plaignent d'un trouble plus ou moins considérable de la vision, affectant tantôt le type sthénique, tantôt, et c'est ce qui arrive le moins souvent, le type asthénique. Je trouve assez communément une pupille contractée; je l'ai vue dilatée dans quelques cas; elle est parfois à bords irréguliers. On a dit qu'elle était, le plus habituellement, verticalement ovalaire, ce qui m'a paru loin d'être exact. Il n'est pas rare que la marge pupillaire de l'iris adhère à la cristalloïde correspondante, par suite d'une irido-périphakite sourde et latente. Ces sortes de sujets souffrent notamment et voient plus mal à l'abaissement de la température, et quand le temps est humide et brumeux; baromètres vivants, ils signalent les vicissitudes de l'atmosphère. Notons que les douleurs rhumatismales se font principalement sentir la nuit. Le plus grand nombre de nos malades ont accusé un sentiment de froid à la tête, qu'ils couvraient beaucoup, et répugnaient aux applications réfrigérantes. L'invasion de l'amaurose rhumatismale peut être rapide, ce qui a lieu surtout quand le sujet a éprouvé la brusque impression de l'influence qui lui a donné lieu; c'est notamment chez les vieux rhumatisants que la maladie s'établit avec lenteur. Je l'ai plus fréquemment rencontrée aux deux yeux à la fois que dans un seul de ces organes.

Observation 81. — Allaut, sellier, qui me consulta le 22 octobre 1846 pour une amblyopie aux deux globes, avec perception de scotomes étincelants, était affligé depuis longtemps de rhumatismes qui l'avaient décidé à aller prendre les eaux de Bourbonne-les-Bains. Aux purgatifs, à la teinture de semences de colchique, aux pédiluves irritants, je joignis le conseil de porter une calotte de flanelle couverte d'un bonnet de taffetas gommé, expédient qui eut le double effet de le débarrasser de la sensation de fraîcheur qu'il éprouvait au cuir chevelu, et d'un coryza. La vision avait beaucoup gagné le 17 novembre suivant, époque depuis laquelle il quitta ma consultation.

Observation 82. — Madame Lacoste, borgne, se présenta à mon dispensaire le 16 janvier 1847. Elle apercevait de l'œil gauche, le seul qui lui restât, des mouches fixes, des étincelles et des festons lumineux. Sa faculté visuelle était sujette à des alternatives nombreuses en bien et en mal. « C'est surtout, me dit-elle, quand les glaces » me prennent sur la tête, que ma vue est mauvaise. » Parfois, durant la nuit, les élancements qui surgissaient dans l'œil rhumatisé réveillaient la malade et s'accompagnaient d'un écoulement abondant de larmes. Elle ne souffrait presque jamais quand le temps était sec et chaud; dans les conditions opposées, elle était tourmentée par des douleurs, principalement aux membres supérieurs et dans la région dorsale. Elle portait un cautère au bras, d'après le conseil du docteur Velpeau.

Les frictions sur toute la surface du corps avec une brosse de flanelle, et les autres ressources indiquées au malade précédent, parurent avoir, dans le principe, un effet heureux. L'état de cette femme était moins satisfaisant le 4 février ; je ne l'ai plus revue depuis lors.

Observation 83. — Madame Lemoine, aveugle et rhumatisante au plus haut degré, annonça, le 7 février 1848, que, la veille, elle avait horriblement souffert durant plusieurs heures, pour avoir stationné pendant quelque temps, le soir, près du jet d'eau du Palais-National. Il y avait cinq ans que l'œil droit était frappé de cécité chez cette femme. Son œil gauche voyait encore en août 1847, quand la vision y fut anéantie tout à coup. Elle se rétablit quelque temps après, pour s'éteindre de nouveau plus tard.

Observation 84. — Atteinte de rhumatismes depuis quatre années, madame Chapet nous dit, le 25 janvier 1850, que le bras gauche s'était pris d'abord chez elle, puis la tête, puis l'œil gauche, et ensuite l'œil droit. Elle éprouvait un sentiment de glace sur la tête et dans la région des yeux. Elle annonça, le 15 février, qu'elle avait été en proie, les jours précédents, à des douleurs vives au cuir chevelu, pendant lesquelles sa vision avait gagné beaucoup ; mais, ajouta-t-elle, ces douleurs passées, les yeux se sont brouillés de nouveau.

Observation 85. — Madame Chapelle attribua son amblyopie et ses rhumatismes à ce qu'elle avait occupé un rez-de-chaussée humide. Une grande amélioration avait surgi dans son état, depuis qu'elle habitait un logement plus salubre.

Observation 86. — Chez madame Gorgé, l'œil gauche fut attaqué, après la suppression de douleurs rhumatismales qu'elle portait au bras droit depuis huit années, et qui ne reparurent plus depuis lors. Quelque temps après, le globe droit fut à son tour envahi. A une double amblyopie était associée, chez elle, une irrégularité des pupilles, par synéchie postérieure partielle.

Observation 87. — Chez madame Barbot, à qui j'ai donné des soins depuis le 4 février 1850 jusqu'au 13 juin de la même année, une opacité pointillée, que nous localisâmes dans le feuillet cornéal de la membrane de Descemet, était unie dans l'œil gauche, seul malade, à une pupille verticalement ovalaire et partiellement soudée à la capsule antérieure, obscurcie légèrement. L'iris de ce globe présentait une couleur moins vive que celle de son congénère ; il semblait couvert d'un léger brouillard. La vue était trouble et traversée par des scotomes étincelants.

L'aloès, la teinture de colchique, les vésicatoires derrière l'oreille gauche, les frictions stibiées, les bains de vapeur, etc., eurent pour résultat d'amener un assez haut degré de vision pour que l'œil affecté pût se livrer à la lecture.

Une paralysie de la sixième paire gauche, et une amblyopie double, de nature rhumatismale, ne sauraient être, dans le fait suivant, l'objet d'un doute.

Observation 88. — Le 6 janvier 1848, madame Chenut, marchande de vin, consulte à l'Hôtel-Dieu M. le professeur Roux, qui lui ordonne un séton à la nuque. Répugnant à s'y soumettre, elle vint me trouver et me fournit les renseignements suivants :

Une douleur très forte surgit à l'épaule droite, il y avait six mois ; elle ne dura que vingt-quatre heures, du dimanche au lundi soir. Le mardi, la partie droite du front fut envahie par des élancements qui se perpétuèrent six semaines ; après leur disparition, des souffrances aiguës se manifestèrent à la mâchoire inférieure, à gauche. Un jour que madame Chenut se trouvait au Jardin des plantes, il y avait trois mois, la vue se troubla tout à coup, au point que les objets n'étaient presque pas distingués; elle ne ressentit plus dès lors les douleurs de la mâchoire. Son médecin avait eu recours aux émissions sanguines, aux vésicatoires et au calomel.

Je constatai une vision assez obscure pour empêcher la consultante de cheminer seule, sans danger, sur la voie publique. Un strabisme interne, associé à de la diplopie, régnait à gauche. La malade accusait un sentiment de glace sur la tête; elle était très sensible au refroidissement de la température, et recherchait la chaleur.

Schmucker rapporte qu'un homme de cinquante-deux ans, tourmenté d'une violente douleur de goutte à l'épaule droite, plaça sur cette région des linges imbibés d'eau froide, d'après le conseil d'un de ses amis. La douleur cessa; mais, douze heures après, la vision était abolie. Ce chirurgien se hâta de faire appliquer un large vésicatoire sur cette même épaule, administra l'émétique, et soutint quelque temps l'effet de ces moyens; deux mois après, le malade avait recouvré la vue.

ARTICLE XIII.

Amaurose syphilitique.

Aux ulcères que le virus syphilitique produit sur la verge, à la bouche et à la gorge, aux végétations qu'il engendre sur le gland et à la marge de l'anus, aux adénites qu'il cause dans les régions inguinale et cervicale, aux dermatoses, habituellement non prurigineuses, qui peuvent en être la suite, aux tuméfactions, aux douleurs qui en sont les conséquences du côté des os, il est aisé de reconnaître qu'il est très probablement constitué par un principe matériel qui s'infiltre dans les détails les plus minutieux de l'économie. Rien d'étonnant, dès lors, que l'amaurose syphilitique, dont nous avons déjà relaté deux exemples (pages 3 et 5), soit loin d'être rare. Les médecins surtout qui exercent dans les grands centres de population ne doivent pas manquer de s'enquérir, sous ce point de vue, des précédents de leurs malades.

Lawrence prétend n'avoir jamais constaté que l'infection vénérienne eût donné lieu à la goutte-sereine, même lorsqu'elle avait provoqué des accidents constitutionnels, assertion qui a lieu de nous étonner de la part d'un oculiste en possession d'une vaste pratique.

Au nombre des amauroses incurables, Scarpa place celles qui dérivent de la vérole confirmée, et dans lesquelles l'existence d'une ou de plusieurs exostoses sur le front, sur les côtés du nez, sur l'os maxillaire supérieur, peut faire soupçonner une complication semblable dans l'intérieur de la cavité orbitaire. Cette opinion est renversée par des faits de réussite dans des cas de ce genre ; elle ne saurait être soutenue, aujourd'hui surtout que la science est riche en moyens héroïques contre les désordres de la syphilis invétérée.

Demours annonce aussi qu'il n'a que rarement obtenu quelques succès dans l'amaurose reconnaissant une telle origine. « Tout récemment encore, ajoute-t-il, j'ai vu un » jeune homme de vingt-sept ans, de constitution athlé» tique, complétement aveugle par des amauroses de » cette nature. J'ai consenti à l'essai des frictions, en

» avouant aux parents que je doutais beaucoup qu'il en » éprouvât quelque amélioration. »

Jungken me paraît être beaucoup plus dans le vrai que les deux derniers auteurs qui viennent d'être cités. L'amblyopie et l'amaurose syphilitiques, dit-il, fournissent un bon pronostic ; un traitement antivénérien rétablit généralement la vision ; la maladie n'est au-dessus des ressources de l'art que quand des mutations organiques importantes se sont opérées déjà dans la profondeur de l'œil.

Le venin morbide est-il susceptible de créer des désordres dans la substance de la rétine, comme il en crée de si remarquables au sein de l'iris ? Y a-t-il lieu d'invoquer ici l'opinion de M. le professeur Lallemand, pour qui le virus vénérien peut exercer une influence directe sur le cerveau ? L'amaurose ne proviendrait-elle pas plutôt d'une compression du nerf optique ou d'une partie quelconque de l'encéphale par un obstacle osseux développé à la base du crâne ? La rareté des autopsies, entreprises au point de vue de nous éclairer à cet égard, rend cette question indécise encore ; la dernière hypothèse toutefois me paraît la plus probable, à moins d'admettre, avec Rosas, que le trouble amaurotique peut provenir, dans de telles circonstances, tantôt d'un vice organique de l'encéphale, tantôt d'une dégénérescence qui a envahi les os crâniens. Boerhaave a vu une goutte-sereine uni-oculaire produite par une exostose syphilitique qui comprimait le nerf optique, à l'entrée de celui-ci dans l'orbite ; le nerf lui-même et le cerveau jouissaient de leur intégrité normale. Plusieurs auteurs allemands font observer que les sujets qui ont été rachitiques et scrofuleux dans le jeune âge, et qui, par la suite, ont été infectés de syphilis, sont plus particulièrement disposés à l'amaurose par altérations osseuses.

Bien que la variété morbide dont il est ici question s'accompagne souvent de phénomènes assignés à la catégorie des accidents secondaires de la vérole, l'observation démontre que c'est dans la période des accidents tertiaires qu'elle doit plutôt trouver place. On sait qu'ils comprennent les nodus, les tumeurs gommeuses, les tubercules profonds, et surtout les affections des os, telles que les périostoses et les exostoses. J'ai vu l'amaurose syphilitique compliquée de surdité ; elle peut être associée à la paralysie de la cinquième paire ou d'autres branches nerveuses, à des accès épileptiformes, etc. Chez une femme que j'ai observée avec les docteurs Delarroque père et Woirhaye, elle était accompagnée de végétations à la marge de l'anus.

L'amaurose syphilitique attaque presque toujours les deux yeux, tantôt en même temps, tantôt successivement ; il n'est pas rare que le mal soit à l'état de goutte-sereine complète d'un côté, et d'amblyopie de l'autre. Le type est tantôt congestif, tantôt torpide. L'affection peut contracter l'allure de l'héméralopie (voyez chap. VII. Quelques phénomènes que Jungken a placés dans son cadre symptomatologique, zone radiée péri-cornéenne, iris d'une teinte sale, pupille tirée en haut et en dedans vers la racine du nez, synéchie postérieure partielle, ne sont que des complications exceptionnelles d'une irido-périphakite intercurrente. Les globes ne présentent souvent aucun signe morbide constatable pour l'observateur.

Toutefois l'existence de brides entre la cristalloïde antérieure et l'iris, et la déformation de la pupille, chez un sujet amaurotique, militent pour une investigation minutieuse sur les antécédents du malade, l'iritis ayant pu surgir lors des accidents secondaires de la vérole, et l'amaurose se déclarer plus tard, comme phénomène tertiaire. J'ai vu également l'iritis envahir un œil, dans le cours d'une goutte-sereine syphilitique, et céder à la continuation du traitement général, fortifié par les moyens dont l'expérience a démontré l'efficacité contre les inflammations iridiennes, et avant tout les émissions sanguines.

Observation 89. — Madame V...., fut conduite par sa fille à mon dispensaire, le 3 juillet 1849. A l'œil gauche, frappé d'atrophie, ne distinguant pas le jour de la nuit, et offrant des désordres au-dessus des ressources de l'art, la pupille, soudée à la capsule antérieure du cristallin, était déformée, tirée vers la racine du nez, et oblique de bas en haut et de dehors en dedans. Cette disposition indiquée par les Allemands, et constatée souvent par moi-même, comme signe habituel de l'iritis syphilitique, éveilla mon attention sur la nature de la maladie de l'œil droit, pour lequel seul on consultait, et mes prévisions se réalisèrent. Cette femme, en effet, qui ne fit aucun mystère du mal dont elle était affligée, et pour lequel elle avait reçu les soins de deux médecins, annonça qu'elle avait eu des pustules à la peau, des ulcérations à la gorge, et des douleurs ostéocopes d'une violence telle qu'elle avait, disait-elle, passé deux mois presque sans sommeil. De plus, elle était en proie, depuis peu, à une incontinence d'urine; depuis peu également la défécation n'était plus soumise, chez elle, à l'empire de la volonté; ces inconvénients la privaient de quitter son domicile. Une grande faiblesse régnait aux extrémités inférieures.

« M. Hamel et le docteur de l'Isle, que je priai d'examiner soigneusement la malade, rencontrèrent un lichen circumscriptus à la jambe droite, et de l'eczéma au cuir chevelu.

Je constatai que la vue était assez obtuse, à l'œil droit, pour empêcher cette femme de reconnaître des objets, même d'un assez grand volume. Elle affirma qu'elle ne pouvait distinguer, à quelques pas, dans la rue, un homme d'une femme. Lui ayant présenté les pages d'un livre, elle annonça qu'elle voyait à peine s'il y avait du blanc et du noir. Elle était inhabile à se conduire. De la photophobie, la perception de mouches et de corps lumineux avaient signalé les débuts de l'amaurose. La malade avait été largement saignée et purgée ; elle n'avait pas cessé, depuis deux mois, de promener des vésicatoires sur la région fronto-temporale.

Les principaux remèdes auxquels j'eus recours, jusqu'au 26 octobre de la même année, furent la liqueur de Van-Swieten, l'onguent napolitain en frictions au voisinage de l'orbite, l'iodure de potassium, la tisane de Feltz, les pilules de chlorure d'or et de sodium, les bains sulfureux. J'ordonnai la privation absolue de mets salés et épicés et de liqueurs excitantes. La vision se bonifia avec assez de rapidité pour que, le 9 août, madame V..... pût lire, bien qu'avec peine, deux lignes d'un fort caractère ; la paralysie du rectum avait disparu à cette époque et celle de la vessie avait subi un amendement notable. Passant sous silence les minutieux détails de cette observation, j'ajouterai que madame V..... arriva peu à peu à distinguer les enseignes des boutiques; elle finit par être à même de lire, dans une journée, plus de soixante pages. Conduisant à son tour, à mon dispensaire, le 11 novembre 1850, un aveugle amaurotique, le nommé Deldique, elle annonça que sa guérison se maintenait, et qu'elle enfilait sans peine une aiguille.

Observation 90. — C'est à l'insu de la malade et après une consultation que j'eus avec son médecin habituel, que je fis suivre un traitement antivénérien longtemps prolongé, à madame L....., qui attribuait ses maux à des chagrins provenant de la perte de sa fortune. A l'amaurose complète qu'elle portait à droite et à la même maladie, mais moins avancée, dont elle était atteinte à gauche, se trouvaient associées des ulcérations à la bouche, des douleurs ostéocopes dont l'origine remontait à plusieurs années et de la surdité. « Je souffre quelquefois, » disait-elle, comme si l'on me retournait la cervelle. » Il y avait eu une éruption sur le cuir chevelu, aux aisselles, sur tout le corps, si ce n'est les cuisses. La malade avait perdu ses cheveux. Le 4 décembre 1849, jour où je la vis pour la première fois à mon dispensaire, elle ne pouvait se conduire.

Sous l'influence des mercuriaux et de l'iodure de potassium, la surdité était moindre le 3 janvier 1850, mais la céphalalgie persistait. Chose remarquable, le voile qui, à l'œil droit, dérobait la vue des objets, s'était troué vers son milieu, de telle sorte que quelques corps pouvaient être aperçus. Il se divisa quelque temps après en sept ou huit boules noires, fixes par rapport à l'axe de la vision et entourées chacune d'une auréole jaunâtre. La malade affirma plus tard qu'elle distinguait une sorte de feuille d'arbre desséchée et percée çà et là. La rétine se dégageait peu à peu dans cet œil; la vision faisait graduellement aussi des progrès à gauche; la surdité avait disparu; parfois encore des douleurs se manifestaient pendant la nuit dans les membres, quand, à compter du 4 juillet 1850, la malade ne revint plus à la consultation.

Observation 91. — Atteinte d'ulcères dans la cavité buccale et de douleurs qu'elle qualifiait de rhumatismales, madame V....., dont j'avais traité le mari d'une iritis syphilitique, rapportait l'amaurose dont elle était affectée à une violente attaque de choléra. Je lui prescrivis les moyens qui figurent dans l'exemple qui précède, et dont je lui laissai ignorer la nature. La paralysie, qui privait complétement l'œil gauche de la faculté visuelle, se répartit pendant la première phase du traitement d'une manière inégale dans la rétine, de telle sorte que, le 17 juillet 1849, un corps était assez normalement perçu quand on le plaçait du côté de la tempe, mais n'était que peu distingué lorsqu'il était présenté du côté du nez et vis-à-vis de l'organe. Cet œil guérit, ainsi que son congénère, amaurotique également, mais à un moindre degré.

Observation 92. — Chez une femme de chambre qui me consulta le 4 janvier 1849, je reconnus qu'un objet situé en face de l'œil gauche était vu en haut et en bas, et ne l'était point vers son milieu. Il était parfaitement distingué sur les côtés de l'organe. Les mêmes phénomènes régnaient à droite, si ce n'est que le corps, au lieu d'échapper à la vue, vers sa partie moyenne, n'y était couvert que d'un voile grisâtre. Il y avait donc double amaurose centrale, complète à gauche, incomplète à droite. Les désordres dataient de quatre mois pour le globe gauche, de huit jours seulement pour le globe droit. Dans l'un et dans l'autre, l'invasion avait été brusque.

Croyant à une congestion cérébro-oculaire, d'après les symptômes dont on me fit part, je conseillai quelques ressources en harmonie avec cette indication, et qui furent approuvées par un savant et consciencieux professeur de notre école, médecin de la dame chez laquelle la malade était en service. Au début, cette médication parut couronnée de quelque succès qui ne fut pas durable. Quel fut mon étonnement, quand cette femme, dont l'air modeste et les formes polies n'avaient point laissé pénétrer dans mon esprit le soupçon d'une maladie syphilitique, me communiqua mystérieusement, le 23 mars, qu'elle en était infectée depuis longtemps.

La rapidité avec laquelle s'effectua la guérison dans le fait suivant vient confirmer les paroles du docteur Lagneau, consignées dans l'article : *Névroses des sens ; surdité, amaurose et aphonie syphilitiques*.

« C'est principalement, dit-il (1), contre les symptômes » de cette nature que le sublimé corrosif jouit d'une mer- » veilleuse efficacité, de laquelle j'ai tiré le plus grand » parti dans plusieurs cas vraiment désespérés. Van- » Swieten, de Haen, Storck et beaucoup d'autres célèbres » médecins ne tarissent pas sur les éloges de ce remède, » administré en pareille circonstance. »

Nous ajouterons que M. Langenbeck, qui a préconisé contre l'amaurose l'usage interne du sublimé corrosif, après avoir guéri par cet agent plusieurs malades, n'a peut-être eu affaire chez eux, ou chez la plupart d'entre eux, qu'à des gouttes-sereines syphilitiques (2).

(1) LAGNEAU, *Maladies syphilitiques*, 6e édit, t. II, p. 327.

(2) M. Langenbeck fait prendre, soir et matin, une cuillerée à bouche de la solution suivante :

℞ Bichlorure de mercure.......... 5 centigr.

Observation 93. — Je fus consulté, le 15 mars 1849, par Boudet, âgé de cinquante ans, qui venait d'être traité à l'hôpital de la Charité de Paris pendant quarante jours. La médication s'était composée de quatre saignées, de sangsues posées aux tempes au nombre de vingt-six, d'un séton à la nuque, de six purgations avec l'huile de ricin. Ces ressources avaient été inefficaces.

Les yeux étaient affectés depuis une année. Du trouble de la vue, surtout dans le travail assidu, de la photophobie, de la diplopie, s'étaient montrés au début; la détérioration des fonctions visuelles fit graduellement des progrès; je trouvai l'œil gauche frappé de cécité; la vision était confuse dans son congénère. Dès le principe, de la céphalalgie tourmentait fréquemment le malade. Rien de saillant quant aux signes objectifs; les pupilles offraient leur ampleur normale.

Remontant aux causes, j'appris que Boudet avait eu des chancres en 1830, et une gonorrhée en 1836. Une angine, des douleurs aux membres s'exaspérant par la chaleur du lit, existaient depuis longtemps; il y avait eu des taches à la peau; les cheveux tombaient depuis deux années. Ces assertions étaient plus que suffisantes pour déterminer la nature de la maladie.

Je prescrivis des pilules au sublimé, la tisane de douce-amère, l'onguent napolitain sur le front, et les affusions réfrigérantes.

Je fus agréablement surpris, au commencement d'avril suivant, quand je constatai une grande amélioration dans la vision de l'œil droit et le rétablissement

Eau distillée....................	190 gram.
Gomme arabique................	12 gram.
Teinture thébaïque.............	12 décigr.

de cette fonction au globe gauche. Celui-ci aperçut un livre, le nombre des doigts qui lui furent montrés, et quelques autres objets. La vue était plus développée dans cet organe vers la périphérie qu'au centre de la rétine.

Les progrès marchèrent à grands pas jusqu'au 29 avril. Le malade distingua ce jour-là, de l'œil gauche, l'heure à une pendule. J'eus le regret de le perdre de vue depuis cette époque.

Je rapprocherai de cette observation un fait rapporté par le docteur Pétrequin, d'après un journal de médecine de Lyon. Un jeune homme devint aveugle, en même temps qu'il était frappé de paralysie aux membres inférieurs. Il déclara qu'il avait eu la vérole et qu'il n'avait pas subi un traitement bien approprié. Il y avait tout lieu d'attribuer ces paralysies à l'action du virus syphilitique sur quelques parties de la tête et du rachis. Il fut soumis à la liqueur de Van-Swieten. Au bout de quinze jours, il commença à recouvrer la faculté de voir. Après deux mois d'un traitement antivénérien, il quitta l'hôpital, parfaitement guéri.

Toutes les fois que je puis raisonnablement attribuer une origine vénérienne à l'amaurose, je m'en réjouis au point de vue du pronostic. « La syphilis est une planche de salut, » disait Lisfranc. J'ai rencontré quelques gouttes-sereines de ce genre, dans lesquelles l'ancienneté des lésions avait rendu toutes les médications stériles.

Il est une recommandation sur laquelle je ne saurais trop insister : c'est qu'il ne faut pas considérer les malades comme définitivement délivrés, dès que leur vue s'est reconstituée dans ses conditions à peu près normales, et que les autres accidents vénériens se sont dissipés. On doit, longtemps encore, se tenir en éveil contre leur retour, et persévérer dans les remèdes avec modération et en les suspendant de temps à autre. Dupuytren, qui traitait tous ses syphilitiques par les pilules de sublimé, d'extrait d'opium et d'extrait de gaïac, et par la tisane de salsepareille, de gaïac et de squine, insistait à sa clinique de l'Hôtel-Dieu sur ces considérations : que les maux vénériens, supposés guéris à cause de la disparition des accidents qu'ils engendraient, n'étaient presque toujours que palliés ; qu'il fallait, dans le traitement des affections syphilitiques constitutionnelles, continuer l'emploi des moyens curatifs, après la cessation de tous les symptômes, pendant un temps égal à celui qui avait été nécessaire pour dissiper ces symptômes ; il y a lieu de supposer, seulement alors, disait-il, que le venin morbide a été éliminé de l'économie, et ne viendra plus, au moment où l'on s'y attend le moins, occasionner une récidive.

Observation 94. — Olin, charron, avait reçu les avis de plusieurs médecins avant de venir à ma consultation le 18 avril 1850. Un honorable professeur de notre faculté avait prescrit la belladone ; un oculiste avait ordonné les pilules d'opium, dans l'idée que l'amaurose dépendait ici de l'abus des boissons alcooliques ; un autre appliqua nombre de fois des ventouses à la nuque et derrière les oreilles ; des mélanges excitants, en frictions sur le front et les tempes, avaient été conseillés par deux confrères. Bref, depuis dix-huit mois, Olin suivait les consultations des hôpitaux et des dispensaires, sans trouver nulle part de soulagement, ni l'espoir d'une guérison future.

J'ai sous les yeux un certificat qui lui fut délivré, le 27 mars 1850, par le docteur Aladane-Delalibarde. Il porte que cet homme est affligé d'une amaurose complète à droite, et avancée à gauche.

C'est à la source mentionnée dans les observations qui précèdent que j'attribuai encore le mal pour lequel on demandait mes conseils. L'infection remontait à trois années; un traitement incomplet avait été suivi à cette époque. Je prescrivis les hydrargyriques et l'iodure de potassium. Le 15 juillet suivant, je présentai Olin à plusieurs confrères présents à la consultation; non seulement il se conduisait sans guide et avait repris son travail, suspendu depuis plus d'une année; mais il lisait, même de l'œil droit, des caractères d'imprimerie de dimensions assez petites. Les douleurs nocturnes s'étaient presque tout à fait évanouies. Je conseillai le sirop de salsepareille, associé à l'iodure de potassium et au biiodure de mercure.

J'avais perdu cet homme de vue, quand il revint à mon dispensaire le 25 novembre 1850. Une rechute avait eu lieu, par suite de la suspension de tout traitement, motivée par l'état de pauvreté du malade. L'œil gauche put distinguer encore l'heure à une pendule, bien que la vision y eût un peu perdu de sa netteté; cette fonction était anéantie à droite. Olin annonça, le 3 janvier 1851, qu'il s'était de nouveau soumis, depuis trois semaines, à la médication antisyphilitique que j'avais prescrite, et qu'il commençait à en ressentir les heureux effets.

Nous constatâmes avec satisfaction, le 14 mars suivant, qu'Olin avait regagné tout le terrain qu'il avait perdu. Il reconnut avec facilité, de l'œil droit, des objets minutieux. Nous l'exhortâmes à continuer la médication générale.

Il faut prendre garde de confondre l'amaurose vénérienne avec des désordres de même origine, ayant pour siége principal l'iris et la cristalloïde correspondante. L'erreur ne serait pas possible si l'iritis syphilitique, qui fait partie des accidents secondaires de la vérole, offrait toujours avec franchise le cortége pathognomonique que les auteurs indiquent : altération de la coloration iridienne qui peut contracter une teinte cuivrée ; irrégularité, trouble de la pupille ; douleurs circumorbitaires violentes, et revenant principalement le soir, etc. Il est une autre forme sur laquelle nous avons insisté ailleurs (1), et que nous avons vu bien des praticiens méconnaître ; se rattachant à l'iritis ou à l'irido-périphakite, dont elle est un premier degré, qui peut se perpétuer longtemps, elle offre une marche insidieuse et lente. Bien que le diaphragme oculaire soit pourvu de sa couleur physiologique, et la prunelle de son éclat naturel, en apparence au moins ; bien qu'il y ait absence absolue ou presque absolue de souffrances, un cercle bleu en dehors de la circonférence de la cornée, du resserrement dans la pupille, une faible bride, qui manque parfois encore à la marge pupillaire, du brouillard dans la vue, un peu de photophobie, la résistance du mal aux agents non spécifiques invoqués pour le combattre, suffisent, avec quelques données commémoratives, pour fixer le siége et l'essence de la lésion. Ayez surtout égard à l'anneau ardoisé signalé par les Allemands sous le nom, défectueux d'après nous,

(1) Ch. Deval, *Note sur les affections vénériennes de l'œil et sur une forme insidieuse de l'ophthalmie syphilitique* (*Gazette médicale*, année 1848, p. 2). Ce travail a été analysé ou partiellement reproduit dans les *Annales d'oculistique*, l'*Union* et l'*Abeille médicale*, et dans plusieurs autres journaux.

de *cercle arthritique*. Dénotant un mouvement congestionnel aux vaisseaux ciliaires, une turgescence des ramifications vasculaires qui abondent à la périphérie de l'iris et de l'appareil lenticulaire, il montre une iritis existant déjà à un faible degré, ou qui est près d'éclater avec ses caractères pathognomoniques. Comment l'iris, comment la capsule antérieure pourraient-ils être frappés de phlogose, sans que les éléments, si éminemment vasculaires, qui les limitent, se congestionnent, devenant visibles alors à travers le tissu sclérotical distendu, de même que la couleur bleue de la choroïde se laisse apercevoir à travers l'enveloppe fibreuse, peu dense encore chez les jeunes sujets, ou bien, chez les adultes, dans la choroïdite.

ARTICLE XIV.

Amaurose vermineuse.

Si la présence des vers dans le canal intestinal détermine, le plus habituellement, la mydriase, elle est susceptible aussi d'engendrer une amaurose, le plus souvent incomplète, mais parfois complète.

Le docteur Pétrequin (1) rapporte que le professeur Lorresini (de Padoue) conserve dans un bocal plus de soixante lombrics dont l'élimination amena la guérison instantanée d'une fille amaurotique, âgée de quatorze ans.

Vandermonde parle d'un enfant, d'une huitaine d'années, qui, ayant perdu la vue et la parole, rendit, à la faveur d'un émétique, et par le vomissement, un ver long

(1) PÉTREQUIN, *loc. cit.*, p. 13.

d'un demi-pied. Les purgatifs et les anthelminthiques ne tardèrent pas à amener un rétablissement radical.

« J'ai vu plusieurs fois la goutte-sereine produite par des vers, dit Marc-Antoine Petit (1), et céder à l'action des vermifuges. »

C'est principalement chez les jeunes sujets atteints d'amaurose non congénitale qu'il faudra se tenir en garde contre cette cause possible du trouble de la faculté visuelle, trouble qui a quelquefois ici une invasion brusque. Il y aura lieu de la soupçonner, si le malade a le teint jaunâtre, la figure bouffie ; s'il éprouve, de temps à autre, du claquement dans les dents ; s'il a plus de salive que d'habitude, et si l'on trouve, le matin, sur son oreiller, ce fluide quelquefois écumeux ; si le ventre est gonflé et l'haleine fétide ; s'il y a du prurit au nez, à la gorge, au fondement ; si le sommeil est inquiet et interrompu par des rêvasseries ; si surtout le sujet a déjà rendu des vers. Le docteur Charles de Hubsch, que j'ai trouvé fort habile à diagnostiquer les affections vermineuses, après les avoir observées à Naples en grand nombre, a insisté sur l'état de la langue chez les malades atteints d'helminthiasis (2). Elle offre communément un enduit blanchâtre, parsemé de points rouges. Les uns ont la grosseur d'une tête d'épingle, les autres sont plus petits ; il en est qui sont réunis en groupe, de manière à former des plaques rouges qui se dessinent sur un fond blanc. Plus confluents vers les bords et l'extrémité de la langue, ils sont constitués par l'érection de ses papilles sous l'influence de l'irritation dont elles deviennent le siége.

(1) M.-A. PETIT, *Observations cliniques*. Lyon, 1815.

(2) *Abeille médicale* et *Bulletin de thérapeutique*, année 1847.

Observation 95. — A l'époque où le docteur Hubsch était mon aide, j'eus l'occasion de rencontrer avec lui, à mon dispensaire, les symptômes qui viennent d'être notés, chez Élisa, âgée de dix ans : c'était le 19 février 1847. Elle était en proie à des douleurs fréquentes au creux de l'estomac et dans la région ombilicale ; ses digestions étaient pénibles, ses pupilles assez dilatées ; sa vue était confuse dans des instants, et assez bonne dans d'autres, pour lui permettre de distinguer des objets minutieux ; ses yeux étaient sensibles à l'éclat du jour. D'après l'ensemble de ces phénomènes, et après nous être assuré que la maladie n'était point une simple mydriase, nous songeâmes à une amblyopie vermineuse, bien que la jeune fille n'eût jamais rendu de vers. Nous ordonnâmes, soir et matin, un paquet composé de calomel, de poudre de racine de jalap et de semen-contra, et des frictions, tous les soirs, sur le ventre, avec de l'huile camphrée.

Le 22 du même mois, on annonça que les selles avaient été fréquentes et copieuses, mais ne contenaient point de vers.

Plusieurs lombrics furent expulsés du 23 au 26 février. Je fis cesser les poudres, qui paraissaient fatiguer l'enfant, et je leur substituai la décoction de mousse de Corse. Je continuai l'huile camphrée.

Du 26 février au 2 mars, nouvelle expulsion de vers (ascarides lombricoïdes et vermiculaires). Décoction d'ail dans du lait ; frictions au fondement avec de l'onguent napolitain.

Les poudres précédemment prescrites, la mousse de Corse, les anthelminthiques, en un mot, furent ordonnés jusqu'au 3 mai, jour de la dernière consultation. A la fin d'avril, l'enfant ne rendait plus de vers, et toute trace d'amblyopie avait disparu. Je conseillai quelques boissons amères.

L'observation démontre que, chez les adultes aussi, l'amaurose peut avoir cette même origine. Tel était le cas d'un ouvrier, âgé de vingt-quatre ans, qui souffrait aux deux yeux d'une amblyopie accompagnée de diplopie. Une solution de tartre stibié, à prendre par cuillerées à café, ayant été prescrite par le docteur Florent Cunier (1), le malade, qui n'avait pas souvenance d'avoir jamais rencontré de vers dans ses selles, eut de fortes évacuations alvines, et rendit une vingtaine de lombrics. La continuation du remède eut, pendant plusieurs jours, un résultat identique, et la guérison ne tarda pas à s'établir.

Un villageois était aveugle, avait les pupilles dilatées, et éprouvait, par intervalles, des symptômes de fureur tels, qu'on croyait qu'il avait été mordu par un chien enragé; c'était même l'opinion du chirurgien en chef de l'Hôtel-Dieu de Clermont-Ferrand, où cet homme fut conduit. On l'enferma dans une chambre basse destinée aux malades de cette espèce; ce malheureux, qui refusa constamment de prendre les aliments et les boissons qui lui étaient présentés, ne tarda pas à succomber. On trouva, dans le canal intestinal, de 160 à 180 vers, de la longueur de 5 à 11 pouces, les uns vivants, les autres morts. Il fut facile de reconnaître, mais un peu tard, ajoute Delarue (2), qui relate ce fait, que les symptômes nerveux que cet homme avait offerts, ainsi que l'amau-

(1) *Annales d'oculistique*, t. IV.

(2) DELARUE, *Cours complet des maladies des yeux*. Paris, 1820.

rose, n'étaient pas le résultat d'une cause rabique, mais provenaient de la seule présence des vers dans le canal intestinal.

Observation 96. — Madame Bonneville me fut adressée, le 28 septembre 1846, par le docteur Fournier-Duportail. A une amblyopie très prononcée se joignaient, chez elle, des atteintes de névralgie sus-orbitaire ; la face était terreuse et bouffie ; un demi-cercle, d'une teinte bleuâtre, régnait vers la racine des paupières inférieures ; des lipothymies surgissaient de temps à autre ; le sommeil était souvent troublé par des rêves sinistres, qui réveillaient la malade et la jetaient dans une grande anxiété. Comme elle éprouvait des nausées fréquentes, quelquefois même des vomissements, je crus devoir faire entrer dans la médication, et comme agent purgatif, une mixture composée d'eau-de-vie allemande, de vin de colchique, de sirop de fleurs de pêcher et d'alcoolat d'anis ; madame Bonneville dut en prendre deux ou trois cuillerées à bouche tous les trois jours.

Quels furent son étonnement et le mien, quand elle m'apporta, au bout de peu de jours, plus d'un mètre et demi d'un tænia qu'elle avait rendu par les selles, et dont personne n'avait soupçonné l'existence ! Les indications, dès ce moment, devinrent précises, et j'appris que le médecin ordinaire de la malade s'y conforma, sans que j'en eusse connu les résultats.

La goutte-sereine, déterminée par le séjour des vers dans le tube digestif, a été rangée dans la catégorie des amauroses ganglionnaires ou du grand sympathique : c'est, en effet, l'irritation du système nerveux abdominal, sous l'influence de la titillation continuelle occasionnée par ces parasites, qui en constitue le point de départ.

Il me paraît hors de doute, toutefois, que le trouble des fonctions visuelles s'établit surtout par la souffrance du cerveau, qui vient participer aux désordres abdominaux, d'où des effets pathologiques divers : la céphalalgie, le trismus, le strabisme, des accès épileptiformes, des accidents parfois qui peuvent devenir mortels. Mais comment se fait-il que la même cause n'entraîne pas toujours les mêmes conséquences, et que l'amaurose apparaisse si rarement, dans cette circonstance, tandis qu'il est si commun, notamment chez les enfants, de rencontrer des quantités énormes de vers qui suscitent à peine quelque dérangement à la santé? Comme pour bien des choses en médecine, l'interprétation de ce phénomène se perd dans les secrets de la vie; force est d'invoquer, pour l'explication de cette variabilité d'effets, l'irritabilité variable des individus. Il paraît probable, d'après le docteur Duval (d'Argentan), que, pour donner lieu à la forme amaurotique qui nous occupe, les vers doivent être agglomérés sur un point particulier, et non encore déterminé, du tube digestif, de telle sorte, continue-t-il, que, se trouvant, par exemple, dans la région inférieure des intestins, ils ne produiraient aucune réaction vers les yeux et le cerveau, tandis que, fortuitement placés dans la partie supérieure, ils entraîneraient l'amaurose. Nous ajouterons que, dans la pensée des docteurs Roche et Sanson, les convulsions et les autres désordres sérieux, que ces entozoaires sont susceptibles d'engendrer, ne surgissent que quand ils ont fait irruption dans la cavité de l'estomac.

ARTICLE XV.

Amaurose suite de la grossesse.

Madame T..., actrice française, habitait, il y a quelques années, Constantinople, pour l'exercice de son art, quand, au cinquième mois de sa grossesse, elle fut frappée de cécité. Tous les moyens mis en œuvre se montrèrent stériles. On la croyait aveugle à jamais, lorsque, par la parturition, la maladie se dissipa comme par enchantement.

Des faits de ce genre ne sont pas rares : il en est même question dans des auteurs anciens, Sennert, Lazare-Rivière, Morgagni. Des femmes sont devenues aveugles à chacune de leurs grossesses, bien que, dans quelques cas, plusieurs années se fussent écoulées depuis leur dernier accouchement. L'épouse d'un pharmacien, dont le docteur Santesson a relaté l'histoire dans le *Journal d'Edimbourg*, fut, dans l'espace de dix ans, affligée de goutte-sereine complète, aux deux yeux, pendant huit grossesses consécutives. Dans les premières, la vue se reconstituait une semaine après l'accouchement ; un mois se passa, lors des dernières, avant le retour des perceptions visuelles. Boyer rapporte qu'une femme était prise, pendant sa grossesse, d'une hémiopie qui durait peu de temps, pour revenir ensuite. Une autre, dont parle Portal, devint amaurotique à sa première grossesse, sourde à la seconde, presque muette à la troisième.

C'est dans le cadre des amauroses ganglionnaires ou abdominales qu'on a encore placé cette forme morbide, qui ne consiste, d'ailleurs, dans bien des circonstances, que dans un simple trouble de la vision, avec ou sans myodésopsie, diplopie, etc. : il faut l'attribuer, a-t-on dit, à une correspondance sympathique entre l'utérus et les nerfs de l'organe visuel. Morgagni, qui invoque la turgescence des artères et des veines de l'intérieur et de l'extérieur du nerf optique, me paraît se rapprocher davantage de la vérité, au moins dans la plupart des cas. Je crois que le plus grand nombre des amblyopies ou des amauroses de ce genre sont cérébrales, affectant tantôt un type franchement congestif, tantôt manifestant une allure sourde, asthénique, circonstance dans laquelle il y a lieu de supposer que des épanchements existent dans la cavité crânienne. Quant aux influences auxquelles il faut attribuer ces effets, on les cherchera dans une conformation dont il ne nous est pas donné de sonder le mystère, dans une idiosyncrasie particulière, à laquelle viennent s'ajouter la cessation des menstrues, l'obstacle qu'apporte au cours du sang la compression des viscères abdominaux, d'où la gêne de la circulation encéphalique. Les vomissements répétés et incessants, qu'est susceptible de causer la gestation, et qu'on a vus se prolonger pendant toute sa durée, doivent encore entrer en ligne de compte.

L'opinion d'un auteur, d'un grand poids en pareille matière, cadre avec celle que nous venons d'émettre.

« Les névroses ophthalmiques, dit Capuron (1), ne » s'observent pas chez toutes les femmes, ni à la même » époque de la grossesse. Elles se manifestent quelque- » fois immédiatement après la conception, ce qui indique » alors qu'elles tiennent plutôt à quelque anomalie de la

(1) Capuron, *Traité des maladies des femmes*. Paris, 1817.

» sensibilité qu'à toute autre cause. Mais, le plus sou-
» vent, les femmes ne se plaignent d'avoir la vue affectée
» qu'à une époque plus ou moins avancée de la gros-
» sesse; c'est ordinairement lorsque le sang reflue vers
» la tête, parce qu'il circule avec peine dans les vais-
» seaux de l'abdomen. Cette dernière cause doit avoir
» lieu principalement chez les femmes sanguines, qui se
» livrent aux excès de la table, qui prennent des bains
» trop chauds, qui serrent beaucoup leurs vêtements,
» qui ne modèrent pas leurs passions. »

Après avoir avancé que la détérioration visuelle, engendrée par l'état pléthorique du cerveau et de la rétine, peut arriver à un degré tel que la femme se croie dans les ténèbres, bien qu'elle n'offre aucun vice appréciable dans les organes de la vue, Capuron ajoute que ces lésions de l'innervation sont plus ou moins dangereuses, selon l'époque de la grossesse à laquelle elles se montrent. Celles qui s'annoncent immédiatement après la conception sont rarement permanentes, d'après le même auteur; elles disparaissent communément vers le quatrième ou le cinquième mois.

Les exemples de surdité, apparue sous cette même influence, semblent moins communs; le docteur Sandras (1) en possède plusieurs de paralysie des membres supérieurs ou inférieurs, et même d'hémiplégie.

Il est permis d'établir en thèse générale que les femmes, qui doivent leur cécité à la cause dont il est question dans cet article, recouvrent la vue après la délivrance. Cette proposition ne saurait être absolue. Madame Lebronec, qui me consulta en 1847, était devenue aveugle,

(1) *Union médicale*, année 1850.

un mois avant ses couches : « Je ne pouvais, me dit-» elle, reconnaître qu'à la voix les personnes qui m'en-» touraient. » Or, deux mois après la parturition, cette femme se conduisait, mais sa vue était faible et traversée par des étincelles, des mouches, et de la diplopie de temps à autre. Dans quelques cas, des désordres incurables se sont enracinés dans les tissus qui président à l'acte de la vision. Les annales de la science fournissent l'exemple d'une Juive devenue aveugle dans trois grossesses consécutives : aux deux premières, la vue se rétablit; après la troisième, la cécité persista.

ARTICLE XVI.

Amaurose éclamptique.

Un grand nombre d'opinions se sont produites pour l'interprétation des accès épileptiformes susceptibles d'atteindre les femmes en couches. Les rapports symptomatologiques existant entre l'épilepsie et l'éclampsie puerpérale, l'analogie des lésions anatomiques qu'on a supposées être le point de départ des attaques dans les deux maladies, ont porté quelques accoucheurs à penser que l'épilepsie constituait une prédisposition à l'éclampsie, tandis que d'autres ont soutenu que la grossesse était, au contraire, plus propre à enrayer qu'à seconder la prédisposition aux diverses formes d'affections convulsives. On a encore invoqué une congestion encéphalique, un désordre du cerveau développé sous l'empire de la condition puerpérale, une souffrance du grand sympathique et des plexus nerveux en corrélation avec lui, la sensibilité, l'irritabilité propres aux femmes en couches, susceptibilité augmentant par les efforts auxquels elles

se livrent pour l'expulsion du fœtus, une distension violente du col et du corps de la matrice, et la déchirure de cet organe, une trop grande rigidité du col utérin qui vient contrarier le travail, etc. Le docteur Pingault (de Poitiers) rejette cette dernière cause d'éclampsie, après avoir assisté à des accouchements que cette circonstance avait rendus très longs et très pénibles, sans que des attaques se fussent manifestées (1). Cet observateur n'admet pas non plus que le tempérament nerveux dispose plus particulièrement aux spasmes éclamptiques, ayant vu des femmes délicates et nerveuses accoucher, sans avoir jamais été en proie à de tels accès, tandis que ce triste privilége lui a paru notamment réservé aux femmes robustes, bien constituées, sanguines, et qui n'avaient point été affaiblies par aucune maladie antérieure. Il l'a rencontré chez celles dont les membres inférieurs avaient été infiltrés, circonstance qui dépend, le plus habituellement, d'une gêne dans la circulation, gêne capable d'occasionner un état pléthorique du cerveau. La primarité lui a semblé une cause prédisposante. On a aussi avancé qu'il existait constamment de l'albumine dans les urines des femmes éclamptiques. Cette coïncidence paraît avoir été constatée par le docteur Cazeaux sur 19 femmes atteintes d'éclampsie, qu'il eut occasion d'observer dans une période de cinq années, d'où l'on a inféré qu'il devait y avoir une certaine dépendance, un certain rapport de causalité entre l'albuminurie et l'éclampsie. « Lors donc, a-t-on dit (2), qu'une femme en-
» ceinte présentera une infiltration considérable, on exa-

(1) *Bulletin de la Société de médecine de Poitiers*, année 1850, n° 16.
(2) *Union médicale*, année 1850, p. 422.

» minera ses urines, et si elles offrent de l'albumine, il » faudra prévoir la possibilité d'accidents convulsifs, et » se préparer à les combattre dès leur apparition. Tout » fait même supposer que l'on pourrait les prévenir, en » pratiquant une ou plusieurs saignées aux femmes infil- » trées dans les divers mois de la grossesse, surtout dès » que les phénomènes précurseurs de l'éclampsie com- » mencent à se manifester. » Quoi qu'il en soit de la cause prochaine de cette maladie, cause encore envelop- pée d'épaisses ténèbres, qui ne sait qu'il arrive sou- vent, dans ces attaques, que les mâchoires sont vive- ment rapprochées l'une de l'autre, que les dents font entendre des grincements, que les lèvres se couvrent d'écume ou laissent passer une salive abondante, que la respiration devient irrégulière et bruyante, que les ma- tières fécales s'échappent quelquefois involontairement, phénomènes auxquels succède une roideur générale plus ou moins forte.

L'observation clinique démontre que le jeu des organes des sens est gravement compromis dans ces orages de l'innervation, et que ces organes ne rentrent qu'au bout d'un temps plus ou moins long dans leur attitude pri- mitive. Baudelocque parle de femmes demeurées sourdes et aveugles durant trois ou quatre jours. Le même au- teur en a rencontré d'autres qui avaient complétement perdu la mémoire, et qui, plus de huit jours après les convulsions, n'avaient encore aucun souvenir de leur grossesse.

Observation 97. — A la suite d'une violente attaque d'éclampsie, lors de son dernier accouchement, madame Subra resta, pendant un mois, privée de l'usage de sa raison, circonstance pour laquelle elle fut conduite à l'hôpital de la Charité. Après qu'elle l'eut recouvré, elle demeura frappée d'une cécité complète. « Je ne voyais » pas, me dit-elle, les médecins à la visite, et, dans mon » malheur, je leur demandais du secours. » Peu à peu la faculté visuelle revint ; assez satisfaisante au bout de quatre semaines, époque à laquelle la malade quitta l'hôpital, elle finit par reconquérir toute son énergie, au point de lui permettre d'exercer l'état de couturière.

Le docteur Macario rapporte (1) qu'arrivée au terme de sa dernière grossesse, une femme déjà mère de trois enfants ressentit, vers quatre heures du matin, une douleur vive à l'épigastre ; sa vue s'abolit subitement. Deux heures après, elle fut attaquée de convulsions violentes, pendant lesquelles elle accoucha sans en avoir la conscience. Une hémorrhagie interne survint après la délivrance ; on fut contraint de porter la main dans la matrice pour en extraire des caillots et dissiper l'inertie utérine, cause de l'écoulement sanguin. Les convulsions éclamptiques duraient pendant tout ce temps ; elles ne se terminèrent qu'à minuit, huit heures après l'accouchement. A sept heures du lendemain matin, la malade avait recouvré la vue.

ARTICLE XVII.

Amauroses épileptique et hystérique. Amblyopie des hypochondriaques.

Les conditions morbides, quelles qu'elles soient, qui donnent lieu aux accès d'épilepsie, peuvent occasionner une amaurose, tantôt temporaire, tantôt permanente.

Toute attaque de cette terrible maladie est accom-

(1) *Abeille médicale*, t. IV, année 1847.

pagnée de goutte-sereine. Alors les paupières sont le plus souvent largement écartées, bien qu'on les voie parfois entr'ouvertes ou même fermées. Presque toujours les globes sont fixes, tournés directement en avant, solidement maintenus dans cette position par leurs cordes motrices en proie à une telle roideur tétanique, que la pression du doigt ne peut faire dévier les yeux vers un autre sens. Les pupilles sont dilatées, très rarement contractées; elles ont perdu toute mobilité; elles continuent à jouir de leur éclat primitif. La cécité est assez radicale pour que la lumière d'une bougie, promenée devant les yeux, ne produise aucune impression, et laisse les iris dans une inaction complète. Ces phénomènes s'évanouissent en même temps que l'accès, pour reparaître dans l'accès subséquent. Dans beaucoup de cas, un certain trouble règne dans les conditions visuelles, pendant un temps assez court, après les crises; mais lorsque celles-ci se sont produites à des intervalles rapprochés et ont été violentes, une amblyopie, une amaurose, presque constamment imparfaite, peut subsister hors de la période des attaques. Les gouttes-sereines complètes de ce genre sont assez rares, et ne surgissent guère que par suite d'accès pourvus d'une grande véhémence, notamment après les attaques apoplecto-épileptiques (Walther), circonstances dans lesquelles on a vu la cécité, survenue durant la crise, rester permanente.

C'est, d'après Beer, d'un mauvais augure, non seulement par rapport à l'amaurose symptomatique, mais encore eu égard à la lésion principale, quand les désordres fonctionnels des yeux précèdent les attaques et continuent longtemps après elles. La perte définitive de la vision a parfois lieu, ajoute-t-il, après trois ou quatre de ces dernières; des malades même ont succombé au milieu de l'un des paroxysmes.

On peut admettre comme proposition générale que l'amaurose épileptique est bilatérale et qu'elle affecte une égale intensité aux deux yeux. Quelques rares sujets, guéris de leur épilepsie, ont, suivant Beer, conservé pendant toute la vie des tremblements aux globes. Lœbenstein-Level fait observer avec juste raison que, quand l'épilepsie dure depuis longtemps, les yeux ont tout à fait l'apparence de l'imbécillité, et semblent comme inanimés.

Dans les attaques d'hystérie, les paupières sont communément à demi fermées; les yeux ne sont pas fixes, mais roulent, au contraire, dans les orbites; la vision est presque constamment conservée. Des faits démontrent qu'une goutte-sereine complète peut se manifester exceptionnellement dans cette occurrence. Chez une femme, âgée de trente-huit ans, Double l'a vue se présenter régulièrement à chaque accès. Le docteur Visinier me racontait qu'appelé pour porter secours à une jeune fille hystérique, en proie, ce jour-là, à un accès plus fort que de coutume, par suite du chagrin qu'elle éprouva en apprenant la mort de son frère, il trouva les pupilles largement dilatées et la malade aveugle. Or, l'attaque dura toute la journée, avec des rémissions, pendant lesquelles la jeune fille annonçait qu'elle ne distinguait pas les personnes qui l'entouraient. Chez les femmes très sujettes à ces sortes de crises, la faculté visuelle finit quelquefois par se troubler et par offrir les symptômes qu'on a assignés à l'amaurose nerveuse ou éréthistique (Chap. IV, art. III). Nous citerons des douleurs, plus ou moins vives, apparaissant à des intervalles irréguliers et sans inflammation extérieure appréciable, douleurs ayant leur siége dans les yeux (ophthalmodynie), et s'irradiant dans les ramifications de la cinquième paire. Nous noterons encore la photophobie, le clignotement des voiles palpébraux, la myodésopsie, les hallucinations visuelles de tout genre. Cet état, d'ailleurs, qui n'est communément borné qu'à une faiblesse plus ou moins prononcée de la vue, n'aboutit presque jamais à une amaurose complète. Une femme hystérique, dont parle Demours, lisait habituellement sans fatigue; mais, dans certains jours, sa vue s'éteignait quelquefois subitement, au point qu'elle cessait d'apercevoir les caractères d'impression et le livre lui-même.

Souvent, d'après Lœbenstein-Level, l'obscurcissement de la vue, chez les hystériques, indique un nouvel accès plus fort que les accès précédents.

Observation 98. — Mademoiselle Champagne, âgée de trente ans, a été sujette, de 1847 à 1850, à des attaques d'hystérie, dont elle attribue la disparition à l'efficacité de l'eau distillée de laurier-cerise, de l'éther et des autres remèdes qui lui furent conseillés par son médecin. Elle a, toutefois, conservé de son affection des traces profondes : elle voit souvent passer à côté d'elle des êtres imaginaires qui l'importunent; les insomnies sont très fréquentes; la moindre influence morale provoque des pleurs. Elle donne des soins à son vieux père, aveugle, depuis seize ans, de goutte-sereine, et ces pieuses fonctions sont pour elle la source de tribulations de tout genre.

Mademoiselle Champagne nous a dit que sa vue ne s'abolissait jamais dans ses accès; un nuage léger lui semblait couvrir les objets ; les yeux se mouvaient avec vivacité et paraissaient, dit la malade, tendre à s'échapper des orbites. Les attaques arrivaient presque toujours un peu avant l'époque des règles. La dernière se manifesta en avril 1850 ; une contrariété lui donna lieu, et elle fut plus violente que toutes celles qui l'avaient précédée. La vue se troubla ; de la myodésopsie apparut ; depuis lors, mademoiselle Champagne est atteinte d'une amblyopie qui offre des mutations très variées ; car, tandis que sa faculté visuelle est parfois le siége d'une détérioration assez grave, avec photophobie, souffrance oculaire et circum-orbitaire, elle lui permet, dans d'autres moments, de se livrer à des occupations minutieuses, et même de faire de la dentelle. La malade, qui offre des palpitations, de l'essoufflement et de la leucorrhée, est soumise aujourd'hui à l'emploi d'une poudre composée de sous-carbonate de fer et de valériane.

Chez les hypochondriaques également, le désordre des fonctions visuelles n'est guère borné qu'à de l'amblyopie, avec vision imparfaite, fautive, traversée par des scotomes. Lœbenstein-Level fait observer qu'aux vertiges, aux tintements d'oreilles dont ils se plaignent, il faut joindre souvent les étincelles, les mouches, la diplopie, l'aspect d'un crêpe noir devant les yeux ; le regard est sombre, ajoute-t-il, l'albuginée est teinte en jaune, et des cercles bleuâtres encadrent les yeux. Les phénomènes de la congestion cérébro-oculaire sont généralement plus prédominants chez ces sujets que chez les hystériques ; c'est ce qui a fait dire à Walther que l'amblyopie des hypochondriaques était plus éréthico-congestive que l'amblyopie hystérique.

ARTICLE XVIII.

De l'amaurose dans l'albuminurie et dans le diabète.

La maladie de Bright (*néphrite albumineuse* de M. Rayer) se manifeste, durant la vie, par deux symptômes caractéristiques : l'existence dans les urines d'une certaine quantité d'albumine, et la formation d'épanchements dans le tissu cellulaire et dans les cavités séreuses, d'où un œdème plus ou moins étendu, parfois l'anasarque, et d'où aussi des collections séreuses dans les plèvres, le péritoine, etc. Qui ne sait qu'on acquiert la certitude de la présence de l'albumine dans les urines, par l'ébullition de ces dernières, ou en y versant de l'acide nitrique, une décoction de noix de galle, une solution d'alun ou de sublimé ; l'albumine se coagule et se dépose au fond du vase, sous forme d'un précipité floconneux. Dans les premiers degrés de la maladie, on rencontre à l'autopsie, dans le tissu rénal, de l'hypertrophie, une consistance plus ferme et une rougeur plus intense que dans les conditions physiologiques. A une période plus avancée, on trouve, tant à la surface des reins que dans leur intérieur, des granulations blanchâtres ou jaunâtres, du volume d'une tête d'épingle ou un peu plus grosses, qu'on a considérées comme engendrées par une matière albumineuse exhalée dans les interstices des tissus. Mais il faut ajouter, question capitale sur laquelle ont insisté avec juste raison les docteurs Ancelon et Blot, que l'albuminurie est loin d'être toujours une entité morbide ; que, le plus souvent même, c'est un simple accident sécrétoire qui accompagne des maladies diverses, aiguës ou chroniques, telles que les fièvres éruptives, la scarlatine notamment, dans la période de desquamation, des lésions du cœur, du foie, etc. Au demeurant, dit le docteur Blot, l'albuminurie peut existe, même fort abondante, sans néphrite et sans désordre appréciable dans le tissu du rein ; ce symptôme est fréquemment purement fonctionnel, chez les femmes enceintes, par exemple, où l'albuminurie paraît avoir pour cause une simple hypérémie rénale. L'auteur ajoute qu'il regrette de voir cette expression employée comme synonyme de *néphrite albumineuse*, de *maladie de Bright*, vice de langage qui a le grave inconvénient de perpétuer des idées erronées.

Dans l'opinion de M. le docteur H. Landouzy (de Reims), l'amaurose serait un symptôme presque constant de l'albuminurie ; elle l'annoncerait comme signe initial, avant l'invasion des autres accidents ; elle s'évanouirait et reparaîtrait en même temps que le dépôt albumineux des urines.

« L'affaiblissement de la vue, dit-il (1), signalé par le » docteur Frick (de Baltimore) et par le docteur Bird, dans » l'oxalurie ; par M. Bouchardat, dans l'hippurie et dans » la benzurie, ajoute encore à l'intérêt de cette question, » et confirme pleinement ma doctrine d'une altération » nerveuse primitive. Mais on remarquera la différence » qui existe entre les troubles de la vue coïncidant avec » l'albumine, et les troubles de la vue coïncidant avec le » sucre, l'acide benzoïque, hippurique, etc. Dans le » diabète, dans la benzurie, dans l'hippurie, l'affaiblisse» ment de la vue coïncide avec l'affaiblissement général » de l'économie ; dans l'albuminurie, il existe fréquem» ment avant toute détérioration des forces. Dans le dia-

(1) *Union médicale*, année 1850, p. 527.

» bète, l'affaiblissement de la vue augmente en même » temps que la maladie ; dans l'albuminurie, il diminue » quelquefois pendant que la maladie augmente. Dans le » diabète, l'affaiblissement de la vue commence souvent » très tard ; mais dès qu'il a commencé, il est permanent, graduel, uniforme ; on peut presque en prévoir » les progrès d'après l'altération de l'urine ; dans l'albuminurie, il commence plus souvent très tôt, mais il » est inconstant, irrégulier, insidieux ; les progrès du » mal ne peuvent faire prévoir les progrès de l'amaurose. » Dans le diabète, l'affaiblissement de la vue est proportionnel à la quantité du sucre ; dans l'albuminurie, il » est sans rapport constant avec la quantité d'albumine. » Dans le diabète, il existe souvent, surtout à la fin, une » opacité considérable de l'œil ; dans l'albuminurie, on » ne constate aucune modification appréciable des milieux » transparents, ni même de la pupille. Dans le diabète » enfin, le malade peut devenir aveugle ; dans l'albuminurie, la cécité doit être une très rare exception. » Malgré ces différences notables entre l'amaurose albuminurique et l'amaurose diabétique, elles me paraissent émaner du même genre d'altération primitive, » c'est-à-dire, d'une lésion du système nerveux ganglionnaire. »

Sans avoir la prétention de résoudre la question clinique soulevée par le docteur Landouzy, eu égard à l'amaurose albuminurique, question qui demande de nouvelles lumières ; nous réservant, d'ailleurs, de modifier notre opinion, s'il y a lieu, d'après des observations ultérieures, voici quelle est aujourd'hui notre pensée sur ce point de doctrine.

Nous ne révoquons pas en doute qu'un trouble des

perceptions visuelles, qu'une véritable amaurose parfois, ne puissent se manifester dans l'albuminurie ; mais nous croyons que l'affaiblissement amaurotique n'a rien ici de spécial ; qu'il surgit comme il peut surgir dans tous les cas d'épuisement, d'hydropisie, etc., soit que, dans cette dernière, la suffusion séreuse s'épanche dans la cavité crânienne, soit qu'elle s'effectue principalement dans le tissu cellulo-adipeux de l'orbite, d'où le tiraillement du nerf optique et une légère compression du bulbe. De plus, les observations des docteurs Cruveilhier, Honoré, Michel Lévy, Martin-Solon, et de plusieurs autres médecins estimés, observations dirigées d'une manière plus particulière vers l'organe de la vue, depuis la communication de M. Landouzy à l'Académie des sciences (8 octobre 1849), ont démontré que l'amaurose ne devait être regardée que comme une complication exceptionnelle de la présence de l'albumine dans le liquide urinaire. Deux malades traités par le docteur Ancelon n'ont offert aucune détérioration des fonctions visuelles ; ils ne cessèrent même de se livrer à la lecture pour charmer les ennuis du long repos auquel les avait condamnés la gravité de leur mal ; deux autres n'ont point parlé du moindre désordre du côté des yeux. Chargé, pendant trois années, de recueillir les observations du professeur Fouquier, dont il remplissait les fonctions de chef de clinique, le docteur Marchal, qui habitait en cette qualité l'hôpital de la Charité, annonce (thèse citée, p. 22) que, dans les cas nombreux d'albuminurie qu'il eut l'occasion de rencontrer, il ne constata jamais l'existence d'un trouble visuel quelconque. Quant à la pensée de M. Landouzy, pour qui la présence de l'amaurose dans l'albuminurie milite en faveur de la localisation du point de départ de celle-ci dans le système nerveux ganglionnaire, je me demande, avec le professeur Forget (de Strasbourg), si ce ne serait pas là une pure hypothèse, et s'il ne vaudrait pas mieux interpréter la lésion nerveuse par les conditions tenant sous leur dépendance l'albuminurie, plutôt que celle-ci par la lésion nerveuse.

« L'amaurose, dit le docteur Marchal, de Calvi (1), » est-elle constante dans l'albuminurie? Nous l'ignorons; mais qu'elle se présente chez des albuminuriques, c'est incontestable. Nous venons d'en voir deux » exemples au Val-de-Grâce, dans le service de M. le » professeur Maillot, médecin en chef. Quel est, dans » l'albuminurie, le point d'origine de l'amaurose? Voilà » ce qui est difficile à fixer. L'un des malades de » M. Maillot, celui que l'on peut encore interroger dans » ses salles (l'autre est sorti guéri), éprouva d'abord un » notable affaiblissement de la vue; ses camarades re- » marquaient qu'il engraissait et le lui disaient, ce qui » veut dire qu'il était infiltré en même temps que sa vue » se troublait. Aujourd'hui les pupilles sont contractées, » immobiles ou presque immobiles, sous l'influence de » la clarté d'une bougie approchée de l'œil autant » que possible, et le sujet ne peut lire, soit qu'il éloi- » gne, soit qu'il rapproche le livre. Nous doutons, » jusqu'à meilleure démonstration, que l'amaurose soit » le phénomène initial de l'albuminurie, et partant » que, dans l'albuminurie, elle décèle une lésion pri- » mitive du système ganglionnaire. Nous croyons, bien » loin de là, que l'amaurose albuminurique, comme » l'éclampsie albuminurique, doit être attribuée à la

(1) *Gazette des hôpitaux*, année 1850, p. 585.

» suffusion séreuse : l'une, l'éclampsie, procédant de
» l'œdème sous-arachnoïdien ; l'autre, l'amaurose,
» procédant de l'hydropisie intra-oculaire. Pour l'a-
» maurose, il faut tenir compte, à part l'hydropisie,
» d'une circonstance assez importante. Les humeurs de
» l'œil et le cristallin contiennent de l'albumine, surtout
» le cristallin. Nous venons d'en faire l'expérience, pour
» ce qui est de l'humeur aqueuse et de l'humeur vitrée,
» en traitant les deux liquides, recueillis séparément sur
» douze yeux de bœuf, par l'acide nitrique et par la
» chaleur. Ne se pourrait-il pas que l'albuminurie eût
» pour effet la diminution de la proportion de l'albumine
» dans les humeurs de l'œil, et, par suite, une altéra-
» tion de leur propriété réfringente ? »

Observation 99. — Simonnet, âgé de trente ans, ouvrier à la fabrique de porcelaines de Montereau (Seine-et-Marne), me fut adressé, le 19 mars 1849, par mon ami, le docteur Varry de la Baume, qui exerce dans cette ville. Depuis deux années surtout, il était en proie à une grande faiblesse dans le système musculaire ; il se plaignait d'essoufflement et de palpitations ; son teint était blême ; ses gencives étaient blanchâtres ; ses tissus étaient mous et flasques ; ses extrémités inférieures offraient souvent de l'œdème ; ce malade manifestait un découragement profond. Tout annonçait une affection organique du cœur ; le docteur Legroux avait, de plus, constaté un état albumineux des urines.

Or, chez cet homme, la vue n'avait commencé à se troubler que depuis six semaines. La lumière du soleil lui était pénible ; la flamme d'une bougie lui semblait allongée et déchirée sur ses bords ; les objets étaient fréquemment aperçus comme coupés en deux ; il y avait de la myodésopsie; il n'existait point de photopsie. Les globes, d'ailleurs, présentaient leur aspect normal.

Nous prescrivîmes le fer, les toniques, une alimentation substantielle, de l'exercice. Le docteur Varry nous annonça plus tard que ce malade avait fini par succomber dans le coma, complétement aveugle et fortement infiltré. Tout démontre qu'il y avait ici un épanchement séreux comprimant les points de l'encéphale liés à l'acte des fonctions visuelles.

Le diabète sucré, ou *glucosurie*, offre pour trait pathognomonique la présence du sucre dans des urines abondantes. Cette grave affection donne lieu à un sentiment de sécheresse et de brûlure au pharynx et à la bouche, à une salive épaisse, à une soif vive, à une faim dévorante, à une haleine fétide, à une absence presque absolue de sueurs. Peu à peu l'appétit disparaît, tandis que la soif persiste insatiable; l'urine coule involontairement et presque sans interruption; le sujet perd ses forces et ses facultés régénératrices, et succombe dans l'épuisement et dans le marasme.

Il y a lieu de supposer, *à priori*, que la vue doive, tôt ou tard, prendre part à ces désordres, qui portent une perturbation dans l'économie tout entière. Aussi le plus grand nombre des ophthalmologistes ont-ils placé la glucosurie parmi les causes de la goutte-sereine. Bien que la rétine ne puisse qu'être frappée de langueur et d'inertie, dans des circonstances semblables, il est une autre influence matérielle susceptible d'engendrer l'affaiblissement de la vision, et sur laquelle M. le docteur Mialhe a attiré l'attention des praticiens; question trop importante pour ne point mériter ici quelques développements.

D'après M. Mialhe, qui a surtout consacré ses vastes

connaissances en chimie à l'interprétation d'une foule de phénomènes qu'offre l'homme dans l'état de santé et dans l'état de maladie, le diabète reconnaît pour cause un vice d'assimilation du sucre par défaut d'alcalinité suffisante dans l'économie animale. Il résulte de ses recherches : 1° que la transformation de certains aliments en sucre n'est pas propre aux seuls diabétiques ; qu'elle est la condition nécessaire de la digestion et de l'assimilation de ces aliments ; 2° qu'elle a lieu par un ferment spécial qui existe dans les humeurs salivaires de tous les animaux, ferment qui exerce sur les matières amyloïdes un pouvoir spécifique tout à fait semblable à celui qu'exerce sur l'amidon la diastase, ou principe actif de l'orge germé découvert par MM. Payen et Persoz, ferment, enfin, ou principe actif de la salive, que M. Mialhe appelle diastase animale ; 3° que chez tous les animaux, sans exception, les matières féculentes, pour devenir absorbables et assimilables, doivent passer à l'état de saccharification, sous l'empire de cette diastase animale. Introduit sans cesse dans l'économie, ce sucre est destiné à la nutrition, but auquel il ne parvient que par sa décomposition dans nos humeurs ; car on ne le rencontre, chez l'homme sain, dans aucune sécrétion. Une influence quelconque a-t-elle contrarié cette décomposition, a-t-elle rendu cette substance impropre à l'assimilation, elle se répand dans l'organisme, devient un corps étranger, et, comme tel, est rejetée par les glandes rénales et par les autres appareils sécrétoires. Le sucre a été, en effet, trouvé dans le sang, dans la sueur, dans toutes les sécrétions des diabétiques. Or l'influence qui vient arrêter la décomposition dont il s'agit est un défaut d'alcalinité dans les humeurs ; aussi, chez les diabétiques, la salive, cessant d'être alcaline, rougit-elle le papier de tournesol.

Renvoyant, pour les détails qui expliquent cette théorie, au travail de M. Mialhe (1), et ne nous occupant ici que de la question pratique, nous ajouterons que, pour enrayer les désordres qui proviennent de cette insuffisance d'alcalinité, on doit, d'après cet observateur, s'efforcer de rétablir les conditions normales des humeurs viciées et l'ordre naturel des fonctions assimilatrices, en introduisant dans l'économie l'alcali qui fait défaut. On peut, à cet effet, administrer l'eau de chaux, le lait de magnésie, l'eau de Vichy, le bicarbonate de soude ; ce dernier sel et l'eau de Vichy ont été, jusqu'à ce jour, appliqués avec le plus d'avantage. La transpiration de la peau étant un émonctoire destiné à éliminer les acides de l'économie, on cherchera à la rétablir par les sudorifiques, par les bains de vapeur, par les bains alcalins, par des frictions sèches à la surface du corps, et par l'exercice.

M. Mialhe a publié une observation tendant à démontrer que, dans quelques cas de diabète qui résultent de l'ingestion trop prolongée de substances acides et ne s'accompagnent pas de désordres graves, la guérison par les alcalis peut être, pour ainsi dire, instantanée.

En 1847, à l'époque des grandes chaleurs, un Italien, professeur de langues, tourmenté par une soif ardente, fit un usage immodéré de boissons acidules, de granits, de pastilles de citron, etc., sans éprouver de soulagement à la soif et à la sécheresse continuelle de la bouche. Le

(1) MIALHE, *Nouvelles recherches sur la cause et le traitement du diabète sucré*. Paris, 1849.

besoin d'uriner, qu'il ne ressentait que trois ou quatre fois par jour, devint de plus en plus pressant ; les urines étaient très copieuses et plus abondantes que la somme des liquides ingérés ; il survint en même temps beaucoup de malaise, de la prostration des forces, de l'amaigrissement, un affaiblissement de la vue. M. Mialhe, ayant analysé les urines, constata l'existence d'une affection diabétique. D'après ses conseils, le malade cessa toute boisson acidule, et se soumit à un traitement alcalin par l'eau de Vichy, le bicarbonate de soude et la magnésie calcinée ; vingt-quatre ou trente-six heures suffirent pour la disparition de toute trace de sucre dans le liquide urinaire, et la guérison ne tarda pas à s'effectuer.

« Dès le second jour, ajoute l'auteur, la vue reprit » toute sa lucidité. D'après mes recherches, c'est aux » alcalis contenus dans les liquides animaux que la trans- » parence des humeurs vitales doit être rapportée. Dans » l'affection diabétique, le sérum du sang, au lieu d'être » transparent, comme dans l'état de santé, est, au con- » traire, opalin, d'une apparence laiteuse, fait constaté » par Rollo, Dobson, Mac-Grégor et Thompson. D'une » transparence incomplète des humeurs de l'œil vient » l'affaiblissement de la vue ; aussitôt que sous l'influence » des alcalis, le sérum du sang reprend ses qualités » transparentes, la vue cesse d'être trouble et reprend » son intensité physiologique. »

ARTICLE XIX.

Amaurose pellagreuse ; amaurose pliqueuse.

Endémique dans le Milanais et dans le royaume Lombardo-Vénitien, la pellagre, qu'on rencontre encore en

Espagne et dans quelques uns de nos départements (Aude, Haute-Garonne, Landes, etc.), n'est point une affection bornée à la peau; l'observation démontre que c'est une maladie générale qui mine profondément l'organisme entier, qui attaque les solides et les liquides, et présente, unis à une dermatose, des troubles de tout genre, dans le système nerveux notamment, et dans les organes de la digestion.

Le sens de l'ouïe et celui de la vue participent souvent à ces désordres; le type qu'affecte ici l'amaurose paraît être d'ordinaire asthénique. L'héméralopie serait fréquente chez les pellagreux, d'après le docteur Roussilhe.

Dans un cas de pellagre constaté, il y a quelques années, à l'hôpital de la Charité de Paris (service de M. Rayer), chez une fille de vingt-trois ans, cas dans lequel la malade succomba à une péricardite intercurrente, et ayant la vue très affaiblie, on ne trouva, à l'autopsie, aucune altération pouvant expliquer les désordres qui avaient existé pendant la vie. La moelle était peut-être diminuée de volume, mais sans trace aucune de lésion. L'étude du sang des pellagreux, faite par le docteur Roussilhe, paraît lui avoir démontré une diminution de ses globules analogue à celle de la chlorose. Tous les observateurs sont d'ailleurs d'accord sur ce fait, qu'un régime alimentaire insuffisant et les différentes causes de débilitation prédisposent à l'affection pellagreuse. Le docteur Théophile Roussel a invoqué, comme cause efficiente, le maïs altéré, influence dont la valeur est mise en doute par M. Courty, auteur d'un travail intéressant sur la pellagre (1), qu'il eut l'occasion d'étudier dans la vallée du Vernet (Pyrénées-Orientales).

(1) *Gazette médicale*, année 1850, p. 525.

Il y a lieu de croire également que la plique polonaise est une maladie générale dans laquelle l'exhalation de la matière agglutinative qui entrelace les cheveux n'apparaît que comme un phénomène critique. Si les accidents prodromiques que cette dégoûtante affection entraîne sont parfois exempts de gravité, ne consistent, par exemple, que dans quelques douleurs de tête, dans quelques souffrances aux membres simulant le rhumatisme, il est des cas aussi où ils sont pourvus d'une grande véhémence et envahissent les fonctions les plus importantes. M. Szokalski (1) cite la sensibilité épigastrique, l'anorexie, les flatuosités, les coliques, les nausées, les vomissements de matières bilieuses ; tantôt une constipation opiniâtre a lieu, tantôt c'est une diarrhée fétide et d'une odeur fade. Les urines déposent un sédiment rouge et qui adhère aux parois du vase. L'odeur de la sueur infecte et le lit et le logis du malade ; elle laisse sur son linge un résidu blanchâtre, qui fournit une phosphorescence légère, ayant de l'analogie avec le phénomène observé par MM. Biot et Becquerel, lorsqu'on jette dans l'eau de la poudre de sulfate de chaux. Il n'est pas rare que le bourrelet hémorrhoïdal se tuméfie. Des névralgies, des paralysies même, surviennent à une période plus avancée. Telle est, d'ailleurs, la variabilité des phénomènes, qu'un praticien de grande expérience disait au docteur Szokalski, qu'il n'y avait point un état pathologique, parmi les maux qu'on observe habituellement sur le sol polonais, qu'il n'eût rencontré durant le développement de la plique. Le feutrage des cheveux par une humeur visqueuse apparaît tôt ou tard ;

(1) SZOKALSKI, *De la plique polonaise*. Paris, 1844.

quelques trichomes ont un mètre et plus ; la longueur de la majeure partie est de quelques pouces.

Le docteur Charles Kosztulski, qui fréquente les conférences cliniques de mon dispensaire, m'a assuré qu'il s'était plusieurs fois convaincu, dans sa patrie, que la dyscrasie pliqueuse était une cause d'amaurose. Elle se manifeste d'ordinaire lentement parmi les phénomènes prodromiques, et offre les symptômes de l'amblyopie congestive, à allure sourde ; la cécité peut être complète au moment de la manifestation du feutrage. Une invasion brusque de la goutte-sereine paraît chose assez rare. Le docteur Kosztulski, l'ayant vue subitement surgir chez un malade, ne songeait qu'à une simple congestion cérébro-oculaire, quand, quelque temps après, les accidents du trichome apparurent, suivis, quatre mois après, de l'entrelacement des cheveux. Il eut aussi l'occasion de rencontrer une fois ce genre d'amaurose associée à un double exophthalmos assez considérable.

Quelques personnes qui avaient habité la Pologne m'ont dit aussi avoir constaté des phénomènes amaurotiques, par suite de la section du trichoma. Le docteur Szokalski annonce qu'en ce qui concerne l'enlèvement des cheveux pliqués, les auteurs de toutes les opinions sont unanimes à cet égard, qu'il faut entourer cette opération de grandes précautions. La section de la plique doit s'effectuer peu à peu et à plusieurs reprises ; la suppression, se faisant avec une lenteur que l'on gradue à volonté, n'offre dès lors aucun danger.

ARTICLE XX.

De l'amaurose dans la convalescence de quelques maladies. Amblyopie des phthisiques.

Je rencontre souvent l'amblyopie et l'amaurose, à type le plus fréquemment asthénique, dans la convalescence d'affections, aiguës ou chroniques, qui ont porté dans l'économie une perturbation profonde, tant par les ravages que le mal a produits, que par ceux qu'ont pu engendrer les émissions sanguines et les autres expédients mis en œuvre pour le combattre. Il faut surtout avoir égard à l'atonie, à l'affaiblissement, qui, dans ces circonstances, sont venus frapper nos organes ; peuvent-ils, dans l'appareil de la vision, se traduire autrement que par les phénomènes de l'anesthésie rétinienne ?

J'ai donné des soins à une femme qui, à la suite d'une pneumonie dont elle avait été traitée à l'hôpital Beaujon, avait la vue très émoussée à gauche et presque abolie à droite.

Beer, Reil, et d'autres observateurs ont constaté des amauroses, passagères ou durables, après le typhus. Le docteur Carron du Villards annonce que celui qui sévit épidémiquement en Italie, en 1817, causa un grand nombre de gouttes-sereines. Les désordres, encéphaliques et autres, associés à cette affection, expliquent amplement l'invasion des accidents amaurotiques. La fièvre typhoïde est susceptible d'entraîner les mêmes conséquences. Le docteur Delarroque père, très compétent en ce qui concerne cette maladie, à laquelle il a consacré un traité spécial, m'a assuré qu'il y avait généralement rencontré les pupilles dilatées. « Dans le courant de la

» fièvre bilieuse, dit Lœbenstein-Level, les pupilles pré» sentent souvent l'apparence de la goutte-sereine. » Un élève en médecine, docteur aujourd'hui, m'écrivait, en mai 1846, sous le toit paternel, où il était allé se rétablir d'une fièvre typhoïde dont il avait été atteint à Paris : « Les premiers jours de mon arrivée, je marchais » comme un homme à moitié ivre; pendant longtemps » aussi mes jambes ont été très faibles. Je n'ai que très » peu d'intelligence et point de mémoire. Ma vue est » considérablement détériorée; elle ne me permet pas » d'écrire ni de lire beaucoup; je vois à cinq cents pas, » à peu près; au delà tout n'est qu'un brouillard. » Or, sous l'influence du repos et des soins hygiéniques, la santé se reconstitua dans sa normalité primitive, et tout trouble de la vision était dissipé au bout de quatre mois.

Arrachart dit avoir vu plusieurs soldats qui furent attaqués de goutte-sereine à la suite de fièvres intermittentes inconsidérément supprimées. Un homme dont parle Pinel fut atteint, pendant treize mois, d'une fièvre quarte opiniâtre; le rétablissement ne s'effectua que lentement. Passé ce terme, et n'étant point tout à fait guéri, il commença à apercevoir des bandes noires de l'œil gauche; elles allèrent croissant, de telle sorte qu'au bout de quinze jours, cet organe était privé de la faculté visuelle. Notons que le docteur Kremers prétend avoir remarqué que les fièvres intermittentes étaient accompagnées de sensibilité dans la région d'une ou de plusieurs vertèbres, d'où l'on a conclu que ces maladies pouvaient dépendre d'une lésion de la moelle épinière, assertion dont la valeur est loin d'être démontrée, mais qui mérite toutefois l'attention des praticiens.

Observation 100.— Atzly. attaché à l'octroi de Paris, dont je commençai le traitement le 10 janvier 1848, venait d'être attaqué, pendant trois années consécutives, de fièvre tierce, dans la province d'Oran. Il avait pris, pendant ce laps de temps, de fortes doses de sulfate de quinine ; elles furent impuissantes à couper la fièvre, qui se dissipa, d'après le malade, par suite d'un excès de table. Je suis fondé à croire que le retour en France fut surtout héroïque dans ce cas. On sait, en effet, que rien n'est salutaire, contre les fièvres paludéennes, comme le changement de lieu. Quoi qu'il en soit, la faculté visuelle baissa peu à peu chez cet homme, et finit par se détériorer à un point tel que, quand il me consulta, il avait peine à éviter les obstacles qui se présentaient à lui sur la voie publique.

Les ventouses scarifiées à la nuque, les onctions belladonées sur le front, etc., dans la période sthénique, et, plus tard, les moyens stimulants dont nous faisons usage dans la période asthénique de l'amaurose, rendirent à ce sujet une vue assez bonne pour qu'il pût reprendre ses travaux. Incapable, il y a quelques mois, de lire l'écriture manuscrite, il a recouvré cette faculté sous l'influence de l'électricité.

J'ai vu l'amblyopie coïncider avec les phénomènes qui signalent une période avancée de la phthisie pulmonaire. Tel est aujourd'hui le cas d'un jardinier attaché au service de ma famille, et chez qui tout annonce une catastrophe prochaine. Fréquemment, dans la journée, il tremble et devient pâle ; le sommeil de la nuit est interrompu par des cauchemars ; le matin, à son réveil, il est harassé de fatigue et baigné dans une sueur abondante; des quintes amènent des crachats purulents ; l'émaciation fait des progrès rapides. Or, chez cet homme, la vue subit à chaque instant un grand trouble ; il est des moments où elle s'éteint presque tout à fait pour reparaître bientôt après.

J'ai aussi rencontré des phthisiques incommodés par des orgelets. Ils se manifestent notamment lors de la fonte des tubercules pulmonaires.

ARTICLE XXI.

Amaurose suite d'évacuations sanguines exagérées.

L'épuisement, occasionné par les grandes évacuations, de quelque nature qu'elles soient, peut donner lieu à l'amaurose, dans ces cas, primitivement asthénique. Ces causes de débilitation générale auront, sur l'organe visuel, d'autant plus de prise, que le sujet sera plus chétif ou plus affaibli, et que les yeux auront déjà présenté des symptômes d'amblyopie ou d'amaurose confirmée.

Le vulgaire dit que les saignées affaiblissent la vue, proposition populaire que j'ai trouvée vraie dans bien des circonstances. Les lignes suivantes de Demours contiennent, sous ce rapport, un enseignement qu'il ne faut pas perdre de vue dans la pratique.

« Les évacuations de sang, dit-il, surtout lorsqu'elles » sont trop abondantes, sont souvent nuisibles. Les » sangsues appliquées à la marge de l'anus, indiquées » dans un grand nombre de cas, sont quelquefois suivies » d'un affaiblissement réel de la vision ; il est bon de ne » pas employer ce moyen indifféremment. »

Un jeune homme atteint de dévoiement et de fièvre fut, au rapport d'Arrachart, saigné deux fois au bras, dans un court espace de temps, et sa vue commença dès lors à se troubler. Une troisième saignée, pratiquée au pied, augmenta sensiblement l'affaiblissement de cette fonction. Immédiatement après une quatrième saignée du pied, la cécité était complète.

Walther dit avoir vu, pendant le choléra, l'amaurose paralytique surgir instantanément durant la saignée, et persister jusqu'à la mort.

J'invoquerai le témoignage de mon ami le docteur Carron du Villards, qui, après avoir avancé que les violentes hémorrhagies pouvaient donner lieu à la goutte-sereine, dit avoir traité, avec Lisfranc et Pariset, une dame affligée d'un carcinome utérin, et qui, après chaque hémorrhagie, devenait aveugle pendant plusieurs jours; elle succomba, frappée de cécité depuis quelques semaines. « C'est probablement, ajoute l'auteur (1), les » symptômes amaurotiques développés à la suite des » évacuations sanguine qui font croire généralement » que les saignées très abondantes et répétées altèrent » la vue, croyance que je partage, d'ailleurs, sous quel- » ques rapports. »

Au nombre des accidents que peut déterminer l'hémorrhagie chez la femme, avant, pendant ou après l'accouchement, le docteur Cazeaux place la faiblesse de l'ouïe et celle de la vue. Il cite l'observation, relatée par Ingleby, d'une malade qui, devenue subitement aveugle sous cette influence, resta cinq jours sans pouvoir distinguer aucun objet, et ne recouvra la vue qu'au bout de six mois.

(1) Carron du Villards, *Guide pratique pour l'étude et le traitement des maladies des yeux*. Paris, 1838, t. II.

L'une de nos parentes, en ce moment soignée d'une affection utérine par notre habile confrère Jobert (de Lamballe), eut, au début de son traitement, une hémorrhagie foudroyante qui dura près d'une journée. La vue subit un tel trouble, que, pendant longtemps, la lecture devint impossible; trois mois encore après l'accident, celle-ci ne pouvait avoir lieu le soir.

Ma pratique me fournit une foule de faits du même genre.

Observation 101. — Madame Perrin, qui me consulta pour la première fois le 9 octobre 1846, jouissait, il y avait trois mois, du plein exercice des fonctions visuelles, quand elle fit une fausse couche. Celle-ci fut suivie d'hémorrhagies utérines qui, pendant six semaines, se reproduisaient tous les deux ou trois jours. « Le sang, dit » la malade, ne s'arrêta que parce que je n'en avais plus. » Madame Perrin tomba dans une langueur extrême, éprouva une détérioration très grande de la vision, à l'œil droit, tandis que celle-ci fut anéantie dans son congénère. Je constatai que ce dernier n'apercevait que l'ombre des corps qu'on agitait devant lui.

Observation 102. — M. Riban, ancien capitaine dans la première légion de la garde nationale parisienne, homme vigoureux et d'une haute stature, se sentant incommodé par le sang, se fit poser trente sangsues au fondement, sans l'assentiment d'un homme de l'art. Une telle pensée lui fut fatale. Sa vue, bonne jusqu'alors, subit une altération qui, plusieurs mois après, durait encore.

L'amaurose, d'ailleurs, n'est pas le seul accident que soient susceptibles d'engendrer les spoliations sanguines exagérées. En compulsant les écrits de Sydenham, de

Van-Swieten, de M. Barras, de M. Loyer-Villermay, on y rencontre des exemples d'affections spasmodiques ou autres reconnaissant une telle origine. C'est dans les pays chauds surtout que les saignées amènent plus particulièrement la prostration. Le docteur Visinier m'a dit avoir constaté, à la Louisiane, plusieurs cas de fièvres intermittentes pernicieuses, ayant pour cause des évacuations sanguines.

L'intervention des pédiluves irritants a paru mauvaise chez quelques amblyopiques. Plusieurs d'entre eux se sont plaints que leur vue en était altérée. Leur nombre est tel que je ne saurais douter de la véracité de leurs assertions.

ARTICLE XXII.

Amaurose suite d'une déperdition immodérée de lait et de ptyalisme.

Une lactation prolongée peut, en détériorant l'économie, avoir pour conséquences l'amblyopie et l'amaurose. Lawrence a vu, dans la basse classe de la société, des femmes, qui allaitaient trop longtemps, tomber dans le marasme et devenir presque tout à fait aveugles. Une malade, qui a fréquenté mon dispensaire pour une lésion de l'œil droit, ne voyait plus, depuis plusieurs années, de l'œil gauche, qu'elle considérait comme perdu. Or elle me dit que la vision existait, bien que faible, dans cet organe, quand elle baissa graduellement pendant qu'elle nourrissait son enfant; dix-huit mois après le début de l'allaitement, elle était abolie. Ces mêmes phénomènes morbides peuvent dériver de la galactorrhée, ou flux exagéré de lait, lequel reconnait pour causes principales l'allaitement de plusieurs nourrissons à la fois, une trop vive stimulation des seins occasionnée par un enfant vorace, une constitution débile ou ruinée par des maladies préexistantes, par un régime trop peu réparateur.

Beer et d'autres auteurs font figurer les salivations abondantes dans le cadre étiologique de la goutte-sereine. On sait que le ptyalisme s'associe aux différentes espèces de stomatite, soit que la membrane orale soit seule frappée de phlegmasie, soit que les accidents intéressent les os maxillaires ou d'autres parties limitrophes. Les maladies du pancréas, et notamment les lésions organiques de ce viscère sont accompagnées souvent d'une sialorrhée copieuse, d'après le docteur Grisolle. M. Aerpel, praticien de grande expérience, qui habite aujourd'hui Prague, écrivait dernièrement à M. Otto Rœhrig qu'il avait eu l'occasion de donner des soins à un jeune homme affligé d'un bec-de-lièvre très développé à la lèvre inférieure; il était survenu par suite d'un coup de fusil qu'il avait reçu à la chasse, et qui avait fracassé la mâchoire correspondante. Une forte quantité de salive ruisselait continuellement à travers l'orifice; elle était surtout abondante pendant les actes de la mastication et de la parole. A la longue, une grande prostration des forces s'établit; les digestions devinrent pénibles et les vomissements fréquents; le sujet finit par succomber. Or, pendant que l'affaiblissement général suivait son cours, la vue vint participer aux désordres; trouble d'abord, elle s'éteignit complétement avec les phénomènes de l'amaurose asthénique.

ARTICLE XXIII.

Amaurose suite d'excès vénériens.

L'influence, sur l'appareil de la vision, de l'abus des organes génitaux est assez importante pour demander ici quelques développements. Les ouvrages, sur l'onanisme, de Tissot et du docteur Deslandes, contiennent, à cet égard, des faits du plus haut intérêt, et plus propres à corriger certains jeunes gens que les conseils de leurs parents et de leurs maîtres.

Un médecin de Paris me disait qu'il avait, étant enfant, la funeste manie d'une masturbation effrénée. La vision s'abolit un jour chez lui, et resta dans cet état pendant plusieurs heures.

Le docteur Serrurier communiqua, il y a quelques années, à la Société de médecine pratique de Paris, le fait d'une cécité arrivée graduellement, dans l'espace de six mois, chez un jeune homme adonné à l'onanisme. Alarmé d'une telle conséquence, il fit trêve à cette habitude, mais était aveugle, quand ayant un jour été jeté à terre, hors de son cabriolet, il resta sur la place sans connaissance ; en reprenant ses sens, il s'aperçut qu'il avait recouvré la vue, qui se maintint depuis lors.

Je connais un monsieur qui, après avoir fréquenté pendant une nuit sa maîtresse, dont il avait été séparé longtemps, eut la vue tellement troublée le lendemain et les jours suivants, qu'il ne pouvait plus distinguer, au cadran des Tuileries, l'heure qu'il voyait auparavant, et qu'il voit parfaitement aujourd'hui.

Si les jeunes gens qui se livrent avec fureur à ce genre de jouissances deviennent pâles et maigres, usent rapidement leur vie et hâtent l'arrivée d'une caducité précoce, on prévoit ce qui peut arriver aux vieillards, dans des circonstances pareilles. Un sexagénaire, cité par M. Reveillé-Parise, eut fantaisie de vivre avec une jeune Italienne dont le tempérament était celui d'une Messaline. Il s'ensuivit une cécité, et la mort au bout de huit jours. Il y a lieu de présumer qu'une congestion encéphalique a tué cet homme; car si les afflux sanguins vers le cerveau sont habituellement légers dans ces occurrences, l'expérience démontre qu'ils peuvent quelquefois aussi devenir funestes.

Les anciens, qui regardaient la liqueur séminale comme une matière nerveuse, sous forme liquide, émanant du cerveau et de la moelle épinière, devaient en considérer la perte comme la source des accidents qui nous occupent. L'émission d'une once de cette liqueur, a-t-on dit, peut être évaluée à celle de 40 onces de sang. On pense généralement aujourd'hui que le fait de la spermatorrhée joue ici un rôle moins important que l'ébranlement occasionné par l'orgasme vénérien dans le système nerveux tout entier. Chez la femme, par exemple, l'émission du fluide déversé par les organes mucipares ne peut guère, bien que souvent abondant, rendre compte de la gravité des désordres. La moelle épinière est considérée par des praticiens comme spécialement intéressée dans les excès de ce genre; aussi a-t-on depuis longtemps donné à des lésions qui en sont la conséquence le nom de consomption dorsale (*tabes dorsalis*), et la myélite leur a-t-elle été fréquemment attribuée. Le grand sympathique finit, bien certainement, par participer à la souffrance qui en émane, d'où une assimilation incomplète des aliments, qui vient encore ajouter aux désordres. L'épuisement, enfin, qui résulte de la masturbation chez les jeunes sujets, donne prise au développement de certaines lésions auxquelles ils peuvent être prédisposés. C'est ainsi que tel enfant pourra plus aisément être affecté que tel autre d'une phthisie pulmonaire ou d'une entérite tuberculeuse, s'il est issu de parents tuberculeux.

L'asthénopie et l'amaurose sont si souvent la suite de la masturbation, qu'il serait important qu'on pût reconnaître celle-ci, chez les jeunes malades surtout, en l'absence de l'aveu de leur faute. Il y aura lieu de la soupçonner, si le sujet, vif et gai auparavant, est devenu taciturne, misanthrope, ami de la solitude, et si au dépérissement général vient se joindre une sorte de paresse intellectuelle et d'inaptitude au travail. La présence de verrues à l'indicateur et au médius a été invoquée, en Allemagne, comme un signe auquel il fallait avoir égard chez les filles. Le docteur Pétrequin paraît avoir remarqué que la dilatation irrégulière et non permanente de la pupille était un indice à peu près certain de la pratique récente de l'onanisme ; il a observé, en outre, que cette dilatation s'opérait généralement en haut et en dedans. Le docteur Chavériat annonce que, depuis qu'il a eu connaissance de la remarque du chirurgien de Lyon, remarque, dit-il, de la plus haute importance, puisqu'elle sert à mettre sur la voie d'une cause, trop souvent cachée, d'une foule de maladies, il s'est attaché à cette étude d'une manière particulière ; or il affirme que, pendant tout le temps où il s'est exercé à diagnostiquer l'acte de la masturbation, il a presque toujours obtenu un aveu de la part des malheureux qui s'y adonnaient, toutes les fois qu'il a rencontré les trois signes suivants :

1° Dilatation de la pupille, en haut et en dedans.

2° Sclérotique légèrement colorée en bleu.

3° Demi-cercle bleuâtre à la racine des paupières inférieures, avec plissement de la peau.

Il n'a jamais constaté que ces indices persistassent plus de vingt-quatre ou trente-six heures, à moins que l'acte ne fût renouvelé avant l'écoulement du temps qui vient d'être fixé.

L'irrégularité de la pupille, chez les sujets adonnés à l'onanisme, est également signalée par Jungken ; mais habituellement, d'après lui, elle offrirait un angle obtus en dehors et en haut. Il ajoute qu'elle perd alors son éclat et contracte une teinte grisâtre, phénomène, d'ailleurs, qu'il ne reconnaît pas comme constant.

ARTICLE XXIV.

Amaurose saturnine.

Mentionnée sous le nom de goutte-sereine rachialgique dans la *Nosologie méthodique* de Sauvages, cette affection attaque de préférence les peintres en bâtiments, les ouvriers des fabriques de blanc de céruse et de minium, ceux qui passent au vernis la vaisselle de terre, les fondeurs de caractères d'imprimerie, tous les individus adonnés par état à la manipulation des préparations de plomb. Les vins frelatés avec les oxydes de ce métal ont parfois donné lieu à des accidents toxiques de ce genre. Des oculistes allemands ont cru devoir attribuer l'amaurose, chez quelques femmes, à l'influence des cosmétiques saturnins dont elles faisaient un usage habituel.

Les effets des substances saturnines sur l'économie

animale sont aujourd'hui bien connus des médecins. Les écrits de deux éminents praticiens, MM. Brachet et Cayol, nous en offrent une appréciation fort exacte. Que les molécules, qui en dérivent, pénètrent par les voies respiratoires, par les voies digestives ou par la peau, elles attaquent spécialement le système nerveux ganglionnaire, puis tous les centres nerveux jusqu'au cerveau. Le canal intestinal et le système nerveux ganglionnaire de cet appareil semblent primitivement le plus atteints : d'où les nausées, les vomissements, le défaut de sécrétion muqueuse intestinale, la constipation opiniâtre, la dépression douloureuse du ventre vers la colonne vertébrale. Les douleurs névralgiques, l'engourdissement, la paralysie des membres, susceptibles d'arriver tôt ou tard, dénotent la souffrance du système nerveux rachidien. Le cerveau est-il plus gravement envahi, le malade peut tomber dans le délire, et succomber avec des convulsions tétaniques.

L'observation démontre que la révolution dont le système nerveux est le siége est susceptible, dans de telles circonstances, d'entraîner un trouble plus ou moins grand de la vision, qui va parfois jusqu'à la cécité.

Observation 103. — Au commencement de 1834, quelques mois s'étaient seulement écoulés depuis que nous avions obtenu notre grade de docteur à la Faculté de médecine de Paris, quand nous fûmes mandé dans un hôtel voisin de notre demeure pour visiter un malade qu'on disait empoisonné. Cet homme, peintre en bâtiments, était en proie à une colique de plomb d'une acuité extrême ; il se tordait en poussant des cris lamentables ; il se plaignait d'un violent mal de tête ; de plus, sa vue avait subi une grave atteinte, car les objets de grande dimension n'étaient perçus qu'avec efforts et après quelques recherches. J'eus l'intention de le soumettre au traitement de la Charité, méthode perturbatrice, dit notre ami le docteur Tanquerel (1), qui change violemment la manière d'être des solides et des liquides, et les ramène à l'état normal, après avoir probablement chassé le poison, cause de tous les accidents ; mais je l'avouerai avec franchise, les formules qui composent le premier jour de cette médication héroïque n'étaient pas assez présentes à mon souvenir pour que je pusse les consigner convenablement dans une ordonnance. Je prescrivis donc des évacuants et des calmants ; les remèdes de la Charité furent commencés le lendemain ; quelques jours suffirent pour le retour de la vision normale ; les autres phénomènes de l'intoxication ne tardèrent pas à disparaître.

Le docteur Rognetta cite le fait d'un peintre qui fut frappé d'hémiopie sous l'influence d'une colique métallique. Le trouble de la vision s'évanouit en même temps que les autres symptômes de l'empoisonnement.

La détermination de l'essence de l'amaurose est chose facile, lorsque, comme dans les exemples qui précèdent, la paralysie rétinienne coexiste avec la colique des peintres ; mais il n'en est pas toujours ainsi, a-t-on dit, la goutte-sereine pouvant être, dans quelques cas qui paraissent rares, l'expression unique de l'empoisonnement, ce que je n'ai jamais eu l'occasion d'observer. Au rapport de M. Tanquerel, le professeur Trousseau a rencontré, à l'hôpital de Tours, un sujet affligé d'amaurose

(1) TANQUEREL DES PLANCHES, *Traité des maladies de plomb*. Paris, 1839.

saturnine, bien qu'il n'eût jamais été atteint de la colique; cet homme était ouvrier, depuis dix années, dans une fabrique de blanc de céruse; il guérit par le traitement de la Charité. Dans un fait cité par le docteur Marende, la surdité et l'amaurose précédèrent l'invasion de la colique.

La brusquerie de l'apparition de la goutte-sereine saturnine, qui, en peu d'heures, amène parfois la cécité, avec dilatation et immobilité des pupilles, et la rapidité avec laquelle elle cesse généralement, qu'elle soit complète ou incomplète, ce qui est le plus rare, forment les traits caractéristiques de cette variété morbide. Le terme moyen de sa durée paraît être de quatre à six jours, d'après M. Tanquerel. Il relate l'exemple d'un malade qui n'était plus, depuis plusieurs années, en contact avec le plomb, et qui fut de nouveau frappé de colique, d'encéphalopathie, de paralysie des membres supérieurs, et d'amaurose. D'après le docteur Duplay, ancien chef de clinique à l'hôpital de la Pitié, le nombre des récidives de la colique ne semble pas influer sur la gravité de l'amaurose.

Le fait suivant démontre que la lésion oculaire est susceptible de s'enraciner de telle sorte, qu'elle résiste avec opiniâtreté aux ressources dirigées contre elle.

Observation 104.—Le 17 décembre 1844, j'ai été consulté par un jeune homme, maigre et à face terreuse, qui me dit qu'après avoir longtemps manié le blanc de céruse, il fut pris, il y avait trois mois, d'une colique pour laquelle il fut traité dans un hospice; la guérison parut certaine au bout de trois semaines. Huit jours après sa sortie, sa vue, excellente jusqu'alors, se troubla instantanément, à un point tel qu'il lui était impossible de cheminer seul dans la rue sans danger ; il entra à l'Hôtel-Dieu, dans le service de M. Honoré.

Les principaux expédients mis en œuvre furent les sangsues à l'anus et derrière les oreilles, les vésicatoires à la nuque et sur la région fronto-temporale, la strychnine sur les exutoires placés près de l'orbite, les frictions sur les voiles palpébraux et sur les parties limitrophes avec une pommade contenant de la noix vomique, les bains de vapeur, la tisane de salsepareille. Comme aucune amélioration ne survint, le malade reçut son exeat le 16 décembre.

Je trouvai les pupilles dilatées ; les pièces de monnaie ne furent distinguées que vaguement ; le sujet accusa de la constipation, et l'invasion, de temps à autre, d'un bourdonnement qu'il comparait au bruit d'une roue tournant à côté de lui. Je prescrivis les drastiques, les bains sulfureux et quelques excitants, en application au voisinage des organes visuels ; mais le malade, qui probablement rentra dans un hospice, échappa à mon investigation.

L'amaurose saturnine s'accompagne parfois de strabisme. Elle envahit communément les deux globes. Je ne connais qu'un cas de goutte-sereine saturnine uni-oculaire : c'est celui qu'a rapporté le docteur Weiss, médecin de la marine anglaise. Après avoir préparé, pendant douze jours, des couleurs dans lesquelles entrait le blanc de céruse, et s'en être servi pendant huit jours pour peindre des cabines, un matelot fut pris d'une violente colique dont les évacuants et quelques autres moyens le délivrèrent. Six jours après, survint une paralysie du bras gauche suivie, au bout d'une semaine, de cécité complète à l'œil droit, et d'un ptosis paralytique à la paupière supérieure de l'œil gauche, qui conserva une vision normale. Sous l'influence du calomel, du jalap, des lavements de séné, de l'extrait alcoolique de noix vomique et de quelques excitants dirigés vers les parties paralysées, la guérison s'établit après cinq jours de cécité de l'œil droit et huit jours d'hémiopie de cet organe.

ARTICLE XXV.

Amaurose mercurielle ou hydrargyrique.

Le mercure n'est susceptible d'engendrer la goutte-sereine que quand les sujets ont été longtemps soumis à son action. Dans son *Traité des maladies des artisans*, Ramazzini a parfaitement décrit les accidents qui peuvent venir assaillir les doreurs sur métaux, les étameurs de glaces, les ouvriers des mines de mercure, tous les individus, enfin, exposés par leur profession à l'influence d'un agent qui amène si souvent une mort prématurée. Les ulcérations de la bouche, le gonflement, le ramollissement, le saignement des gencives, le déchaussement des dents, le ptyalisme, la diarrhée, des dermatoses (hydrargyrie), l'infiltration des jambes, le tremblement des membres, des paralysies, la surdité, un état, en un mot, analogue au scorbut, viennent les atteindre (cachexie mercurielle) ; leurs chairs deviennent flasques ; leur sang, d'ailleurs, est diffluent, peu fourni de fibrine, d'où la tendance de ces malheureux aux hémorrhagies passives. L'amaurose susceptible de naître dans ces conditions dérive, en grande partie, de la débilitation de l'économie ; elle est essentiellement asthénique.

Dire, avec M. Haffner (1), que l'amaurose mercurielle

(1) *Kleinert's Repertorium*, X^e année, 8e livraison. Leipzig, 1836.

provient d'une inflammation de la rétine par suite de l'absorption du métal, qu'elle frappe surtout les jeunes sujets aux yeux bleus, qu'elle apparaît comme indice de saturation hydrargyrique, que l'œil gauche guérit toujours le premier, etc., c'est émettre des idées qui semblent avoir pour source quelques cas individuels, et ne sauraient s'appliquer à la généralité des faits.

Dans ma pratique et dans celle de mes confrères, je n'ai jamais vu le mercure, administré comme médicament, donner lieu à l'amaurose ; peut-être même quelques cécités qu'on lui a attribuées auraient-elles dû plutôt être rapportées au mal qu'au remède. Je dirai plus : il est peu d'agents aussi précieux que le mercure pour guérir certaines amauroses, proposition que quelques documents viendront corroborer plus tard.

ARTICLE XXVI.

Amaurose suite de l'abus des alcooliques.

« Les expériences que nous avons entreprises sur des » lapins auxquels nous avons fait avaler un scrupule » d'esprit-de-vin rectifié, dit Giacomini (1), nous ont » montré que ces petits animaux commençaient aussitôt » par courir à droite et à gauche ; quelques minutes » après, ils avaient des mouvements convulsifs incer- » tains, ou paraissaient agités ; ils se couchaient ensuite » sur les jambes postérieures, la bouche béante et tour- » née vers le ciel ; ils devenaient inquiets, haletants ; au » bout de quatre heures, ils tombaient dans une sorte » d'assoupissement précurseur de leur mort. L'autopsie

(1) GIACOMINI, *Traité philosophique et expérimental de matière médicale* (traduction de MM. Mojon et Rognetta). Paris, 1842.

» de ces petits cadavres a montré les méninges injectées, » ainsi que la substance du cerveau et du cervelet; les » poumons engorgés de sang; l'estomac et le canal in- » testinal phlogosés. »

L'auteur place les alcooliques dans la classe des hypersthénisants rachidiens ou spinaux, parce que leur action paraît, dit-il, se prononcer plus particulièrement sur le cervelet et sur la moitié antérieure de la moelle épinière. Les expériences de M. Flourens l'ont également porté à établir que l'alcool avait une influence spéciale sur le cervelet.

Qui ne sait que, chez l'homme, l'abus des boissons spiritueuses peut avoir aussi les effets les plus funestes, dont la manifestation la plus grave consiste dans l'ensemble des symptômes qui constituent le *delirium tremens* (Sutton), le *delirium ebriositatis* (Blake), l'*encephalitis tremefaciens* (Frank), la *dipsomanie*, l'*œnomanie*, le *délire* ou la *folie des ivrognes*. Le vin est bien moins apte à les produire que l'eau-de-vie, le rhum, le genièvre, etc. Aussi c'est dans le Nord et dans les contrées où l'on fait surtout abus des liqueurs fortes, que le *delirium tremens* et l'amaurose, dite *crapuleuse*, sont d'observation la plus commune.

Le docteur Visinier me racontait que, pendant son exercice de quinze années dans la paroisse d'Ouest-Bâton-Rouge (État de la Louisiane), à une cinquantaine de lieues de la Nouvelle-Orléans, l'un de ses amis, grand amateur d'eau-de-vie, dont il buvait quelquefois jusqu'à trois bouteilles dans les vingt-quatre heures, fut graduellement atteint d'un trouble permanent de la vision; elle s'éteignit subitement un jour, pendant qu'ils cheminaient tous deux en cabriolet. L'amaurose affecta d'abord une allure franchement congestive, ce qui porta le docteur Visinier à conseiller les émissions sanguines, les pédiluves, les affusions réfrigérantes, l'onguent napolitain belladoné sur le front, etc. La période de torpidité s'étant établie, ce praticien fit mettre de nombreux vésicatoires volants au voisinage des orbites, et recourut à la strychnine en pilules et par la méthode endermique. La vue, qui était restée plusieurs mois abolie ou très faible, se reconstitua à un point tel que cet homme, aujourd'hui âgé de cinquante ans, s'adonne aux agréments de la chasse et à ses occupations habituelles. Quand il lui arrive seulement de se livrer aux alcooliques, ce qui forme maintenant exception dans sa manière de vivre, la vision se détériore, et il aperçoit des étincelles et des mouches.

M. Visinier, qui a constaté plusieurs cas de ce genre en Amérique, a vu l'amaurose crapuleuse se perpétuer pendant cinq ou six mois, bien que les malades se fussent astreints à un régime sévère. Il a connu plusieurs nègres chez lesquels une amaurose complète résista à tout traitement. Chez un noir du nom de Maréchal, qui avait largement usé des boissons spiritueuses, elle présenta le type de l'héméralopie.

Le *delirium tremens*, point de départ de ce genre de troubles, s'accompagne souvent de la perception d'objets imaginaires, dont la coloration est considérée à la Louisiane comme un indice d'une gravité plus ou moins grande. Le symptôme qui consiste à apercevoir ce qu'on y appelle les *macaques* (singes) noirs a paru moins fâcheux que celui des *macaques* rouges ; il est rare que les sujets qui offrent ces derniers guérissent. Sur 32 malades soignés par Sutton, 4 succombèrent ; Blake, qui en perdit un sur 10 qu'il eut l'occasion de traiter, trouva une bonne quantité de sérosité dans les ventricules et dans la cavité des méninges.

Nous n'avons jamais rencontré de gouttes-sereines complétes ayant pour source certaine l'abus des boissons alcooliques; les amblyopies de ce genre se sont au contraire montrées dans notre pratique. Les gens qui en étaient affligés avaient parfois la face colorée, les membres plus ou moins tremblotants, la parole un peu embarrassée, l'haleine alcoolique; ils éprouvaient le matin, à jeun, des aigreurs, des nausées, des vomituritions; la céphalalgie, chez eux, était fréquente. Comme dans les amblyopies congestives et éréthistiques, j'ai remarqué que la vision était souvent ici meilleure à un demi-jour qu'à une lumière éclatante.

Boerhaave rapporte avoir connu un habitant de Leyde chez lequel la vision s'éteignait à mesure qu'il buvait une grande quantité de vin, de telle sorte qu'une fois ivre il était aveugle. La vue se rétablissait à mesure que l'ivresse se dissipait.

ARTICLE XXVII.

Amaurose suite de l'administration du sulfate de quinine et de quelques amers.

Les expérimentations de MM. Magendie et Mélier ont contribué à élucider l'influence qu'exerce sur l'économie le sulfate de quinine, que Giacomini place dans l'ordre des hyposthénisants cardiaco-vasculaires. A la suite de l'introduction de plusieurs grammes de ce sel dans l'estomac d'un chien, l'animal offrait des désordres dénotant que les centres nerveux prenaient une grande part à l'action de la substance toxique : il présentait de la stupeur; il tombait, ou écartait les jambes comme pour se maintenir en équilibre; il finissait par expirer dans le coma, les pupilles dilatées, après avoir été en proie à des mouvements convulsifs. Puis on trouvait les poumons congestionnés; le sang était diffluent, et en grande partie dépourvu de sa coagulabilité. Quelques faits malheureux observés chez l'homme sont venus, dit le docteur Grisolle, confirmer en tous points les résultats constatés chez les animaux. Certains malades qui avaient pris, dans les vingt-quatre heures, de 4 à 6 grammes de sulfate de quinine, ont fourni des accidents divers, divisés en trois catégories par M. Mèlier. La céphalalgie, une sorte d'ivresse, la diminution des facultés visuelle et acoustique, caractérisent la première période. Le délire, les convulsions, les paralysies se montrent à un degré plus avancé; les poumons se sont phlogosés chez quelques uns; il en est qui ont été pris d'hématurie. Les accidents toxiques ont-ils atteint leur apogée, les forces vitales s'affaissent et s'épuisent, et le malade peut mourir dans le coma. Il faut noter encore les nausées, les coliques, les déjections alvines, que le sulfate de quinine est susceptible de causer chez quelques sujets dont les voies alimentaires sont douées d'une irritabilité trop vive. Le professeur Trousseau rapporte qu'un carabinier, ayant pris en une fois, par son conseil, 3 grammes de sulfate de quinine, pour se délivrer d'un asthme qui revenait chaque jour à heure fixe, éprouva, quatre heures après, des étourdissements violents; sept heures après l'ingestion du médicament, il était aveugle et sourd, délirait et ne pouvait marcher à cause de ses vertiges; les vomissements étaient continuels. Ces désordres, auxquels on n'opposa aucune médication active, cédèrent spontanément dans le courant de la nuit suivante.

Ce n'est guère que quand le sulfate de quinine a été donné à des doses élevées, dans un court espace de temps, qu'il paraît capable d'engendrer des accidents amaurotiques. Je lis dans l'*Encyclographie médicale* (tome II, page 358), qu'un rhumatisant à qui l'on avait administré ce remède dans de fortes proportions fut frappé d'une goutte-sereine, dont un traitement énergique et varié n'avait pas triomphé, à l'époque de la publication du travail qui relate ce fait. Le docteur Ménière, médecin de l'institution des Sourds-Muets de Paris, a connu un enfant chez lequel une surdité de ce genre demeura complète pendant plusieurs années et ne put être entièrement guérie.

La Louisiane offre une terre d'alluvion, plus basse parfois que le niveau des rivières, qu'on est obligé de contenir par des digues, et celui de l'eau des puits est très rapproché de la surface du sol. Il résulte, de cette disposition topographique, que les fièvres intermittentes sont fort communes dans cette contrée marécageuse, et forment, pour ainsi dire, toute la pathologie du pays. Le docteur Visinier m'a dit y avoir plusieurs fois rencontré l'amaurose, due à de larges doses de sulfate de quinine administré contre des fièvres pernicieuses; il a vu la surdité s'établir seule, mais n'a jamais constaté la goutte-sereine sans la surdité. Celle-ci fut le symptôme qui se manifesta en premier lieu chez quelques uns de ses malades; la cécité ne vint qu'ensuite. M. Broussard, l'un d'entre eux, était atteint d'une fièvre tierce, dont les accès n'avaient jusqu'alors offert aucun caractère pernicieux, quand, après l'un de ces accès, son état inspira des inquiétudes à sa famille. M. Visinier, mandé en toute hâte, trouva le malade sans connaissance et sans voix ; le pouls était à peine sensible ; bleuâtre aux extrémités, la peau était froide et couverte, dans toute son étendue, d'une matière visqueuse. Ce praticien fit prendre, dans l'espace de six heures, une potion contenant 4 grammes de sulfate de quinine ; on administra, dans le même espace de temps, deux lavements additionnés chacun de 2 grammes du même sel ; on fit sur toute la surface du corps des frictions avec un liniment contenant également 4 grammes de la même substance. La fièvre ne reparut pas les jours suivants, mais M. Broussard éprouvait une telle faiblesse qu'il pouvait à peine se remuer dans son lit ; il se plaignait d'entendre un sifflement perpétuel qui le rendait sourd ; sa vue était complétement éteinte, avec dilatation et immobilité des pupilles. Sous l'influence d'une médication tonique et d'un régime fortifiant, la surdité avait disparu deux mois après, mais la vue restait confuse. Ce n'est qu'à la longue qu'elle finit par reprendre toute sa netteté primitive.

L'usage immodéré et longtemps continué de quelques amers, tels que le houblon, le café de chicorée, le quassia amara, la centaurée, a été considéré comme cause d'amaurose par Andreæ, par Beer, par Jungken, par Weller, par la plupart des oculistes allemands. Walther place dans cette même catégorie le vermout. Je n'ai jamais rien observé de semblable, et Mackenzie paraît douter de l'exactitude de cette assertion, que Lawrence regarde comme hypothétique.

ARTICLE XXVIII.

Amaurose suite de l'action de quelques autres substances (opium, belladone, vapeur de charbon, seigle ergoté, etc.)

La cécité a été maintes fois notée dans le cortége des accidents toxiques produits par les agents narcotiques et narcotico-âcres ; dans quelques cas même, cette cécité a persisté, tandis que les autres désordres avaient disparu plus ou moins. Des individus endormis par de prétendus sorciers, avec des breuvages contenant de la stramoine, furent, dit-on, longtemps privés de la vue. Chez d'autres, empoisonnés par l'opium, on a observé une insensibilité des rétines, qu'accompagnait le plus souvent le resserrement des pupilles, qui ne se dilataient qu'à l'approche de la mort. Les expériences de Lorry, de Monro, et celles plus récentes de M. Flourens, les ont portés à établir que l'opium et les diverses préparations qui en dérivent agissaient de préférence sur les lobes cérébraux, où ils produisent une effusion sanguine, qui s'étend jusque dans les plus petits détails de leur masse ; il faut y ajouter, d'après M. Desportes, un mouvement congestionnel très marqué vers le tube digestif, les reins, les poumons et les fosses nasales. Giacomini place l'opium parmi les hypersthénisants céphaliques.

Employée à doses toxicologiques, la belladone attaque l'appareil cérébro-spinal ; d'après quelques observations de M. Flourens sur des animaux morts aveugles, à la suite de l'empoisonnement par cette substance, elle exercerait une action spéciale sur les tubercules quadrijumeaux. Giacomini, qui la range dans l'ordre des hyposthénisants céphaliques, annonce que tous les animaux sont affectés par ses effets, sauf, dit-il, les chèvres, qui paraissent pouvoir les tolérer impunément. Dans la pratique ophthalmologique, on n'obtient presque constamment que des mydriases sous l'influence de l'usage de la belladone, et la cécité, qu'elle est susceptible de causer, est rare. Les yeux, chez deux enfants, furent, au rapport de M. A. Smith, insensibles pendant trois jours à la lumière la plus vive, état qui s'accompagnait de quelques secousses convulsives. Les effets de la belladone ne se dissipent généralement pas, d'aprés Mackenzie, avec autant de rapidité que ceux de l'opium. La cécité produite par la première de ces substances constitue parfois, dit-il, un symptôme très opiniâtre, qui persiste longtemps après que l'affection mentale a disparu; la pupille reste dilatée, et la vision altérée, pendant des jours et même des semaines. Des effets semblables sont produits par de fortes doses de jusquiame.

Observation 105. — Appelé, il y a deux années, par mon ami, le docteur Zurcher, pour une petite fille de quatre ans atteinte d'une inflammation oculaire grave, je trouvai la cornée droite occupée par un staphylôme de l'iris, dans lequel la pupille était comprise, et la cornée gauche ulcérée centralement, et menacée d'une rupture imminente. Le croirait-on? cette enfant avait une ophthalmie gonorrhéique, ou par l'imprudence qu'on avait eue de la laisser employer une eau ou une serviette qui avait servi au père, affecté de gonorrhée, ou peut-être encore par l'attouchement des yeux de la part du père, dont les mains étaient entachées de matière blennorrhagique. Quoi qu'il en soit, dans le but de prévenir une seconde hernie de l'iris, en cas de rupture de la cornée gauche, nous ordonnâmes, entre autres moyens, les instillations d'une solution d'extrait de belladone entre les paupières, et la belladone unie au calomel à l'intérieur. Le surlendemain matin on vint me chercher en toute hâte pour visiter la petite fille que l'on disait aveugle. Je constatai, en effet, une cécité complète à l'œil gauche, seul curable, cécité que j'attribuai à l'action de cette solanée. Son emploi ayant été interrompu, la vue ne tarda pas à se rétablir.

Mackenzie soupçonne le tabac d'être une cause fréquente de goutte-sereine. La plupart des amaurotiques qui l'ont consulté avaient l'habitude de fumer ou de chiquer, et bien qu'il soit difficile, dit-il, de suivre l'opération d'un poison appliqué chaque jour et à chaque instant sur le corps humain, pendant des années, et en quantité propre à ne produire chaque fois qu'un très faible degré d'influence délétère, il admet que l'insensibilité d'un certain ordre d'organes nerveux est susceptible d'en être, à la longue, l'effet consécutif. Cette proposition est renversée par l'observation de chaque jour, plus forte que toutes les théories. Elle démontre que si le tabac produit l'ivresse et le trouble de la faculté visuelle chez ceux qui n'en ont pas l'habitude, il ne donne lieu à aucun inconvénient, sous le dernier rapport, chez les gens qui y sont accoutumés. J'ai vécu avec de vieux marins qui avaient chiqué et fumé depuis leur enfance, et qui voyaient fort bien. En Allemagne, en Turquie, où l'on fume beaucoup, les amaurotiques sont-ils plus communs que dans les pays où l'on fume moins? J'ajouterai même qu'en Turquie j'ai peut-être rencontré moins de gens frappés d'amaurose qu'en France. Parmi les mendiants aveugles qui stationnent, à Constantinople, aux portes des mosquées et des couvents des derviches, j'ai surtout trouvé des leucomes et des moignons. On m'a dit que plusieurs de ces malheureux étaient d'anciens pèlerins de la Mecque, qui avaient contracté l'ophthalmie purulente à leur passage en Égypte.

On a avancé que certaines personnes, délicates et nerveuses, avaient été soudainement frappées d'amaurose pour s'être exposées aux émanations s'élevant des fosses d'aisances; c'est ce que je n'ai jamais observé. Je n'ai rencontré qu'un seul cas où l'amblyopie me parut devoir être attribuée à l'odeur du charbon, cause d'amaurose d'ailleurs admise par Beer, qui en a constaté des exemples.

Observation 106. — Madame Clauss, âgée de cinquante-quatre ans, qui vint à mon dispensaire le 2 juin 1848, jouissait, il y avait quelques jours encore, d'une excellente vue, quand elle fut prise de pesanteur de tête, d'un sentiment de compression vers les tempes, de vertiges, de bourdonnements d'oreilles, d'éblouissements, sous l'influence de la vapeur que fournissait un réchaud de charbon en ignition. Le lendemain, à son réveil, elle s'aperçut que sa vue était trouble, bien que la céphalalgie fût diminuée de beaucoup. Le 22 juillet suivant, époque depuis laquelle elle ne se présenta plus à la consultation, j'eus le regret de constater que son état était stationnaire, quoique j'eusse employé chez elle les pédiluves, les affusions réfrigérantes, les purgatifs, tous les moyens, en un mot, indiqués par les régles de l'art.

Placé par Giacomini, avec le tartre stibié, le kermès minéral, l'ipécacuanha, l'aconit napel, etc., dans la catégorie des hyposthénisants vasculaires artériels, le seigle ergoté a souvent engendré l'amaurose, incomplète ou complète, dans les épidémies d'ergotisme qu'on a observées dans la Sologne, l'Artois, la Picardie, l'Angoumois, etc.; celles qui sévirent dans le moyen âge, du xe au xve siècle notamment, et qui sont connues sous les dénominations de *feu sacré*, de *mal des ardents*, de *feu Saint-Antoine*, etc., sont attribuées par des auteurs à l'ergotisme, qui se produit, comme on sait, quand la farine de seigle, mêlée à une quantité plus ou moins considérable d'ergot, est affectée à l'alimentation. La fréquence de l'héméralopie, qui a régné, au commencement de ce siècle, dans la maison des orphelins et dans celle de travail, à Berlin, a paru à l'oculiste Flemming devoir être rapportée au seigle ergoté contenu dans le pain destiné à ces établissements.

Je n'ai jamais observé d'exemple de trouble quelconque de la vision engendré par cet agent administré à titre de remède. Le fait suivant m'a été communiqué par M. Otto Rœhrig.

Lors de son dernier accouchement, en octobre 1850, madame Caroline Brown, âgée de trente-cinq à trente-six ans, prit du seigle ergoté, d'après le conseil d'une sage-femme. L'accouchement eut lieu bientôt, mais la vue ne tarda pas à devenir confuse, puis s'éteignit tout à fait; quelques heures après, elle commença à se rétablir, et elle reprit peu à peu son énergie primitive. Chose remarquable, le même phénomène s'était manifesté chez cette dame, en Angleterre, lors de ses trois premières couches. Elle connaissait si bien l'effet que le seigle ergoté produisait sur l'état de sa vue, qu'elle en prévint le médecin à son quatrième accouchement. Or l'ergot de seigle ne fut pas alors administré, et la vue ne subit aucun désordre.

« La noix vomique à hautes doses, dit Lœbenstein-

» Level, occasionne des vertiges, la céphalalgie, et souvent nous avons observé une amaurose passagère s'établir sous son influence. » Un homme, cité par M. Carron du Villards, ayant tenté de s'empoisonner avec cette substance, fut atteint d'une paralysie complète des extrémités inférieures et d'une goutte-sereine au globe droit. Depuis dix années, ajoute-t-il, ces organes n'ont point recouvré leurs fonctions.

M. Ricord rapporte (1), d'après le docteur Guillon, qu'un de nos confrères avait vu une double amaurose survenir sous l'influence de l'iodure de potassium, chez un sujet dont la femme présenta le même accident. Des faits semblables, continue M. Ricord, ont besoin d'une analyse sévère avant d'être accueillis. Je me demande si, dans l'espèce, l'un des effets du mal n'aurait pas été attribué au remède.

Au nombre des causes susceptibles de donner lieu à la goutte-sereine, Andreæ place l'iode, sans fournir de preuves à l'appui de cette assertion.

Le contact répété sur les yeux des vapeurs de soufre peut engendrer l'amaurose, suivant les observations de Weller, qui en a constaté la fâcheuse influence à Dresde, surtout chez les ouvriers adonnés à la fabrication des chapeaux de paille. Le docteur Furnari, qui dit avoir également rencontré une fois l'amaurose sulfureuse chez un fabricant d'allumettes, et deux fois chez des blanchisseurs d'étoffes chargés de soumettre celles-ci à la vapeur du soufre enflammé, recommande, comme moyen prophylactique, dans les fabriques où l'on emploie le soufre, un bon système de ventilation qui puisse chasser les gaz délétères, et renouveler l'air à volonté.

(1) *Bulletin de thérapeutique*, t. XXIII, p. 166.

ARTICLE XXIX.

Amaurose par rétraction musculaire.

L'un des phénomènes les plus constants qu'offre le strabisme existant depuis longtemps, est l'altération de la vue de l'œil affecté. On le rencontre dans toutes les espèces et à tous les degrés de cette infirmité ; peu de sujets en sont exempts ; mais fort souvent les malades ignorent qu'un de leurs yeux est plus faible que son congénère, cet affaiblissement partiel n'ayant point apporté de trouble dans la vision générale. D'après Dieffenbach (1), les déviations en haut et en bas n'amènent habituellement, dans la perception des objets, qu'une perversion peu considérable. Ce chirurgien dit avoir rencontré des strabismes frontaux à un très haut degré, et compliqués parfois de ptosis, dans lesquels la vue n'avait subi aucune atteinte ou avait seulement éprouvé une détérioration de peu d'importance, abstraction faite, bien entendu, de l'obstacle que la paupière supérieure pouvait opposer aux rayons lumineux, quand la pupille était en grande partie obstruée par ce voile.

L'amblyopie des yeux louches paraît avoir pour cause la plus commune la compression à laquelle la rétraction musculaire peut soumettre le globe ; dans les strabismes intenses, cet organe est quelquefois aplati du côté de la corde qui l'étreint, pendant que le côté opposé de la sphère oculaire conserve son bombement naturel. Si l'on exerce, avec le bout du doigt, une certaine pression sur

(1) Dieffenbach, *Ueber das Schielen und die Heilung desselben durch die Operation*. Berlin, 1842.

un œil sain, soudain la vue devient confuse, puis récupère sa netteté dès que la compression cesse. C'est ce qui arrive le plus souvent dans le strabisme. La rapidité avec laquelle la section du muscle contracté bonifie la vision, dans un très grand nombre de cas, nous le prouve. J'ai observé, dans la pratique de mes confrères, et j'ai opéré moi-même des malades qui, incapables de distinguer les caractères d'imprimerie avant l'opération, les discernaient à merveille sitôt après le redressement de l'organe; chez d'autres, cette amélioration ne s'établit que graduellement. L'inactivité plus ou moins grande, à laquelle est condamné le globe dévié, doit encore entrer en ligne de compte dans le décroissement de la puissance visuelle.

La perversion de la vision, dans ces occurrences, est le plus communément signalée par un simple trouble; les objets paraissent moins éclairés quand on les regarde avec l'œil strabique seul, que quand l'œil sain les fixe; ils semblent parfois couverts d'une teinte nébuleuse. Le degré de l'affaiblissement visuel n'est pas dans une harmonie constante avec celui de la déviation; en général, un œil qui louche peu, voit mieux qu'un œil qui louche beaucoup; mais il est des cas dans lesquels un strabisme peu prononcé est compliqué d'une détérioration visuelle plus considérable que ne l'est, chez d'autres sujets, celle d'une déviation beaucoup plus forte. Un jeune homme dont parle Dieffenbach était atteint, depuis sa naissance, d'un strabisme convergent de l'œil gauche; le bulbe ne pouvait que faiblement se porter en dehors. Dans l'opération, le droit interne fut trouvé divisé en deux faisceaux, d'épaisseur égale, parfaitement séparés, et pourvus chacun d'un tendon qui se fixait au globe.

Les deux attaches tendineuses ayant été coupées, les deux ventres musculaires se rétractèrent en se rapprochant l'un de l'autre, et l'œil récupéra sa rectitude. La guérison du strabisme ne se fit pas attendre; un haut degré d'amblyopie dont il était accompagné se dissipa également. Tel est le seul exemple d'une véritable bifurcation musculaire que le chirurgien de Berlin dit avoir observé dans ses nombreuses opérations de strabisme.

La découverte de Stromeyer vient de mettre au jour une grande vérité nosologique : c'est que la détérioration visuelle du bulbe strabique est loin d'être toujours la cause de la déviation ; qu'elle en est bien souvent l'effet.

On lit, dans la *Gazette des hôpitaux* (année 1845), qu'une bride fibreuse, consécutive à une double opération d'un ptérygion situé au grand angle, empêchait l'œil de se porter librement vers la tempe, et occasionnait, par compression, l'affaiblissement de la vue. Le docteur Marchal (de Calvi) en effectua l'excision, et le malade vit ensuite, dit-on, aussi bien de l'œil opéré que de son congénère.

ARTICLE XXX.

Amaurose traumatique.

Les amauroses par origine traumatique sont loin d'être rares. Elles sont passagères ou permanentes. Tantôt elles ont pour cause une commotion, un désordre quelconque du cerveau ; tantôt la violence vulnérante a sévi sur le globe lui-même. Était-il recouvert par les paupières au moment où il a été frappé, la force du coup a été amortie, et l'accident, toutes choses égales d'ailleurs, est moins grave. On peut établir que l'ébranlement moléculaire de la rétine, analogue à celui de l'encéphale, qui peut entraîner la paralysie, ébranlement qui se complique parfois encore de déchirure de cette membrane et d'autres tissus oculaires, est plus funeste que la piqûre ou qu'une section nette de la membrane sensitive. On la traverse avec des aiguilles dans l'abaissement par scléroticonyxis; on la coupe avec des couteaux lancéolaires ou autres pour l'extraction de cataractes primitives ou secondaires, suivant les procédés de Giorgi (d'Imola), de Quadri, de M. Sichel, etc., et l'on n'a presque jamais signalé d'inconvénients résultant de ces lésions, eu égard à la perturbation de la sensibilité rétinienne. A-t-elle été commotionnée, au contraire, par une balle de paume, par un coup de poing, par un projectile de guerre, cette secousse a eu fréquemment pour résultat la goutte-sereine, qui, le plus communément, surgit au moment même de la blessure, et peut se compliquer bientôt après de réaction inflammatoire, avec douleurs dans le trajet de la cinquième paire. Jaeger insiste beaucoup sur la précaution de ne pas récliner trop bas les cataractes, de peur de produire sur la rétine une commotion qui, par un trouble dans les rapports de cohésion de cette dernière, pourrait devenir funeste. De même que Chelius, que Rosas, que la plupart des ophthalmologistes, il admet qu'une goutte-sereine est susceptible de provenir de la compression que le cristallin exerce sur la membrane sensitive, quand on l'a trop profondément plongé; la vision s'est rétablie, dit-on, dans quelques circonstances de ce genre, après une secousse qui avait fait remonter le corps étranger. Une amaurose complète existant depuis huit années, à la suite d'une opération de cataracte, se serait tout à coup dissipée, suivant Beer, après une chute dans laquelle la tête porta sur le carreau, d'où le déplacement subit des deux cristallins. Ce sont ces faits qui ont engagé des auteurs à conseiller, dans le cas où l'on soupçonne la cause de cécité dont il est ici question, de provoquer la réascension de la lentille, en faisant exécuter au malade de grands mouvements de tête. Je dois toutefois ajouter qu'on a observé des exemples dans lesquels une amaurose existait, bien que le cristallin flottât librement derrière la portion inférieure de l'iris. En supposant même une absence complète de compression, le froissement et l'ébranlement que peut avoir subi le tissu rétinien, surtout dans une manœuvre longue et vulnérante, ne suffisent-ils pas pour expliquer l'invasion des accidents amaurotiques? Le docteur Bonavita, élève de Vacca, nous apprend (1) que ce professeur a vu la goutte-sereine se manifester, dans le cours de l'opération, chez un homme qui, cataracté d'un seul œil, pouvait distinguer encore, de ce côté, l'ombre des grands objets, chez qui tout annonçait enfin une cataracte des plus bénignes. La pupille se dilata au moment où l'on déprima le cristallin; plongé immédiatement dans les ténèbres, l'organe resta, dès cet instant, amaurotique.

Observation 107. — J'ai été consulté, en décembre 1850, pour la petite Juliotte, âgée de douze ans, qui avait reçu sur l'œil droit, il y avait un an, un marron d'Inde fortement lancé par un gamin. La vue fut obscurcie subitement par un voile noir; un quart d'heure après

(1) Bonavita, *Thèse inaugurale* (collection des thèses de l'École de Montpellier), année 1820.

la malade voyait rouge; au bout de trois jours elle voyait jaune. Les fonctions visuelles se rétablirent peu à peu, mais à un degré bien inférieur à celui que possédait auparavant l'organe. Je trouvai le champ pupillaire partiellement occupé par une opacité inégalement distribuée, et qui me parut avoir pour siége la cristalloïde postérieure : on aurait dit qu'on avait jeté là une pincée de plâtre. La pupille était dilatée, ce qui me sembla être moins la conséquence de l'état d'anesthésie du globe que de la condition qui avait surgi dans l'iris, pour le passage des rayons de lumière sur les côtés de la tache. La jeune fille pouvait distinguer des objets assez minutieux; elle aperçut sans hésitation une épingle. L'obscurcissement du feuillet capsulaire ne dépendait-il pas d'un trouble occasionné par la lésion traumatique dans l'artère centrale de la rétine, artère qui contribue à la nutrition de la cristalloïde postérieure?

Une contusion très légère peut donner lieu à une faiblesse amaurotique de la vue, et même à une goutte-sereine complète et incurable, tandis que des coups, infiniment plus violents, n'ont point eu de tels résultats.

Observation 108. — Hautreux, qui vient encore de temps à autre à mon dispensaire, avait eu l'œil gauche fortement contusionné, et la cornée fendue par l'éclat d'une mine. La capsule antérieure avait été déchirée, le cristallin déchatonné, l'iris divisé dans le sens de la portion temporale de son bord pupillaire à l'angle externe, la vue radicalement abolie. Sous l'influence du traitement auquel je soumis ce malade, et qui se composa des antiphlogistiques, des mercuriaux, de la belladone, etc., la lentille cataractée s'est résorbée, et la vision s'est rétablie au point qu'Hautreux peut distinguer des corps d'un petit volume. Le coloboma traumatique de l'iris fait suite, en dehors, à la pupille primitive.

Parfois l'amaurose a été produite par une pression continue, qui avait froissé, lacéré peut-être la pulpe rétinienne. Un homme dont parle Beer devint tout à coup aveugle, sans lésion apparente, victime d'une facétie de l'un de ses amis, qui, debout derrière lui, lui serra les yeux contre ses mains, en l'invitant à indiquer à qui il avait affaire. Le docteur Guillié rapporte qu'un enfant, jouant au colin-maillard, demeura pendant une demi-heure les yeux fortement comprimés, et cessa dès lors de voir pour jamais.

Des lésions traumatiques ont, dans quelques cas, donné lieu à l'amaurose partielle.

Le soldat Lecœur, traité par Larrey (1), fut frappé d'hémiopie à l'œil droit, par suite d'un coup de fleuret déboutonné qui pénétra profondément entre ce globe et la paroi interne de l'orbite. Plaçait-on un objet vers la gauche du malade, il était découvert en entier; il disparaissait quand on le présentait du côté de la tempe droite.

Observation 109. — Le 9 mai 1849, Hugny, âgé de douze ans, reçut à l'œil droit une contusion qui y fit naître une cataracte, que je constatai, le 15 du même mois, à mes consultations cliniques.

Sous l'influence d'une médication analogue à celle que j'avais conseillée au malade Hautreux, le corps opaque diminua peu à peu de volume; le 20 août suivant, la résorption était complète. L'œil toutefois était frappé

(1) *Bulletins de la Société médicale d'émulation*, t. I.

d'amaurose, inégalement répartie dans le tissu rétinien. La violence traumatique paraît avoir été la cause capitale de cette dernière ; l'épuisement subi par l'organe, lors du travail de la résolution lenticulaire, ne demeura peut-être pas étranger à sa constitution. Les corps situés du côté de la tempe droite étaient seuls aperçus, dans le principe, bien que confusément ; placés en face du globe ou vers le nez, ils échappaient à la vue.

La médication de l'amaurose torpide, qui consista, surtout ici, dans des embrocations autour de l'orbite, avec des mélanges stimulants, et dans des vaporisations éthérées et ammoniacales vers l'œil, y rétablirent les perceptions visuelles à un point tel que je reconnus, le 8 juillet 1850, que les objets étaient distingués par les parties rétiniennes naguère atteintes d'anesthésie complète.

Quelquefois les accidents visuels ne sont pas immédiatement engendrés par l'impression de la violence traumatique.

Observation 110. — Houarsain, commissionnaire, qui vint à mon dispensaire le 18 décembre 1847, se plaignait que sa vue *était toute drôle*, trouble, et offrait de la diplopie. Or ces désordres avaient surgi sept ou huit jours après un coup sur la partie gauche de la tête, par une roue de voiture.

Observation 111. — Madame Potier, ayant fait une chute sur la tête, se réveilla, neuf jours après, complétement aveugle. Sous l'influence d'une abondante saignée, la vision se rétablit dans la soirée, mais resta mauvaise depuis cette époque.

Je n'ai jamais remarqué que l'opération de la pupille artificielle par excision latérale eût amené la goutte-sereine. Il n'en est pas ainsi de cette même opération par iridodialysis, dont l'application est plus vulnérante. Une section nette de la substance iridienne est effectuée dans la première de ces tentatives; dans la seconde, on la déchire; le malade, au moment du décollement, éprouve une très vive douleur, que plusieurs comparent à celle que produit l'avulsion d'une dent, et l'on donne toujours ou presque toujours lieu à un écoulement abondant de sang, qui remplit les chambres.

Observation 112. — L'un des ouvriers de Gustawson, carrossier, que j'ai soigné avec le docteur Zurcher, poursuivait un rat avec un crochet de fer ajusté au bout d'un bâton, quand son patron, qui se trouvait sur son passage, reçut le coup en place de l'animal, et eut la paupière supérieure gauche traversée par la tige métallique, et le globe fortement contus. Cet organe se remplit de sang, dont la résorption laissa l'œil amaurotique. La vue s'y est reconstituée, bien qu'imparfaitement, au bout d'un traitement qui dura quatre mois. Cet homme aperçoit aujourd'hui, de l'œil gauche, les grands objets et le nombre des doigts qu'on lui présente.

Dans des cas, assez rares d'ailleurs, on a attribué la production de l'amaurose à la lésion du nerf optique par un corps assez aigu pour s'immiscer entre le bulbe et les parois orbitaires, la paroi latérale externe surtout. On a vu le plomb de chasse blesser suivant ce mécanisme.

Au rapport du médecin anglais Philips (1), un homme perdit instantanément la vue, à droite, à la suite d'une contusion sur l'organe lui-même par un fer attaché à la

(1) *Gazette médicale de Londres*, année 1841.

bride d'un cheval, et que la tête de ce dernier poussa violemment. Le malade étant mort dans le délire, on trouva le nerf optique droit coupé en travers; les deux tronçons étaient unis par une membranule mince, au niveau du trou optique. Comme il y avait eu fracture de la base du crâne, et qu'un fragment osseux était attaché à la dure-mère, au niveau de la selle turcique, on attribua à cette esquille la déchirure du nerf optique et de la substance cérébrale.

Beer rapporte qu'il rencontra, sur le côté de la selle turcique, une longue épine osseuse qui traversait les nerfs optiques, au niveau de leur jonction, chez un garçon qui succomba dans un état de cécité et de démence.

Dans un autre fait, qu'a relaté le docteur Teirlinck, dans le *Journal de médecine de Gand*, un coup de fleuret déboutonné; qui avait frappé l'angle interne de l'œil droit, amena une cécité subite, avec dilatation complète et immobilité de la pupille, à l'œil gauche. Après avoir obliquement pénétré à travers la paroi interne de la cavité orbitaire droite, traversé les fosses nasales et leur cloison, et percé la paroi interne de l'orbite gauche, l'agent vulnérant était allé atteindre le nerf optique de ce côté, dans sa région orbitaire. Le blessé resta borgne, après l'essai infructueux de plusieurs moyens curatifs.

Signalées par Plenk et même par les auteurs de l'antiquité, les amauroses consécutives aux blessures de la région péri-orbitaire, de celle du sourcil surtout, sont très communes; les plaies du sourcil ont même produit la mort, quelquefois avec fractures par contre-coup à la base du crâne. Abernethy s'étant, dans une chute de cheval, contusionné la pommette et les os du nez, fut pris, dans l'œil correspondant, d'un trouble considérable de la vision, avec hémiopie; la contusion subie par les nerfs sous-orbitaire et nasal fut, dans sa pensée, la cause prochaine de ces désordres. Nous avons eu l'occasion d'établir (page 160) comment nous comprenions l'essence de ces amauroses, qui ne méritent que très rarement de figurer au nombre des amauroses trifaciales; la goutte-sereine suite d'un soufflet sur la joue, dont on a rapporté quelques exemples, trouve plutôt aussi son explication dans un ébranlement du cerveau ou de la rétine que dans une lésion de la cinquième paire (1). Nous avons parfois constaté la mydriase après une contusion de la cornée. Tel était le cas de Nicolas Mayer, portant, depuis vingt-sept années, à l'œil gauche, une mydriase survenue par suite d'un coup de fouet sur la cornée, disposition qui ne troublait aucunement, d'ailleurs, la vision générale. En fournissant à l'organe une petite pupille forée dans une carte, il put reconnaître très clairement l'heure à une pendule, ce qui n'avait pas lieu sans ce moyen. Chez Simon, observé à Berlin par le docteur Flemming (2), la dilatation était telle, au globe gauche, où le miroir avait été blessé par un morceau de bois, qu'il y avait confusion de la chambre antérieure avec la postérieure, ce qui n'empêchait pas cet œil de distinguer les grands objets et les couleurs. Rappelons que Schlemm (de Berlin) a trouvé, dans la cornée, des nerfs provenant des nerfs ciliaires, lesquels, en traver-

(1) « J'ai vu plusieurs fois, dit Demours, une amaurose occasionnée subitement par un soufflet; dans quelques uns de ces cas, la maladie s'est étendue à l'œil opposé, et cela dans le cours de l'année. Alors la contusion du nerf maxillaire supérieur était évidemment la cause de la perte de la vue, par liaison névrologique. »

(2) *Journal de Hufeland et de Himly*, année 1811. — *Bibliothèque médicale*, t. XXXIX.

sant le ligament de ce nom, se divisent en deux séries de filets, les postérieurs destinés à l'iris, les antérieurs à la cornée, découverte confirmée par les dissections de Purkinje (de Breslau) et de Pappenheim. On conçoit dès lors comment une violence agissant sur les rameaux nerveux kératiques retentit vers les filets iridiens, d'où l'anesthésie de ceux-ci et la paralysie de la cloison qui les reçoit. La cautérisation de la cornée, comme moyen curatif de la mydriase, fonctionne d'après le même mécanisme; la stimulation imprimée aux filets cornéens se propage ici aux filets iridiens, d'où la contraction de la pupille.

La compression qui résulte d'une esquille enfoncée vers le cerveau, dans une fracture comminutive du crâne, peut entraîner une goutte-sereine accompagnée de coma et d'autres accidents sérieux. On lit, dans la *Gazette médicale de Londres*, que M. Stuart, dans un cas de ce genre, circonscrivit par deux incisions un lambeau tégumentaire qu'il releva après l'avoir disséqué, puis remit en place, avec un élévatoire, les fragments déprimés. Trente-quatre jours après, le malade quitta l'hôpital en convalescence.

Tous les auteurs sont d'accord sur la gravité des blessures de l'œil par des grains de plomb lancés par des armes à feu. Des points ecchymosés brunâtres sur la sclérotique indiquent, dans quelques circonstances, que les projectiles ont pu s'y frayer une voie vers l'intérieur du bulbe; il n'y eut, dans d'autres, que contusion à la surface de l'organe, et l'amaurose dut être attribuée à la commotion instantanée, qui produisit un dérangement dans l'organisation de la rétine. Lawrence a vu une cécité complète engendrée par un grain de plomb qui atteignit obliquement la sclérotique, sans pénétrer dans l'œil.

Demours fait part d'un phénomène dont la gravité doit être prise en considération : il s'agit de l'influence qu'il appelle sympathique, et qui compromettrait le salut du globe sain, à la suite d'une blessure de l'autre œil. Il cite le fait d'une marchande de vin qui perdit l'œil gauche par une amaurose, après qu'elle eut reçu un soufflet de la part d'un homme ivre ; un mois après l'extinction complète de la vue de cet organe, cette fonction commença à se troubler, puis finit par s'abolir à l'œil droit, de telle sorte que cette malheureuse devint aveugle et se retira dans un hospice. Nul doute, pour nous, que, dans l'espèce, la cause contondante n'eût engendré dans le cerveau une lésion quelconque, d'où résulta la cécité du premier œil, et dont la persistance amena les mêmes accidents dans son congénère.

CHAPITRE VII.

DE L'HÉMÉRALOPIE.

L'héméralopie (aveuglement de nuit, cécité nocturne, amblyopie crépusculaire de Sauvages, *visus diurnus* de Boerhaave) est une forme d'amaurose dans laquelle on voit dans la journée, tandis qu'on ne voit pas, ou l'on voit peu, tant que le soleil est sous l'horizon. Galien, Arrachart, Dujardin, etc., l'appellent *nyctalopie*, expression qu'il vaut mieux réserver à l'affection opposée. Lazare Rivière, qui lui donne également ce nom, l'explique par la grosseur et l'épaisseur des esprits et des humeurs. Les œuvres de Celse, de Pline, de Paul d'Egine, d'Alexandre de Tralles, témoignent qu'elle n'était point inconnue des anciens. Les sujets qui en étaient affligés étaient désignés, chez les Romains, sous le nom de *lusciosi* (1).

Parfois, et ces cas sont les plus nombreux de beaucoup, l'héméralopie consiste dans l'épuisement de la sensibilité de la rétine, par suite de l'exposition des yeux à une lumière très vive, directe ou réfléchie, la membrane perdant, quand elle n'est plus impressionnée par elle, le ressort nécessaire à l'accomplissement de ses fonctions. Aussi cette affection est-elle fréquente, sous les formes endémique et épidémique, dans les pays où le jour a beaucoup d'éclat, comme sous les tropiques, où nos marins l'ont souvent contractée, et où Telfort et Bampfield l'ont vue accompagner le scorbut, tandis qu'elle est rare dans les climats tempérés. Certaines causes, toutefois, peuvent l'y faire naître. C'est ainsi qu'elle a sévi épidémiquement à Belle-Ile-en-Mer, à Montpellier, du temps de Sauvages ; à Strasbourg, en 1762 et en 1832 ; à Maussanne (Bouches-du-Rhône), en 1841. L'héméralopie congénitale, l'héméralopie liée à des maladies diverses, sont aussi des amauroses à type toujours asthénique dans le premier cas, presque toujours asthénique dans le second, et dans lesquelles l'excitation est trop faible tant que le soleil n'éclaire pas l'horizon, pour que l'exercice des fonctions visuelles puisse avoir son cours. Dans d'autres circonstances, la cécité nocturne est une névrose intermittente, à accès revenant le soir,

(1) Nonius, Fœstus, Varro et autres, s'accordent à appeler *lusciosi* ceux qui ne voient point le soir, pas même à la lueur d'une lumière artificielle. (ARRACHART, *loc. cit.*, p. 155.)

et le docteur Pye, qui l'observa dans des localités où régnaient des fièvres paludéennes, l'attribua aux mêmes influences. On lit, dans les *Lettres édifiantes* du P. d'Entrecolles, que l'héméralopie est commune en Chine, où la culture du riz demande de vastes inondations. Ces questions, dignes de l'attention des ophthalmologistes, demandent ici quelques développements.

Pendant l'automne de 1847, M. Coquerel, chirurgien de marine, a été témoin d'une épidémie d'héméralopie, à bord de la frégate la *Belle-Poule*, dans les parages de Madagascar. Une centaine d'hommes en furent frappés ; la maladie était tout à fait essentielle. La cécité était incomplète chez le plus grand nombre, ceux qui en étaient atteints conservant encore la faculté de se guider sur le pont du navire, au clair de la lune ; elle était telle, chez quelques uns, qu'ils ne distinguaient pas, à une courte distance, la lumière d'un fanal. Tous, d'ailleurs, jouirent d'une excellente santé pendant la durée de leur cécité nocturne.

Quelques mots du docteur Coquerel expliqueront l'influence qui donna lieu, dans cette occurrence, à l'héméralopie :

« Celui, dit-il (1), qui n'a pas été témoin par lui-même
» du brillant éclat du soleil des tropiques, peut à peine
» se faire une idée des flots de lumière qui inondent tous
» les objets sous la zone torride ; il faut de l'habitude
» pour pouvoir considérer un instant, sans trop de fati-
» gue, les corps fortement éclairés par le soleil. Les ma-
» telots, et surtout les gabiers et les canotiers, sont expo-
» sés, pendant tout le jour, aux rayons directs du soleil le

(1) COQUEREL, *De la cécité nocturne* (thèse inaugurale). Paris, 1849.

» plus ardent, et à sa réflexion sur les eaux de la » mer. »

Il est à remarquer que, dans cette épidémie, aucun officier ne fut atteint ; chose semblable avait été notée déjà, dans des épidémies analogues, à bord des bâtiments de l'État. Dans un rapport adressé au conseil supérieur de santé de Brest par M. Fleury, chirurgien-major de la marine, celui-ci explique le fait dont il est question par les conditions qui, sous un grand nombre de rapports, ne sont pas les mêmes pour les officiers que pour l'équipage. Le quart que font les officiers étant beaucoup plus court que celui des matelots, il en résulte que les premiers sont moins soumis que les seconds à l'action du soleil projeté par la surface des eaux, par les voiles, par les corps métalliques de toute sorte, si brillants à bord des navires de guerre. Les uns ont la faculté de se garantir sous une tente, avantage dont les autres ne jouissent pas toujours. Les officiers, dans ces navigations, portent de grands chapeaux de paille ; il en est même qui se munissent de conserves colorées ; les matelots n'ont qu'une casquette sans visière, ou un chapeau à bord étroit. Les hommes le plus exposés sont ceux qui, sous le nom de gabiers, sont chargés du service des voiles.

En juillet et en août 1834, l'héméralopie sévit épidémiquement dans deux bataillons d'un régiment prussien en garnison à Ehrenbreitstein et à Pfaffendorf. On crut que ceux qui en étaient affligés simulaient la cécité ; on ne tarda pas, vu son extension, à être convaincu du contraire. Les soldats, dans les marches et les évolutions nocturnes, trébuchaient et se heurtaient les uns contre les autres. Le chirurgien Hubner attribua la maladie aux chaleurs intenses de l'été, à la fréquence des exercices sur un terrain éblouissant et dépourvu d'ombre, où les soldats étaient soumis, en outre, à la réflexion des rayons du soleil par la surface du Rhin, à l'obscurité extrême des chambres qu'ils occupaient dans les fortifications, et qui rendait, quand ils en sortaient, leurs yeux plus sensibles à la lumière. Le fléau épargna deux compagnies des mêmes bataillons casernées dans une vallée voisine, et logées dans des chambres bien éclairées et spacieuses.

Un très grand nombre des prisonniers français, cruellement abandonnés par les Espagnols sur l'île de Cabrera (Baléares), furent frappés d'héméralopie, par suite de l'ardeur du soleil d'Afrique, auquel ils furent exposés sur un sol sablonneux, sans arbres et sans verdure.

Souvent l'héméralopie a régné parmi les corps d'armée en marche dans des pays couverts de neige, dont l'éclat affectait leurs yeux. Le docteur Carron du Villards rapporte que son père observa un bon nombre d'héméralopes, dans les campagnes de 1793, chez les soldats piémontais, qui bivaquaient nuit et jour sur des montagnes couvertes de neige; ils étaient tellement aveugles à la tombée de la nuit qu'on les réunissait par escouades pour les faire conduire par un individu sain. Des militaires couchant au bivac, dans l'hiver de 1834, furent affectés d'héméralopie. En les examinant durant la nuit, au moment où leur cécité était complète, on remarqua que leurs pupilles étaient dilatées et fixes, et la flamme d'une chandelle n'en amenait pas le resserrement. Le docteur Warthon pensa que la maladie résultait d'une débilité de la rétine, vivement impressionnée par l'éclat éblouissant de la lumière que projetaient les grands feux allumés dans le camp, et qui étaient réfléchis de tous côtés par les glaçons dont les arbres environnants étaient garnis.

Au rapport du docteur Coquerel, la cécité nocturne est fréquente, à Cadix, parmi les nombreux mendiants qui, par misère ou par paresse, passent les nuits dans les rues ou à la porte des églises. Cette ville est bâtie sur une langue de terre couverte d'un sable fin très brillant, sur lequel le soleil darde pendant presque toute la journée ses rayons ardents, lesquels sont reflétés encore par les maisons blanchies à la chaux.

Ces documents confirment la proposition, ci-dessus énoncée, sur l'influence d'une lumière trop vive comme cause d'héméralopie. Si le jeu physiologique de la rétine est interrompu pendant la nuit, quand elle n'est plus sollicitée par cet agent, c'est qu'alors l'excitant n'est plus au diapason de l'irritabilité rétinienne.

Cette inertie de la sensibilité de la rétine, à qui les objets échappent quand ils ne sont pas fortement éclairés par les rayons solaires ou par une forte masse de foyers lumineux artificiels, peut être, avons-nous dit, congénitale, et on l'a vue même se transmettre par voie d'hérédité. Dans un mémoire présenté par le docteur Florent Cunier à la Société de médecine de Gand, cet éminent praticien relata le fait d'un boucher de Vendémian, près Montpellier, Jean Nougaret, né en 1637, et qui, héméralope lui-même, a légué l'héméralopie à ses descendants. Six générations ont été successivement frappées à la naissance des individus atteints, qu'ils séjournassent à Vendémian ou qu'ils se fixassent ailleurs; l'infirmité se propage beaucoup plus par les femmes que par les hommes; dès qu'un membre de la race s'en est trouvé délivré, il ne l'a plus transmise à ses enfants. Au rapport du docteur Stiévenart (1), l'aïeule maternelle de M. X....., décédée à soixante-quatorze ans, était affligée d'héméralopie. De ses dix enfants, cinq naquirent héméralopes. L'un de ceux-ci, la mère de M. X....., eut trois enfants, dont le premier et le dernier cessent de voir au crépuscule. M. X..... s'est marié deux fois. Un garçon qu'il eut de sa première femme est atteint de cécité nocturne; des quatre enfants qu'il eut de la seconde, un seul hérita de l'infirmité de son père. L'oncle d'un libraire de Paris, M. H....., fut affecté d'héméralopie jusqu'à quarante-deux ans, époque à laquelle il devint aveugle.

C'est encore à la torpeur de la capacité sensitive de la rétine qu'il faut rattacher l'héméralopie produite par les causes susceptibles de donner lieu à l'amaurose en général. On peut même dire que quelques vieillards, fort avancés en âge, sont, jusqu'à un certain point, héméralopes, puisqu'une lumière, naturelle ou artificielle, très vive, leur est nécessaire pour distinguer les corps qui les environnent.

Observation 113. — Chez madame Gerly, âgée d'une cinquantaine d'années, qui me consulta, pour la première fois, le 16 septembre 1844, une amblyopie aux deux yeux, avec diplopie uni-oculaire à droite, était associée à quelques phénomènes dignes d'être notés. Assez bonne, le jour, pour lui permettre de se livrer à des travaux n'exigeant pas une grande portée de vue, cette fonction s'éteignait le soir, à un point tel que la malade ne pouvait cheminer seule sans danger sur la voie publique.

(1) *Annales d'oculistique*, t. XVIII.

De plus, des êtres imaginaires se présentaient alors à elle; ils se représentaient encore la nuit, quand elle venait à se réveiller. « L'autre fois, me dit-elle, c'était un » faquin, avec une casquette de travers ; hier, un homme » en blouse bleue. » Une religieuse, qui l'accompagnait, ajouta qu'étant sortie, un soir, avec la malade, celle-ci s'arrêtait brusquement à chaque pas, se croyant sur le point de heurter des individus qu'elle pensait apercevoir sur son passage. « Le matin, mais pas trop matin, dit » la consultante, la vision se rétablit. » Ces hallucinations existaient depuis deux ans. Une douleur sourde, qui se faisait sentir, depuis plusieurs années, dans la partie postérieure de la tête, me porta à supposer que l'encéphale était le siége probable de l'ensemble des phénomènes que cette femme nous offrit.

Observation 114. — Lajoncière, maçon, me consulta en septembre 1844. Depuis le commencement d'août, il était héméralope, la faculté visuelle lui laissant, pendant la journée, toute liberté de s'adonner à son travail; mais vers le soir elle s'obscurcissait à un point tel que cet homme ne reconnaissait plus ses camarades, ne distinguait pas ce qu'il mangeait, et aurait bien, suivant son expression, donné cinq francs pour un sou. La flamme d'une chandelle était grossièrement aperçue au milieu d'un brouillard épais. Je ne constatai qu'un peu d'embarras gastrique, et rien dans les réponses du malade ne put me mettre sur la voie, quant à la cause des désordres dont il se plaignait.

Chose digne de remarque, les mêmes phénomènes s'étaient présentés l'année d'avant, en août et en septembre. Lajoncière s'en délivra, sans aucun remède, dans un voyage qu'il fit dans son pays, où il laissait une femme et quatre enfants. Je l'engageai à en agir de même.

L'amaurose syphilitique est susceptible de s'associer à un degré tel d'engourdissement de la membrane sensitive, que les malades ne voient, bien qu'imparfaitement, que dans la journée, tandis qu'ils ne voient que peu, ou ne voient presque pas, lors de l'arrivée du crépuscule. Cette condition donne lieu à une forme héméralopique, d'autant plus digne d'être mentionnée, que je ne la trouve signalée nulle part.

Observation 115. — J'ai été consulté, le 5 décembre 1850, par un jeune homme d'une trentaine d'années, représentant, à Paris, d'un des établissements industriels les plus importants de la province. La vue était anéantie au centre de la rétine droite ; quelques objets étaient vaguement constatés par les côtés seulement de cette dernière. L'œil gauche permettait au malade de se conduire durant le jour, bien qu'avec difficulté ; comme il avait de la peine à reconnaître les traits des personnes, il commettait sans cesse des erreurs qui lui étaient préjudiciables, et des impolitesses ; la lecture n'était presque plus possible, à moins qu'elle n'eût lieu sur de gros caractères. Le soir, les fonctions visuelles offraient des conditions déplorables ; ce jeune homme ne pouvait se livrer à aucune occupation ; il ne distinguait pas, disait-il, un chien d'un chat ; il n'osait sortir. Dans le jour même, la vue était tout aussi mauvaise, dans des endroits sombres. Les yeux, d'ailleurs, ne présentaient aucun phénomène appréciable. Le malade avait été contraint d'abandonner sa position, pour se confiner dans une petite ville, à quelques lieues de Paris, sur la route du chemin de fer de Rouen.

Or il avait été atteint, il y avait trois années, d'une syphilis, avec chancres, etc., pour laquelle il avait reçu les soins éclairés d'un de nos plus célèbres spécialistes. La guérison parut certaine au bout d'un traitement mercuriel. Des maux de gorge et quelques autres accidents, auxquels on n'opposa aucune médication spécifique, apparurent une année après ; ils furent suivis, au bout de six mois, d'un trouble de la vision à droite, avec perception d'étincelles et de mouches, puis, mais bien plus tard, d'une détérioration de cette fonction à gauche. Le 20 novembre 1850, le médecin qui avait dirigé le premier traitement fut d'avis que l'amaurose n'avait rien de syphilitique ; j'ai sous les yeux l'ordonnance qu'il rédigea, et qui indique l'application d'un vésicatoire à la nuque, la tisane de houblon avec le sirop de gentiane, et trois cuillerées à bouche par jour d'huile de foie de morue. Il faut noter que le sujet est lymphatique et affecté d'un certain degré d'ozène. Fondé surtout sur la marche qu'avaient offerte les accidents, j'opinai pour l'existence probable d'une influence syphilitique ; le malade en avait la conscience, il me fut aisé de le décider à se soumettre à un nouveau traitement.

Je conseillai la liqueur de Van-Swieten, la tisane de douce-amère édulcorée avec le sirop de Cuisinier, l'onguent napolitain en frictions sur le front, et l'infusion de fleurs de sureau, pour être reniflée par les fosses nasales.

Le 12 décembre. État stationnaire. Le malade, très sensible au froid, est couvert de flanelle, et porte des chaussures de caoutchouc. (Continuation du traitement.)

Le 19. Le trouble de la vision a un peu diminué. (Mêmes moyens.)

Le 26. Grande amélioration. Le sujet distingue, dans des endroits peu éclairés, beaucoup d'objets qu'il ne pouvait voir auparavant. Il a lu de l'œil droit le titre d'un ouvrage. Il n'a pris, jusqu'à ce jour, que 30 centigrammes de sublimé. Les scotomes lumineux qui le tourmentaient se sont complétement évanouis. (Suspendre les onctions hydrargyriques. Continuation de la liqueur de Van-Swieten à doses plus fortes, et de la tisane.)

Le 7 janvier 1851, ce jeune homme annonce qu'il peut se conduire le soir. « Auparavant, dit-il, dès que » la brune arrivait, j'étais perdu ; je me heurtais contre » les chaises et les tables ; une voiture m'aurait écrasé, » si j'avais eu l'imprudence de sortir seul ; je n'apercevais les gens, sur les trottoirs, que quand ils étaient » sur moi ; aujourd'hui, n'aurais-je que l'œil droit, je me » conduirais. » Je recommandai de prendre, le matin et dans le milieu de la journée, un verre de tisane de Feltz, avec addition d'un gramme d'iodure de potassium par bouteille de cette tisane, et de continuer la liqueur de Van-Swieten à la dose d'une cuillerée à bouche tous les soirs.

Le 18 du même mois, je constatai des progrès énormes. L'œil gauche jouissait presque de ses conditions primitives. Les objets, regardés de l'œil droit, semblaient couverts d'un brouillard ; ce dernier organe put lire de très petits caractères que je lui montrai, bien toutefois qu'avec difficulté. Le malade avait employé jusqu'alors trois bouteilles de la solution hydrargyrique (20 centigrammes de sublimé pour 250 grammes d'eau distillée par fiole), et six bouteilles de tisane de Feltz, avec la dose d'iodure de potassium ci-dessus mentionnée. Rentré dans sa maison de commerce, il se livrait sans peine à ses occupations.

L'amélioration continuait le 24 février 1851, date de la dernière consultation. Le malade, qui venait de faire un voyage en province, avait pris, à cette époque, vingt grains de bichlorure de mercure. Je substituai à ce dernier agent le perchlorure d'or et de sodium, en continuant la tisane de Feltz avec l'iodure de potassium, et en suspendant, d'ailleurs, toute médication de temps à autre.

Je citerai, comme corollaire de cette observation, un exemple dont m'a fait part mon respectable ami, le docteur Delarroque, père.

M. P....., contraint par le mauvais état de ses yeux de quitter le service militaire, distinguait pendant le jour les corps de grandes dimensions, et pouvait, avec précaution, se conduire; mais, quand arrivait le soir, il était aveugle et ressemblait à un idiot. Cet homme avait été plusieurs fois infecté de maladies syphilitiques; la dernière vérole datait de cinq années. M. Delarroque prescrivit la tisane de Feltz iodurée, et des frictions aux extrémités inférieures avec l'onguent mercuriel uni au sulfure de chaux (4 grammes de ce dernier et 32 grammes d'onguent napolitain, pour huit frictions), addition qui tendrait à prévenir la salivation, d'après son expérience. La vue se rétablit au bout de vingt-cinq jours; le traitement fut, par prudence, continué jusqu'au cinquantième jour.

Dujardin dit avoir observé l'héméralopie à la suite de la suppression d'une pituite abondante; Richard, après la disparition de la gale; le docteur Cullerier, après une attaque de colique de plomb; Scarpa, par l'effet d'un état saburral des premières voies; le docteur Alançon (de la Flèche), par suite, chez un enfant de onze ans, de la présence d'ascarides lombricoïdes dans le tube intestinal.

Remarquez que, dans l'héméralopie proprement dite, la cécité, bien qu'apparaissant le soir, n'a pas lieu dans un local vivement éclairé par une lumière artificielle; elle se manifeste pendant le jour, si les sujets se placent dans un lieu sombre. Dans l'amaurose intermittente, au contraire, qui peut être héméralopique si les accès se montrent à la tombée de la nuit, la privation de la vue ne règne que durant l'accès, les malades jouissant, pendant l'apyrexie, de l'exercice des fonctions visuelles, qu'ils soient dans un lieu clair ou dans un endroit sombre. Les cas de ce genre, d'ailleurs, sont des plus rares. Une femme, dont le docteur Stœber a relaté l'histoire (1), commença par devenir aveugle, au moment du coucher du soleil. Plus tard, les accès changèrent d'heure, revinrent au milieu du jour (nyctalopie), et, de quotidiens qu'ils étaient, se convertirent en tierces: ils affectèrent, en un mot, l'allure des fièvres périodiques. Le sulfate de quinine ne tarda pas à en triompher. Le docteur Austin rapporte (2) qu'une de ses malades, Sara Madgwkic, âgée de vingt-quatre ans, devenait, depuis quelque temps, aveugle vers l'heure de midi; elle se couchait le soir, ne pouvant guère distinguer que la lumière d'une chandelle ou celle du feu; le matin, à son réveil, elle jouissait d'une vue parfaite, et éprouvait seulement un sentiment de pesanteur et de roideur dans les paupières supérieures. Ces phénomènes se renouvelaient régulièrement tous les jours et à la même heure. Après avoir essayé sans succès des onctions stimulantes

(1) *Annales d'oculistique*, t. VI.

(2) *Bibliothèque médicale*, t. LXIV.

sur les régions voisines des orbites, deux vésicatoires aux tempes et l'usage interne du fer, M. Austin tenta le quinquina, dont il fit précéder l'emploi d'un émétique donné à une dose assez élevée pour provoquer abondamment le vomissement, et administré de manière à entretenir les nausées jusqu'à midi. Les quatre premiers jours, cette médication n'eut aucun effet sensible ; au cinquième jour, l'accès ne vint qu'à trois heures ; il retarda successivement de plusieurs heures. Cette femme fut guérie en moins d'un mois.

Demours parle d'une amaurose qui, tous les deux jours, ôtait au malade le pouvoir de se conduire ; ses pupilles étaient alors doublées de diamètre ; il ne voyait presque rien pendant le paroxysme, qui durait depuis le commencement du jour jusqu'à la fin de la nuit suivante. Le quinquina ne parut avoir ici aucune influence ; l'affection s'évanouit avec une telle lenteur, dans l'espace d'une année, que les progrès de la guérison ne purent être appréciés d'une manière exacte.

CHAPITRE VIII.

DIAGNOSTIC DIFFÉRENTIEL.

(*Achromatopsie ; facettes transparentes de la cornée ; évacuation de l'humeur aqueuse ; mydriase ; cataracte ; glaucome ; œil de chat amaurotique, etc.*)

Jetant un trouble plus ou moins considérable dans l'exercice des fonctions visuelles, un bon nombre d'affections oculaires, dont quelques unes sont dépourvues ou peu pourvues de signes objectifs très manifestes, sont prises parfois pour des amauroses, à moins qu'on n'apporte dans leur exploration une grande attention. Déterminer les particularités morbides dans lesquelles l'erreur peut avoir lieu, tel est le but que je me propose d'atteindre dans ce chapitre.

Dans quelques cas, des mères de famille se plaignent que leurs enfants ont mauvaise vue, parce qu'ils rapprochent très près des yeux l'objet de leur travail. En les examinant attentivement, et en leur fournissant des verres concaves, on constate qu'il n'y a chez eux que de la myopie.

Dans d'autres circonstances, on n'a affaire qu'à des mouches volantes non amaurotiques, pour lesquelles des praticiens inexpérimentés ont infructueusement soumis leurs malades à des traitements longs et douloureux. L'un d'entre eux, qui m'a consulté, avait porté pendant deux années un séton à la nuque.

Évitez de prendre pour une amaurose réclamant les secours de l'art l'*achromatopsie* (*pseudo-chromie*, *chromato-pseudopsie*, *daltonisme*), disposition qui, presque toujours congénitale et fréquemment héréditaire, consiste dans l'impossibilité du discernement des couleurs. Complète pour les uns, l'insensibilité ne se borne, pour les autres, qu'à quelques couleurs qu'ils sont inhabiles à reconnaître; il en est qui, propres à percevoir les couleurs, en confondent les nuances. Dans la variété dite *acyanoblepsie*, *akyanoblepsie*, *acyanopsie* (Goethe), le bleu ne peut être constaté, et est souvent confondu avec le vert; les différentes nuances du rouge ne sont pas distinguées dans l'*anerythroblepsie*. Dalton était affecté d'achromatopsie, dont on trouve, dans les auteurs, de nombreux exemples. On rapporte que Collardeau peignit un jour un fond écarlate, croyant peindre un fond brun ; qu'un berger de Neuchâtel fit emplette d'un parapluie rouge, dans la persuasion qu'il était d'un beau vert ; qu'un officier anglais acheta un habit vert au lieu d'un habit rouge. On lit dans les *Transactions philosophiques* qu'une famille entière ne distinguait pas le rouge du vert, la couleur du fruit mûr de celle de la feuille qui l'avoisinait. Chez un milicien, dont le docteur Decondé a relaté l'histoire, toutes les couleurs foncées sont prises pour le noir, et celles du spectre solaire se confondent en deux couleurs fondamentales, le jaune et le bleu.

Le sens des couleurs résiderait dans le cerveau, d'après Gall et Spurzheim, et serait plus développé chez la femme que chez l'homme. M. Szokalski, qui le place dans la membrane sensitive de l'œil, trouve dans cette dernière la cause prochaine de la chrupsie et de l'achromatopsie. Dans la chrupsie, dit-il, c'est une fonction supprimée qui manque pour faire apercevoir le blanc ; le malade ne distinguant plus les objets qu'avec les fonctions qui restent encore actives, il les voit nécessairement en couleur. L'auteur admet, dans l'achromatopsie, une torpidité dans ces mêmes fonctions, lesquelles perdent assez de leur activité pour ne pouvoir agir isolément, ou pour n'agir que d'une manière partielle.

Gardez-vous d'attribuer à une amblyopie la détérioration visuelle susceptible de s'associer à quelques conjonctivites, lesquelles peuvent encore s'accompagner d'asthénopie, de douleurs aux yeux ou dans le voisinage, et s'exaspérer dans la soirée. M. Sichel admet que la turgescence plus considérable des vaisseaux de la conjonctive palpébro-scléroticale, qui a lieu à cette époque de la journée, doit exercer une tension et une irritation passagères dans le feuillet conjonctival qui couvre la cornée, d'où une altération légère et momentanée dans la transparence de ce feuillet, et, par suite, le trouble de la vue. L'enduit muco-lacrymal, qui se dissémine inégalement sur la surface du miroir, me paraît contribuer beaucoup plus à la production de ce trouble que la condition qui vient d'être notée.

Observation 116. — Chez Pierre Rosset, âgé de vingt-neuf ans, Savoisien, qui se présenta, pour la première fois, à mon dispensaire, le 10 janvier 1851, la maladie dont il était affligé aux deux yeux datait de mai 1848, époque à laquelle il faisait campagne en Italie dans l'armée du roi Charles-Albert. Atteint alors d'une ophthalmie très aiguë, qui l'avait contraint d'entrer à l'hôpital de Brescia, où il séjourna cinquante jours, il fut saigné, purgé, soumis à l'usage de plusieurs collyres, et un vésicatoire lui fut appliqué à la nuque. Ces expédients triomphèrent de la violence de la phlegmasie, mais laissèrent la vision frappée d'un affaiblissement considérable.

Comme je ne découvris, tout d'abord, aucun symptôme objectif, sauf un certain degré de ptosis, ma première pensée fut pour une amaurose. Les pupilles étaient contractées; il y avait de la sensibilité à l'éclat du jour; la flamme d'une bougie paraissait au malade coupée vers ses bords en plusieurs segments. Mais, par une exploration plus minutieuse, et surtout par l'inspection latérale des cornées à la loupe, j'y constatai la présence de plusieurs ulcérations plates et diaphanes; puis, retournant les paupières supérieures, je m'aperçus qu'elles étaient infectées de granulations. Nous avions affaire à une double ophthalmie granuleuse, qui avait entraîné les conditions anormales des miroirs.

Il importe d'autant plus d'examiner soigneusement les cornées, dans ces circonstances, que les facettes dont elles sont pourvues étant souvent tout aussi transparentes que le reste de la membrane, et se perdant, d'ailleurs, dans les reflets de l'œil, il en résulte la possibilité d'une erreur préjudiciable au point de vue du traitement. Il serait possible encore, dans l'hypothèse de l'admission d'une amblyopie congestive, qu'on fût porté à envisager la chute de la paupière supérieure comme le résultat d'une paralysie incomplète de la troisième paire, paralysie reconnaissant la même cause que l'amblyopie présumée. Mais il faut se souvenir que l'état granuleux des voiles palpébraux engendre fréquemment la blépharoptose : c'est ce qui a fait dire à Fischer (de Prague) qu'il avait surtout rencontré le dernier phénomène morbide dans les ophthalmo-blennorrhées chroniques (1).

Après avoir conduit Rosset dans une chambre obscure, où nous examinâmes ses cornées à la lueur d'une bougie, nous fîmes remarquer à plusieurs médecins, présents à la visite, que quelques uns de leurs points laissaient émaner des jets de lumière analogues à ceux qui sont reflétés par un diamant. Un éminent professeur de notre école, le docteur Laugier, a surtout insisté (2) sur les avantages de ce mode d'exploration, dans des cas analogues à celui que nous venons de rapporter. « Quel-» quefois alors, dit-il, on cherche vainement dans les » chambres antérieure et postérieure la raison d'un trouble

(1) Fischer, *Lehrbuch der gesammten Entzündungen und organischen, Krankheiten des menschlichen Auges*. Prague, 1846.

(2) *Union médicale*, année 1850, p. 110.

» permanent de la vision, trouble qui résulte du défaut » de convexité de la cornée, vis-à-vis et dans le voisinage » de la pupille. A l'aide de la flamme de la bougie, rien » n'est plus facile que de constater les moindres défor- » mations de la cornée; l'aplatissement le moins étendu, » la plus petite facette sont révélés par la diffusion de la » lumière présentée à l'œil. Partout où la membrane a » conservé sa convexité, fût-elle même opaque dans ses » couches profondes, une image nette de la bougie est » formée. La plus petite facette, transparente même, étale » l'image, la rend sphéroïdale ou circulaire, si la facette » est elle-même arrondie; irrégulière et diffuse, si elle a » une forme irrégulière. »

Pierre Rosset fut soumis aux scarifications et à la cautérisation de la face interne des paupières avec une solution de nitrate d'argent, et huit ou dix jours suffirent pour un commencement de bonification dans les perceptions visuelles.

L'humeur aqueuse vient-elle à s'écouler par une perforation traumatique ou ulcéreuse de la cornée, la vue subit immédiatement un trouble qu'il ne faut pas confondre avec le trouble amaurotique.

Observation 117. — Boudon, qui me consulta le 19 novembre 1850, avait l'œil droit légèrement enflammé depuis un mois, quand il sentit, il y avait deux jours, que quelque chose, suivant son expression, crevait dans son œil pendant qu'il se mouchait; la vue fut instantanément obscurcie. Je constatai que le globe était flasque, et que la chambre antérieure était abolie par l'adossement de l'iris à la cornée; un flot d'une eau limpide s'épancha même, durant cet examen, à travers un pertuis de la cornée. Nul doute que la rupture d'une ulcération de cette dernière ne fût la cause de l'accident. Je fis bander l'œil, et ne conseillai que des onctions souvent répétées, sur la région péri-orbitaire, avec l'extrait de belladone.

Le 23, la fistule était bouchée, la chambre antérieure reconstituée, et la vue à peu près normale. Je continuai plusieurs jours encore l'emploi du bandeau.

Les circonstances de ce genre demandent l'observation de quelques précautions qui me paraissent importantes. L'occlusion de l'œil est avantageuse pour opposer en avant un contre-poids à l'action des muscles oculaires, qui, par la pression à laquelle ils soumettent le globe, tendent à provoquer l'expulsion du fluide, à mesure qu'il se régénère ; de plus, la paupière supérieure vient placer contre la plaie un opercule utile. La belladone, dans les ulcérations, notamment, qui s'éloignent un peu du limbe kératique, est apte à prévenir la synéchie antérieure, et même le staphylôme de l'iris. Dans ces cas, où l'on a besoin d'une cicatrisation rapide, il faut éviter les mercuriaux, ces antiplastiques par excellence. Une hernie iridienne a-t-elle surgi depuis peu de temps, cherchez à la réduire par les instillations d'une solution très froide, glacée même, d'extrait de belladone, unissant ainsi aux efforts de réduction produits sur la hernie par l'action mydriatique de cette substance l'astriction engendrée dans le tissu de la tumeur par l'impression du froid. Le staphylôme est-il plus ancien et irréductible, force est d'en désorganiser la masse avec le nitrate d'argent, qui fortifie les adhérences de ses racines et crée là une cicatrisation solide.

On se gardera de prendre pour une amblyopie une irido-périphakite à marche lente (*uvéite* de quelques auteurs), que nous avons observée chez des syphilitiques et chez bien d'autres sujets.

Si la mydriase accompagne communément une paralysie de la troisième paire cérébrale, l'expérience démontre aussi qu'elle peut exister seule; c'est sous cette forme surtout qu'on l'a fréquemment confondue avec l'amaurose. Beaucoup de gens, en effet, se croient amaurotiques, et n'ont que des mydriases; plusieurs d'entre eux sont entretenus dans cette erreur par des médecins peu au courant des connaissances ophthalmologiques. Consulté par un praticien célèbre de la province, qui pensait être affligé de goutte-sereine à l'œil gauche, M. Reveillé-Parise n'y trouva qu'une mydriase, qui se dissipa rapidement. « Je ne doute pas, ajoute l'auteur (1), » que la terreur du malade, l'espèce de stupéfaction » morale où il était, n'aient singulièrement contribué à » entretenir le mal. »

Je n'ai constaté, jusqu'à ce jour, la mydriase idiopathique et non congénitale qu'à un seul œil. Dans cette forme, non seulement la pupille est agrandie au point, parfois, qu'on aperçoit à peine un étroit anneau iridien, vers le limbe de la cornée, mais elle est immobile encore, ou presque immobile, à quelque alternative de lumière qu'on l'expose. Bien que la mydriase soit généralement accompagnée d'un trouble de la vision du bulbe affecté, d'une confusion due à la masse trop grande de lumière qui se précipite vers la rétine, il s'est offert à moi des sujets qui lisaient, de cet œil, des caractères très fins. Un horloger atteint de mydriase au globe droit, et que le docteur Woirhaye m'a fait l'honneur de

(1) *Bulletin de thérapeutique*, t. XV.

m'adresser, distingue plus clairement, de ce côté, les objets éloignés que les objets rapprochés ; il les voit beaucoup plus petits qu'ils ne le sont en réalité. J'ai rencontré plusieurs fois cette dernière particularité, que Demours dit avoir trouvée chez le tiers, à peu près, de ses mydriatiques ; niée par Mauchart, par Boyer, par plusieurs autres auteurs, elle a été mentionnée, d'après les recherches de Demours, par Oribase, Aétius et Paul d'Égine. Le docteur Melchior (de Copenhague) a observé que la myopie figurait quelquefois dans le cortége des premiers symptômes de la mydriase, mais que, presque toujours, la presbytie se manifestait plus tard (1). C'est cette dernière que nous avons vue le plus constamment.

Habituellement, l'invasion de la mydriase a lieu d'une manière subite, d'où une détérioration instantanée des perceptions visuelles ; c'est du moins ce qui ressort de mes observations, qui sont nombreuses. Tramançon, l'un de mes malades, qui en fut soudainement frappé à gauche, en janvier 1849, l'attribua, à tort ou à raison, à un refroidissement ; il avait eu auparavant des rhumatismes, pour lesquels il prit des bains de vapeur. Le docteur Canstatt m'a rapporté qu'il avait donné des soins à un peintre qui fut attaqué de mydriase pendant qu'il fixait une statue dans le jardin des Tuileries. Les instillations et les frictions éthérées ne produisirent, chez lui, qu'une conjonctivite, sans diminuer la dilatation pupillaire ; une poudre sternutatoire ayant été prescrite, la pupille se contracta après quelques éternuments, et le trouble visuel disparut. Une femme mydriatique, que j'ai observée avec cet excellent praticien, offrait une langue

(1) *Annales d'oculistique*, t. XII.

saburrale et tous les signes d'un embarras gastrique. Pensant qu'il y avait ici, comme dans les affections vermineuses, un rapport de causalité entre les conditions du tube digestif et la souffrance de l'iris, Canstatt ordonna des purgations répétées, ajoutant que l'émétique serait peut-être utile plus tard. Ware avait déjà fait remarquer que, chez quelques sujets, la dilatation paralytique de la pupille avait été précédée de troubles dans le canal alimentaire. Toute compression sur le ganglion ophthalmique peut donner encore lieu à la dilatation pupillaire par l'anesthésie des nerfs qui en émanent pour aller animer l'iris. C'est d'après ce mécanisme qu'il faut souvent en expliquer l'apparition dans l'exophthalmos par une tumeur quelconque, par une hypérémie, par une infiltration du tissu cellulo-adipeux de l'orbite.

Observation 118. — Le 30 août 1849, madame Muhan, couturière, vint à mon dispensaire avec une mydriase idiopathique à droite. La rétine jouissait de ses conditions physiologiques ; rien d'anormal n'existait dans la motilité des muscles oculaires. Cette femme avait été atteinte, il y avait deux mois et demi, d'un érysipèle de la face, pour lequel elle avait reçu les soins du docteur Coquerel; la partie droite de la figure avait été surtout envahie, et le globe correspondant s'était longtemps dérobé à l'observateur, masqué qu'il était par la tuméfaction des voiles palpébraux. Des sangsues et un exutoire avaient été placés derrière l'oreille droite.

L'état paralytique de l'iris ne dépendait-il pas de la propagation du gonflement érysipélateux à une portion du tissu cellulaire de l'orbite, d'où une pression sur le ganglion ophthalmique, et la souffrance des nerfs ciliaires? Je le crus, et insistai sur les mercuriaux en frictions sur le front, aidés des purgatifs et de quelques autres moyens, ce qui réussit. La dilatation pupillaire subsistait toutefois encore, bien qu'à un faible degré, au bout de trois semaines, quand, par suite d'un travail immodéré, une kératite ulcéreuse survint, durant laquelle la mydriase cessa tout à fait. L'irritation cornéenne ne vint-elle pas en aide à la médication, en agissant sur les contractions de l'iris, comme le fait cette même irritation dans la cautérisation de la cornée, suivant le procédé de M. Serre, ou lors de l'implantation d'un corps étranger dans ses lames?

Comme c'est aujourd'hui une vérité physiologique incontestée, que l'iris ne doit sa mobilité qu'à la racine que le ganglion ophthalmique reçoit de l'oculo-moteur, il suit de là que la mydriase est une affection propre à cette dernière paire nerveuse. Je l'ai vue néanmoins accompagner l'anesthésie du moteur oculaire externe, phénomène qu'on a expliqué par des anastomoses entre la troisième paire et la sixième. Krauss, Grant (de New-York) ont prétendu avoir suivi un filet du dernier nerf jusqu'au ganglion ophthalmique, disposition qui paraît avoir été également rencontrée par mon ami le docteur Longet, d'après ce qu'il m'a dit lui-même. Cette union exceptionnelle n'est qu'apparente suivant Hyrtl (de Prague), le filet de communication n'étant autre chose qu'un ramuscule de l'oculo-moteur dont la marche est anormale. J'ai observé plus souvent la mydriase compliquant la névralgie trifaciale; parfois même elle se manifeste périodiquement, quand les accès névralgiques de la cinquième paire sont intermittents. Tel était le cas d'un orfévre mentionné par le docteur Canstatt, et qui pendant huit jours devint mydriatique à un œil, depuis le matin jusqu'à trois heures de l'après-midi, éprouvant en outre, dans cette partie de la journée, des douleurs dans la branche ophthalmique de la cinquième paire. L'accès n'avait lieu que tous les huit jours chez un jeune homme observé par mon illustre maître le professeur Rosas (de Vienne). Ces deux malades guérirent par le sulfate de quinine. M. Marchal (de Calvi), qui a publié des faits dans lesquels l'anesthésie de la troisième paire avait surgi consécutivement à une névralgie trifaciale, allègue, comme explication hypothétique probable, une transmission réflexe de l'action morbide des rameaux de la cinquième paire au ganglion ophthalmique, et de celui-ci, par sa racine motrice, à la troisième paire (1). La même donnée ne serait-elle pas applicable à la mydriase accompagnant une maladie du trifacial, sans autres désordres apparents de la troisième paire? Ne s'appliquerait-elle pas encore aux mydriases dites abdominales, et ici, par la communication du grand sympathique avec le système ciliaire, communication en vertu de laquelle le ganglion ophthalmique peut être considéré comme le premier anneau de la chaîne sympathique? Toutefois nous ajouterons que le point de départ anatomique de la mydriase nous échappe dans une foule de cas; nul doute qu'il existe fréquemment dans la sclérotique ou la choroïde, ou bien encore entre les deux membranes, sur le trajet intra-oculaire des nerfs ciliaires, gênés, comprimés par un point d'engorgement lymphatique ou sanguin, par un obstacle quelconque. Le mécanisme présidant à la production de la mydriase causée par une lésion traumatique de la cornée a été expliqué ailleurs.

(1) *Gazette des hôpitaux*, année 1843, p. 471. — *Abeille médicale*, t. II, p. 285.

Si un petit trou foré dans une carte, et à travers lequel on fait regarder l'œil affecté, améliore sur-le-champ la vue, dans la mydriase idiopathique, c'est qu'il n'admet au sein du globe que la quantité de rayons lumineux nécessaire pour l'exercice régulier des perceptions visuelles. Un tel expédient ne saurait être d'aucun secours dans la mydriase amaurotique, la lumière tombant sur une membrane plus ou moins inhabile à en ressentir l'impression. La planche V (tome Ier) de la *Chirurgie des yeux* de Pellier représente des bésicles que cet oculiste propose pour bonifier momentanément la vision chez les mydriatiques ; elles offrent un diaphragme percé, à son centre, d'un orifice qui vient correspondre à la pupille dilatée. Dans ces cas et dans l'iridérémie, quelques uns ont eu recours aux coquilles de noix trouées.

Le diagnostic différentiel de la cataracte et de l'amaurose est exempt de difficulté, quand ces lésions ont atteint un assez haut degré de développement; à leur début, on les a parfois confondues l'une avec l'autre. Une appréciation précise est pourtant, dans ce cas, d'une grande importance; car si une affection amaurotique commençante est prise pour une cataracte et abandonnée comme telle, elle empire, devient torpide, tandis qu'il aurait été possible d'en triompher par un traitement rationnel. La circonstance qui motive presque toujours l'erreur dans laquelle on peut tomber ici, c'est qu'on rencontre fréquemment, derrière l'ouverture pupillaire, chez des sujets non cataractés, un certain trouble, considéré par les uns comme le résultat d'une absorption partielle ou d'une décoloration du pigment choroïdien du fond de l'œil, chez les gens âgés, tandis qu'il dépend, d'après d'autres, d'une teinte jaunâtre contractée par la lentille dans cette période de la vie. Il faut se souvenir que l'état de la vision, dans la cataracte, est, sauf quelques exceptions assez rares, dans une certaine proportion avec le degré de l'opacité : plus celle-ci augmente, plus la vue s'affaiblit; dans l'amaurose, au contraire, l'obscurcissement peut être léger et le malade aveugle. Au début de la cataracte, les objets sont généralement vus dans leurs formes naturelles, mais couverts d'un brouillard qui les pâlit et les décolore; dans l'amblyopie amaurotique, le malade est d'ordinaire sujet à des illusions de toutes sortes, que nous avons déjà longuement exposées. Les instillations mydriatiques, qui améliorent momentanément la vision, dans les opacités cristallines, ne produisent jamais ce résultat dans l'amaurose. Un œil est-il cataracté et la vue se trouble-t-elle dans son congénère, il y a probabilité pour l'invasion dans celui-ci d'un obscurcissement lenticulaire.

Ware a fait observer avec juste raison que la vision subissait quelquefois une détérioration plus ou moins grave, qu'engendrait un commencement de cataracte, sans que celle-ci se révélât à nos sens. Bien des oculistes, après avoir traité des malades pour des amblyopies, ont reconnu qu'ils s'étaient trompés et qu'ils n'avaient eu affaire qu'à des cataractes qui avaient échappé à leur observation.

Une variété de cataracte lenticulaire dure a fort embarrassé les praticiens; je veux parler de la cataracte noire (1). Tous les ophthalmologistes ont vu des cata-

(1) On a dit que la cataracte noire pourrait dépendre de la présence du manganèse (Langenbeck jeune, Rossi) ou du fer (Rognetta) dans la substance du cristallin. M. Carron du Villards l'attribue à une pénétration de la lentille par le pigment; Werneck, à une mélanose partielle.

ractes très foncées, d'un gris d'acier, d'un brun jaunâtre, etc.; il en est peu qui aient observé des yeux dont la pupille était parfaitement noire, et qui cependant étaient affectés de cataracte. Dupuytren et Delpech, qui ne l'avaient jamais rencontrée, en révoquaient l'existence en doute. Quelques faits, relatés par des hommes dignes de foi, ne permettent pas de partager ce scepticisme.

Le sujet dont parle Pellier était aveugle depuis une quinzaine d'années; on croyait à une goutte-sereine incurable. Le malade avait longtemps aperçu des toiles d'araignée et des moucherons; sa vue avait baissé peu à peu, et s'était éteinte sans aucune douleur. Pellier, soupçonnant une cataracte, se décida à attaquer un œil. Dès que la lentille fut extraite, le patient reconnut les objets. L'autre globe fut opéré à l'instant même avec un égal succès. Les cristallins étaient très épais, et *noirs comme de l'encre*.

Chez un général opéré à Vienne par Wenzel le père, telle était la netteté des pupilles, que Van-Swieten et de Haen s'étaient prononcés pour une amaurose. A peine la cornée et la capsule antérieure, du côté droit, furent-elles ouvertes que le cristallin, s'échappant avec vitesse, tomba à terre et se brisa; il était presque noir, et d'une consistance très ferme. Le cristallin de l'autre œil était tout aussi noir que le premier, et plus dur encore. Le malade recouvra la vue.

Maunoir a rapporté (1) l'observation d'une extraction de cataracte de ce genre, qu'il avait faite à l'œil droit du

La rareté d'une pareille altération rendra longtemps cette question indécise.

(1) *Gazette médicale*, année 1831.

capitaine Chaillet, âgé de quatre-vingt-quatre ans. « Je » frémissais, dit le chirurgien de Genève, de l'idée que » l'opération ne mît en évidence un cristallin transpa- » rent, et ne fût, par conséquent, inutile. Cependant, » comme j'ai l'habitude de dilater la pupille par l'appli- » cation de la belladone, j'espérai acquérir quelque no- » tion importante en mettant, dans la plus grande éten- » due, le cristallin à découvert. L'extrait de belladone » détermina une dilatation considérable; l'iris disparut » presque entièrement; la couleur noire du cristallin » prit une apparence brunâtre très foncée, et toute sa » circonférence m'offrit des stries rayonnantes assez » courtes, d'un blanc jaunâtre, qui, placées sur un fond » presque noir, donnaient au cristallin une apparence » assez semblable à la fleur qu'on nomme *gorteria*. La » vue de cette fleur radiée ranima mes espérances, et me » décida à faire l'opération. J'eus le plaisir d'obtenir un » cristallin d'une opacité et d'une dureté remarquables, » et d'un brun assez foncé pour avoir fait croire que la » pupille avait toute sa transparence. Je continue à avoir » des nouvelles de ce malade; il lit l'écriture la plus fine, » imprimée ou manuscrite. »

On voit, par les faits qui précèdent et auxquels il nous serait facile d'en ajouter bien d'autres encore, que l'amaurose est la seule maladie avec laquelle on peut confondre la cataracte noire. Il existe des probabilités pour cette dernière, lorsque la prunelle a perdu l'éclat qu'elle doit surtout à la diaphanéité du cristallin et du corps vitré, et offre une teinte terne, un noir mat; quand l'iris conserve la faculté de se mouvoir d'une manière régu- lière; lorsque le malade distingue le jour de la nuit et les ombres des corps; lorsque la perception de la lumière est plus développée à une demi-obscurité qu'au grand jour et que les mydriatiques l'améliorent ; quand l'habitude extérieure est celle du cataracté et non de l'amaurotique. Si la cécité est survenue d'une manière brusque et soudaine, il y a plutôt lieu de croire à une amaurose. Bien que l'expédient de Sanson ou de Purkinje soit loin d'offrir, en matière de diagnostic, toute l'importance que quelques médecins lui ont attribuée, il mérite d'être consulté dans les cas douteux. Rappelons, d'après Sanson, que, présentée à un œil exempt d'opacité lenticulaire, la flamme d'une bougie fournit trois images : la plus antérieure, qui est la plus nette, est droite ; la plus profonde est droite également ; la moyenne est renversée. C'est la cornée qui donne l'image antérieure ; l'image droite postérieure est reflétée, suivant Sanson, par la partie antérieure du cristallin ; l'image moyenne, celle qui est renversée, émane, d'après le même auteur, de la face postérieure de la lentille. Les trois images subsistent-elles, on peut, a-t-on dit, conclure à la présence d'une amaurose ; n'y en a-t-il qu'une seule, l'antérieure, il y a lieu de se prononcer pour une cataracte. Il faut, d'ailleurs, une certaine habitude pour la constatation des trois lumières ; la moyenne et la profonde surtout, étant plus pâles que l'antérieure, sont plus difficiles à rencontrer. L'examen aura lieu dans une chambre obscure ; la pupille aura dû être, au préalable, artificiellement dilatée. Sanson faisait observer, dans ses leçons cliniques, que si on laisse la lumière immobile au-devant de l'œil, au niveau de son axe, comme les trois images sont situées sur la même ligne antéro-postérieure, il sera difficile de les voir. La porte-t-on vers l'angle externe, les deux images droites obéiront à la même direction, tandis que l'image renversée se dirigera vers le côté interne. L'inverse aura lieu, si l'on place la lumière du côté du nez. Lorsqu'on la promène circulairement au-devant du bulbe, les images droites suivront la même direction circulaire; l'image renversée en suit une circulaire aussi, mais opposée à celle que les deux autres décrivent. C'est en imprimant à la bougie des mouvements latéraux et de circumduction qu'on rend plus patente la manifestation du phénomène.

La question de savoir si une cataracte est ou n'est point accompagnée d'amaurose est chose capitale encore sous le rapport chirurgical. Quand la paralysie rétinienne est complète, elle se manifeste par une abolition telle de la vue, que le malade n'aperçoit aucune différence, qu'on l'expose à une vive lumière ou qu'on le plonge dans les ténèbres les plus épaisses. Ce sera surtout dans le cas où la cataracte n'est ni volumineuse ni adhérente à l'iris que l'immobilité de la pupille sera un signe probable d'amaurose. Si vous soupçonnez cette maladie dans un œil tandis que l'autre en est exempt, ayez soin de fermer les paupières de ce dernier, pendant que vous vous livrerez à l'examen de son congénère; souvent, en effet, la mobilité du diaphragme iridien dans un globe amaurotique dépend de la sympathie qui lie les deux organes, et cesse dès que le bulbe non amaurotique est soustrait à l'influence des rayons lumineux. Le diagnostic est parfois fort épineux, quand la cataracte n'est compliquée que d'une amaurose incomplète, car la perception de la lumière n'est pas alors entièrement abolie. Il faudra rechercher si le malade n'est point tourmenté par des scotomes étincelants et par d'autres accidents symptomatiques de l'amblyopie congestive. Le commémoratif peut quelquefois aussi éclairer le praticien ; c'est ainsi que la complication amaurotique est probable, si la vision avait déjà subi une forte détérioration, avant l'invasion de l'opacité lenticulaire. On examinera s'il y a quelque proportion entre le degré de l'obscurcissement et celui de la vue, élément d'exploration d'une grande valeur, quand la cataracte n'est que commençante. L'existence d'une amaurose dans un œil non cataracté corrobore les soupçons qu'on pourrait avoir sur la présence de cette complication dans l'autre œil frappé de cataracte, mais, ainsi que le fait observer Beer, bien que cette circonstance doive influer sur le diagnostic, elle ne saurait offrir, avant l'opération, aucune certitude.

La consistance des cristallins cataractés prend une part trop importante dans les degrés de la détérioration visuelle et dans les méprises qui peuvent en être la suite, pour que nous n'en disions pas ici quelques mots. Les cataractes dures sont peu volumineuses et aplaties d'avant en arrière ; plus une cataracte est dure, plus elle est mince et petite. Le contraire a lieu dans les cataractes molles. Il résulte de ces dispositions respectives que le cristallin est plus éloigné de l'uvée, lorsque la cataracte est dure que quand elle est molle. Dans le premier cas la pupille se meut librement, car elle n'éprouve aucune gêne, tandis qu'une lentille très molle et gonflée presse l'iris d'arrière en avant, et provoque la dilatation et l'immobilité de la pupille. Quelquefois même, la cloison iridienne, fortement comprimée et extroversée vers sa marge pupillaire (*ectropion de l'uvée*) se bombe de telle sorte que la chambre antérieure est de beaucoup diminuée, la postérieure étant abolie. Le trouble de la vision doit être moins considérable quand la cataracte est dure que lorsqu'elle est molle ; la différence de vue au grand jour ou dans une obscurité médiocre est, en outre, plus marquée dans le premier cas que dans le second. Il est parfois arrivé que l'absence de toute sensibilité à la lumière et l'immobilité de la pupille, dans la cataracte molle, ont fait supposer que l'affection lenticulaire était associée à une amaurose incurable. Une cécité aussi complète est due à la turgescence de la lentille, qui, accrue dans la totalité de ses diamètres, bouche hermétiquement l'orifice pupillaire, ne laissant passer à travers sa substance ni à travers les parties voisines du corps vitré aucun rayon de lumière.

Jaeger professe que la forme gypsée de la cataracte aride-siliqueuse, forme ainsi nommée à cause de sa couleur blanche très éclatante, est presque constamment accompagnée de goutte-sereine. C'est ce que j'ai été à même de vérifier à la clinique de ce savant oculiste, et dans ma propre pratique.

Observation 119. — Angèle Petit, âgée de dix-huit ans, qui me consulta pour la première fois le 6 janvier 1851, offrait à l'œil droit un leucome adhérent, et à l'œil gauche quelques phénomènes dignes d'intérêt. Détaché de ses liens supérieurs, le cristallin, cataracté et branlant, était obliquement couché, de telle sorte que son bord supérieur, penché en arrière, laissait libre en haut une partie de la pupille. De très nombreux fragments de pigmentum étaient soudés à la face antérieure de la lentille, où ils se dessinaient sur un fond blanc. L'œil était atrophié et frappé d'une amaurose complète.

Or voici comment j'expliquai ces désordres, qui dataient de l'enfance, et étaient survenus par suite d'un coup reçu au voisinage de l'orbite de ce côté. La violence traumatique a luxé le cristallin et jeté, sur sa partie antérieure, des lambeaux de pigment brusquement détachés de l'uvée. Plus tard, la lentille est devenue opaque, et les fragments pigmenteux sont devenus visibles (p. 53). Le temps d'origine de l'amaurose me paraît douteux. Elle a pu surgir immédiatement, par le fait de la vulnération, ou s'établir graduellement, plus tard, sous l'influence de l'inflammation sourde, qui a fait tomber le globe dans l'atrophie.

J'ai entendu dire souvent à Sanson que l'existence présumée d'une amaurose ne contre-indiquait pas l'opération de la cataracte. Si cette altération est réelle, on en sera quitte pour une opération inutile, il est vrai, mais dont les suites ne sauraient entraîner quelque accident sérieux, tandis que si elle n'existe pas, le malade pourra recouvrer la vue.

L'habitude extérieure du sujet affligé d'un double glaucome est celle de l'individu amaurotique au dernier degré, car chez l'un comme chez l'autre il y a abolition absolue des sensations visuelles. Mais dans le glaucome, un obscurcissement concave et verdâtre règne au fond de l'œil; l'iris est modifié dans sa couleur; la pupille dilatée éprouve souvent un déplacement tel, vers les angles de l'œil, qu'elle représente la forme des pupilles des animaux ruminants; la sclérotique est plombée, bleuâtre, dans toute son étendue ou dans des régions plus ou moins circonscrites; les vaisseaux variqueux de la conjonctive offrent d'ordinaire la disposition désignée par les Allemands sous le nom d'injection arthritique ou abdominale. Si le glaucome peut s'établir peu à peu avec l'allure propre aux ophthalmies internes de marche chronique, et avec les caractères d'une choroïdite subaiguë, que j'ai vue souvent accompagnée de cristalloïdite, il est susceptible aussi de se constituer avec rapidité, à l'instar des apoplexies oculaires. C'est ce qui a fait dire à Jaeger que c'était alors une sorte d'accès de goutte qui éclatait dans l'œil, ce professeur assimilant le corps vitré à un organe synovial, et considérant le glaucome comme le résultat d'une affection arthritique. Quoi qu'il en soit de cette théorie, nous ne saurions seulement assez insister sur un fait d'observation clinique : c'est que, quand le glaucome, ou, ce qui est approximativement la même chose, quand l'amaurose goutteuse ou arthritique de Beer attaque un œil, l'autre est prédisposé à être envahi par la même maladie, d'où l'indication alors de certains moyens prophylactiques, et surtout d'un exutoire puissant à la nuque.

Observation 120. — Denain, âgé de soixante-quatre ans, à qui je donnai quelques conseils en 1848, jouissait d'une excellente vue, quand tout à coup, dans la nuit du 3 au 4 janvier de cette même année, il fut pris d'élancements violents et d'un sentiment de dilacération horrible dans le trajet du trifacial droit; la vision de l'œil correspondant s'éteignit. Un médecin, mandé sans retard, prescrivit une saignée générale, des sangsues, des pédiluves, des sinapismes, un vésicatoire au bras, un autre derrière l'oreille droite, des purgatifs. Cette médication ne triompha point des désordres accomplis, et ne put même pas, malgré son énergie, prévenir ceux qui menaçaient encore le malade; car, dans la nuit du 4 au 5 du même mois, pareilles souffrances du côté gauche furent accompagnées de l'abolition de la vue de ce côté. Le 11 février, je constatai un double glaucome. Les cornées étaient côtoyées par un large anneau bleu (*cercle arthritique*) ; des varicosités tortueuses sillonnaient la conjonctive et le tissu cellulaire sous-conjonctival; les pupilles étaient dilatées et transversalement ovalaires; le jour ne pouvait être distingué des ténèbres; les douleurs duraient encore, bien qu'avec moins d'acuité, et ne laissaient que peu d'instants de répit au malade. Je ne le revis que le 14 juillet; il sortait de l'hôpital clinique de la Faculté (service de M. Gosselin). Une cataracte glaucomateuse, avec ectropion de l'uvée, existait à gauche; à droite, la cornée était largement perforée, par suite d'une suppuration de sa substance; j'effectuai même, avec la curette de Daviel, l'extraction du cristallin, qui se présentait à l'ouverture. Je conseillai les pilules de cynoglosse, et des cataplasmes émollients et calmants sur l'œil droit. Le 10 août, Denain ne souffrait plus. L'œil gauche avait conservé le même aspect, le droit était réduit à un tubercule informe.

La complication de la cataracte avec le glaucome (*cataracte glaucomateuse*) est plus rare que son association à l'amaurose (*cataracte amaurotique*). Le glaucome débute généralement avant l'affection lenticulaire. Les caractères qui résultent de l'union des deux maladies sont tellement tranchés, qu'il n'est guère possible de les méconnaître au premier coup d'œil. La coloration de la cataracte est d'un vert sale; le cristallin, ramolli, a acquis un volume considérable, touche à la pupille dilatée et déformée, s'avance même quelquefois dans la chambre antérieure; la cécité est des plus complètes. Toute cataracte verte, néanmoins, n'est point, pour ce seul motif, entachée de glaucome : l'observation démontre qu'il existe une cataracte verte non glaucomateuse, laquelle est dure, contrairement à l'autre, et donne lieu à une ombre portée de l'iris très marquée. Si donc une cataracte étant verdâtre, la consistance et le volume du globe sont à l'état normal ; si cet organe n'est pas douloureux ; si ses membranes offrent leur couleur et leur texture naturelles ; si l'iris est mobile ; si la faculté visuelle existe au même degré que dans les cataractes ordinaires, il est permis de procéder à l'opération, comme Beer et beaucoup d'autres l'ont fait, d'ailleurs, avec succès.

Dans ses débuts, et lorsque la diaphanéité des milieux transparents de l'œil permet encore de constater les conditions du fond de l'organe, le fongus médullaire de la rétine se révèle par une opacité concave, jaune ou d'un jaune rougeâtre, brillant comme une plaque de cuivre, sillonnée, le plus souvent, de vaisseaux sous forme de filaments rouges, visibles à la loupe, fréquemment à l'œil nu (*œil de chat amaurotique*). C'est surtout à un demi-jour, ou de côté par rapport à la lumière, que ces caractères sont le plus tranchés. Il y aurait erreur à croire, remarque sur laquelle nous ne saurions trop insister, que l'opacité à reflet plus ou moins chatoyant dénotât constamment le premier degré du fongus médullaire. Dans quelques cas, le phénomène paraît provenir d'un produit plastique épanché entre le corps vitré et la rétine, ou entre cette dernière et la choroïde, ce que j'ai observé plusieurs fois à la suite d'une ophthalmie traumatique ; dans d'autres, l'obscurcissement jaunâtre résultait d'un fluide accumulé derrière la rétine, qu'il soulevait, d'une hydropisie sous-rétinienne. L'expérience m'a démontré qu'il ne fallait pas se hâter de procéder à l'extirpation du globe, dès qu'on était porté à croire qu'on avait affaire à un encéphaloïde commençant. Fondés même sur ce que le succès ne peut être permanent, et sur ce que la dégénérescence repullule, dans quelques cas, à l'autre œil, qui en avait été exempt jusque-là, Rosas et d'autres chirurgiens rejettent, dans de telles circonstances, l'ablation du bulbe. Je ne puis partager cette opinion, d'accord, à cet égard, avec Jungken et plusieurs ophthalmologistes estimables; quelque peu nombreuses que soient les chances de réussite, il y aurait inhumanité à refuser au malade la seule ancre de salut que l'art puisse lui offrir. L'opération me paraît indiquée lorsque le fongus ne s'est pas fait jour au dehors depuis trop longtemps, ou quand, étant encore emprisonné dans l'organe, il fait des progrès tels qu'une issue funeste est inévitable. Tant qu'on n'aperçoit qu'une opacité métallique au fond de l'œil, on doit, notamment chez les jeunes sujets, s'efforcer de conduire le globe à l'atrophie; l'usage prolongé des mercuriaux (calomel à l'intérieur, frictions avec l'onguent napolitain près de l'orbite) tend à ce but d'une manière efficace. Rosas veut qu'on en combine l'emploi avec celui de la ciguë et des exutoires. L'ensemble de ces moyens m'a procuré un succès solide chez mademoiselle Loisellier, fille d'un boulanger de Paris (rue Saint-Honoré, n° 238), qui me fut amenée pour la première fois le 29 mars 1845. Je ne fus pas de l'avis d'Auguste Bérard et de deux autres praticiens, qui, après avoir ici constaté l'œil de chat amaurotique, s'étaient prononcés pour l'ablation du globe; le docteur Dechambre, médecin de la famille, adhéra à mon opinion sur l'opportunité de l'essai d'un traitement médical. Je le continuai jusqu'au 22 janvier 1846. Sous son influence, l'œil s'atrophia; exempte aujourd'hui de toute souffrance, cette jeune fille, chargée du comptoir de l'établissement de son père, jouit de la santé la plus parfaite.

Une dame, que j'observai à la consultation de Jaeger, offrit un œil de chat qui disparut, au bout de quelque temps, derrière une capsule postérieure opaque. Le globe tomba peu à peu dans l'atrophie. L'obscurcissement qui surgit ne dépendait-il pas surtout de la révolution dans l'économie de l'artère centrale de la rétine, vaisseau contribuant à la nutrition de la cristalloïde compromise? Jaeger approuva cette explication, que je soumis à ses lumières.

Dans l'hydropisie sous-rétinienne, forme peu commune d'ailleurs, une opacité plus ou moins foncée, parfois grisâtre ou jaunâtre, occupe la partie la plus reculée de la coque ophthalmique. On admet, comme traits caractéristiques, des plis habituellement placés dans un sens transversal, plis constitués par la rétine soulevée, poussée en avant, et une oscillation, un flottement qui dénotent, dans les mouvements de l'œil, les fluctuations que le liquide subit. Le corps vitré vient-il à éprouver un certain degré de ramollissement, de l'iridodonésis se manifeste.

Il n'est pas toujours facile de distinguer la variété qui précède d'un fongus médullaire commençant de la rétine. On a fait observer, avec raison, que la sérosité étant parfois fortement safranée, dans l'hydropisie qui nous occupe, il peut arriver qu'elle donne cette teinte à la rétine, laquelle offre alors l'aspect de l'encéphaloïde à son début. Cette complication a, dans certains cas, tellement embarrassé le diagnostic, que les hommes les plus compétents s'y sont trompés. Quant aux bosselures, le fongus ne peut-il pas en présenter également? une portion de la tumeur ramollie ne peut-elle pas aussi, sous l'influence de l'impulsion communiquée au bulbe, de la part des muscles oculaires, simuler les oscillations précédemment indiquées? La rareté de l'hydropisie sous-rétinienne, chez les jeunes sujets, et la fréquence, au contraire, de l'encéphaloïde oculaire, à cet âge, seront prises en considération.

Il faut se garder de confondre, avec les phénomènes amaurotiques, le trouble qu'imprime à la vision la diplopie, à laquelle donne lieu la production d'un strabisme récent, par l'anesthésie notamment de la troisième ou de la sixième paire cérébrale.

CHAPITRE IX.

TRAITEMENT.

ARTICLE PREMIER.

Médication des amauroses sthéniques en général.

La thérapeutique des amauroses sthéniques comprend les moyens les plus propres à dissiper le mouvement congestionnel, source du trouble de la vision.

Les émissions sanguines occupent le premier rang. Leur application est soumise à certaines règles, capitales dans l'espèce, et dont l'inobservation peut conduire à un but diamétralement opposé à celui qu'on se propose d'atteindre.

Observation 121. — Un malheureux employé du ministère de l'intérieur se trouvait au début d'une amblyopie, faible encore, quand un oculiste recommandable de Paris lui prescrivit, entre autres ressources, l'application de quinze sangsues au fondement. Le sang coula beaucoup, et avec cette effusion coïncida une détérioration extraordinaire de la faculté visuelle. Elle ne s'était relevée que de bien peu, au moment où il demanda mes conseils, car cet homme ne pouvait lire et était à la veille de perdre sa place, qu'on ne lui conservait que par condescendance pour d'anciens et loyaux services.

Observation 122. — Madame Lecomte, amblyopique, nous a dit que sa vue éprouvait un abaissement notable, à chaque époque du flux menstruel, qui s'effectuait, d'ailleurs, régulièrement chez elle.

Observation 123. — Arthur Margotot, organiste, âgé de trente ans, était affligé, depuis près d'une année, d'une double amblyopie, offrant le type congestif, et pour laquelle il avait reçu les soins d'Auguste Bérard. Sa vue était très émoussée, bien qu'il pût distinguer encore les caractères d'impression assez forts ; la lecture le fatiguait au bout de peu de temps ; il apercevait souvent des mouches et des étincelles, qui apparaissaient même à l'ombre de la nuit.

Le 20 juillet 1846, il était apte à se conduire et à vaquer à ses occupations, quand il lui prit fantaisie de se délivrer d'une étoile qu'il portait au front, au-dessus de la racine du nez. Or cette étoile résultait d'un tatouage effectué depuis plusieurs années. Pour cela, il s'enivra, s'arma d'un canif et se mit résolûment à l'œuvre. Mais, une hémorrhagie survint ; personne n'était là pour l'arrêter, et Margotot perdit connaissance. Le lendemain, il était aveugle.

Le 3 août 1846, jour où il fut amené à mon dispensaire, il ne distinguait que le jour de la nuit; son regard était fixe, comme celui des aveugles atteints depuis longtemps de goutte-sereine; il avait les pupilles dilatées, les yeux cernés et plombés, le visage pâle; en proie à une faiblesse extrême, il fut pris d'une lipothymie à la consultation. J'ordonnai, sans grand espoir de succès, l'arnica et le fer à l'intérieur, et des excitants, pour l'usage externe, dans la région oculaire. Je ne l'ai plus revu depuis lors.

Ce n'est pas la lésion des branches frontales de l'ophthalmique de Willis qui me paraît avoir engendré la cécité, dans le fait que je viens de relater. L'hémorrhagie en fut la cause déterminante, l'amblyopie la cause prédisposante. Rien n'est plus nuisible que les déplétions sanguines exagérées, dans les troubles visuels de ce genre; une saignée abondante peut tout perdre. De mes observations, je déduirai ces corollaires :

Saignez largement, et adoptez de préférence la phlébotomie du bras ou celle du pied, lorsqu'une amaurose est liée à un état congestionnel violent, qui menace de produire, dans la texture des parties où se passe l'acte de la vision, des désordres qu'il vous serait impossible de maîtriser plus tard, dans les gouttes-sereines à invasion brusque, par exemple. L'amblyopie procède-t-elle sourdement, insidieusement, ce qui arrive presque toujours, évitez les saignées spoliatives; n'usez des émissions sanguines qu'avec réserve.

Le docteur Bélivier, ancien chirurgien de l'hôpital des Quinze-Vingts, a recueilli plusieurs observations faites sur des aveugles de cette maison, qui le devinrent par suite de saignées intempestives. « C'est donc, dit M. Guillié, » une erreur bien funeste aux malades que celle des pra-

» ticiens qui croient les évacuations sanguines indiquées
» au début de toutes les amauroses. »

Maintes fois encore, j'ai été à même de me convaincre que rien n'était fatal à la faculté visuelle comme les saignées exagérées dans la chlorose, cet expédient pouvant accroître une amaurose, quand elle existe, ou la faire naître quand elle n'est point encore établie. J'ai cité, dans le *Bulletin de thérapeutique*, le fait d'une femme de Pantin, qui, jouissant d'une fort bonne vue, mais tourmentée par des palpitations, par de l'essoufflement, par des hémicranies, par des maux d'estomac, et insuffisamment réglée, se fit saigner par une sage-femme. La malade, qui prétendit qu'on lui tira une quantité énorme de sang, eut une lipothymie. « Le lendemain et
» les jours suivants, ajouta-t-elle, j'avais les yeux telle-
» ment brouillés, qu'il m'aurait été impossible de recon-
» naître une personne placée près de moi. » L'anesthésie rétinienne persistait, à l'époque où cette femme se présenta à ma consultation ; elle se conduisait, il est vrai, mais pouvait à peine se livrer à la couture, et avait besoin de dix minutes, disait-elle, pour enfiler une aiguille.

Dans les cas opportuns, au contraire, il pourra arriver qu'une ou plusieurs saignées ramènent les perceptions visuelles abolies.

Observation 124. — Aveugle depuis deux jours, par suite d'une congestion cérébro-oculaire, madame Fernet, âgée de cinquante-cinq ans, qui vint à mon dispensaire le 5 août 1847, éprouvait une céphalalgie violente, des vertiges, des bourdonnements d'oreilles, et de l'engourdissement dans la langue. La veille, elle s'était déjà fait appliquer, de son chef, quelques sangsues.

Je recommandai qu'on pratiquât aussitôt que possible

une saignée du pied, et je conseillai, pour les jours suivants, les sangsues au fondement, des purgatifs énergiques, des pédiluves irritants, des cataplasmes sinapisés aux membres inférieurs, des affusions réfrigérantes.

La vision était rétablie le 16 du même mois, à un point tel que la malade distingua une épingle, ce qui ne m'empêcha pas de prescrire de nouveau les sangsues à cause de la persistance du mal de tête, lequel finit par disparaître.

Un précepte auquel il faut avoir égard dans le traitement des maladies congestives ou inflammatoires de l'œil, précepte applicable d'ailleurs à bien d'autres lésions de l'organisme, et qu'il est presque inutile de rappeler, c'est de poser les sangsues dans la région où préexistait un écoulement sanguin, pathologique ou normal, à la suppression ou à l'insuffisance duquel on a quelque raison d'attribuer l'invasion du trouble des fonctions visuelles. Se décide-t-on pour l'application de ces annélides au fondement, on y procédera avec ménagement, n'oubliant pas le précepte de Demours (page 255), et les faits d'insuccès précédemment signalés. Il vaudra toujours mieux, dans les amblyopies à allure lente, en conseiller un petit nombre, et souvent, plutôt qu'un très grand nombre à la fois.

Un mode d'émission sanguine très usité à Naples dans les lésions congestionnelles de l'organe visuel, mode auquel a fréquemment recours un chirurgien belge fort distingué, M. Hairion, consiste dans l'application d'une ou deux sangsues derrière l'oreille du côté compromis. On en fait largement saigner les piqûres avec un cataplasme ou avec une éponge imbibée d'eau chaude ; quand le sang est arrêté, on en pose de nouveau une ou deux autres, à l'égard desquelles on agit comme pour les premières, et ainsi de suite pendant dix ou douze heures. Dans l'iritis et dans quelques autres affections graves de l'œil, cet expédient a paru plus avantageux à quelques oculistes que l'application des sangsues en masse.

J'use assez fréquemment des ventouses scarifiées ; je connais des femmes qui préfèrent ce moyen si expéditif, quand on le met habilement en usage comme nos ventouseurs, aux sangsues qui les agacent. Travers pense que les ventouses scarifiées ont une supériorité marquée sur les sangsues, opinion que partage un habile oculiste de Nantes, M. Guépin, qui préfère même les ventouses à la saignée générale, dans presque toutes les affections oculaires. Dans la pratique ophthalmologique, c'est à la nuque ou entre les épaules qu'on met le plus habituellement les ventouses scarifiées, qui offrent le double bénéfice de la déplétion sanguine et de la dérivation, de la saignée et du vésicatoire.

D'autres anticongestifs, d'application externe ou interne, seront invoqués avec fruit contre les amblyopies sthéniques ; et même, dans bien des cas, ils suffiront sans qu'on ait besoin de recourir à l'intervention des saignées.

Les bains de pieds chauds, avec ou sans addition de farine de moutarde, de cendres, de sel de cuisine, de vinaigre, etc., appellent, presque instantanément, une forte masse de sang vers les régions inférieures. Leur durée sera de quelques minutes ; prolongés davantage, dit le docteur Briand, ils donnent lieu à une augmentation d'activité dans la circulation, et à des effets opposés à ceux qu'on se propose d'obtenir. Des praticiens pensent accroître l'efficacité de l'immersion, en lui associant une ligature à la jambe, au-dessus des malléoles. J'ordonne fréquemment, et avec succès, le soir, au moment du coucher, des bains de pieds irritants, pendant la durée desquels le malade conserve sur les yeux, le front et les tempes, une compresse imprégnée d'eau froide; cela fait, on applique, aux extrémités inférieures, des cataplasmes sinapisés, qui ont le double avantage de soutenir l'effet de la dérivation qu'a engendrée le pédiluve, et d'empêcher une réaction vers la tête. Les bains de pieds et de jambes, additionnés de 250 grammes de farine de moutarde et de 125 grammes de savon noir, méritent d'être conseillés comme fort énergiques.

La présence de varices aux jambes ou de quelque autre condition, dont on a lieu de redouter l'aggravation par les pédiluves, milite pour qu'on leur substitue les manuluves, auxquels on peut également ajouter des ingrédients irritants. « A la faveur de ces bains, dit l'abbé Desmonceaux (1), j'ai souvent obtenu, dans les maladies des » yeux, des succès au delà de mes espérances. »

Il est peu d'amblyopies ou d'amauroses sthéniques dans lesquelles je ne recommande pas les affusions fréquentes, avec de l'eau froide, sur la région oculaire et les parties limitrophes. La plupart des sujets se sont loués de leur effet salutaire; rien n'est plus efficace encore, dans les congestions simples des yeux, occasionnées, entre autres causes, par les efforts excessifs de la vue. Boerhaave rapporte que l'eau froide suffit pour le délivrer d'une tache noire, qu'il apercevait de l'un de ses yeux, après un voyage à cheval, par un soleil brûlant et dans des lieux sablonneux. Si quelque idiosyncrasie ne permet

(1) DESMONCEAUX, *Traité des maladies des yeux et des oreilles*. Paris, 1786, t. I.

pas la tolérance des applications humides, il faut s'en abstenir ; on s'en abstiendra encore, bien entendu, quand la peau est en transpiration.

Les purgatifs salins ou autres (pilules d'Anderson, eau-de-vie allemande, etc.) sont un élément important de la thérapeutique des amauroses de ce genre. Le phosphate de soude est un purgatif fort doux ; je le donne souvent dans de la limonade, d'après le conseil de M. Orfila. Il vaut fréquemment mieux faire prendre l'eau de Sedlitz, l'eau de Pullna, par verres de Bordeaux, et de quart d'heure en quart d'heure, plutôt que par grands verres, qui chargent et fatiguent quelques estomacs irritables. Trop longtemps continuée, la crème de tartre est susceptible de causer de la gastrite et de l'inappétence. On s'attachera à éviter la constipation, seule cause de l'amblyopie, chez bien des sujets. Une femme de mon dispensaire, qui en est atteinte, éprouve un amendement très considérable dans le trouble de la vue, quand elle prend des lavements ; sans leur secours, huit ou neuf jours se passeraient sans qu'elle allât à la garde-robe. Une pilule composée de 10 centigrammes de rhubarbe et de vingt centigrammes d'aloès, et dont on fait usage, de deux soirs l'un, au moment du coucher, obvie souvent à l'inconvénient signalé. L'aloès peut être pris, en faible quantité, au commencement du repas ; il active, dit-on, alors les fonctions digestives. La graine de moutarde blanche, à la dose d'une à trois cuillerées à bouche par jour, a vaincu des constipations opiniâtres chez plusieurs de mes malades ; une cuillerée, délayée dans un peu d'eau et ingérée dans l'estomac avant le dîner, a fréquemment suffi. M. Pelaud, sujet aux congestions cérébrales par suite de constipations habituelles, ne s'en est délivré que par la moutarde blanche. Il vient de mourir octogénaire.

Les conditions d'irritabilité du tube digestif seront susceptibles de modifier le plan thérapeutique, eu égard aux purgatifs. Il faudra combattre les digestions mauvaises et pénibles, car rien n'est plus nuisible aux yeux. L'eau de Vichy, la solution de bicarbonate de soude, une prise de magnésie et de rhubarbe au début des repas, les infusions aromatiques après ces derniers, pourront être indiquées.

L'enduit limoneux de la langue, l'amertume de la bouche, la soif, le désir des boissons acides, l'anorexie, le malaise, le brisement des membres, la céphalalgie, dénotent un embarras gastrique, auquel les évacuants remédient avec efficacité, et pour lequel on peut employer le tartre stibié à doses vomitives. L'amaurose, toutefois, m'a apparu rarement comme symptôme d'un état saburral des premières voies.

Considéré par Giacomini comme l'un des hyposthenisants artériels les plus précieux, le tartre émétique, à doses fractionnées et associé à la crème de tartre, nous a rendu des services signalés. Nous employons peu la limonade sulfurique et l'eau de Rabel, que plusieurs oculistes conseillent dans les cas de ce genre.

Il est, dit Celse, des gens affligés de goutte-sereine, qui ont recouvré la vue à la suite d'une diarrhée survenue spontanément. *Quidam, sine ulla manifesta causa, subito obcæcati sunt; ex quibus nonnulli, cùm aliquandiù nihil vidissent, repentina profusione alvi, lumen receperunt.*

C'est dans le groupe des amauroses sthéniques qu'il faut placer le mercure, que Delpech considérait comme le moyen le plus efficace d'abaisser l'intensité de la vie, et dont Travers a dit qu'il l'avait vu trop souvent arrêter soudainement l'amaurose, pour ne pas l'estimer beaucoup plus haut qu'aucune autre substance de la matière médicale. Il paraît fonctionner ici en procurant la résolution d'obstacles divers, d'épanchements crâniens ou autres qui créent et entretiennent mécaniquement le trouble de la vision. Qui ne sait que le mercure est l'agent le plus puissant, dans les inflammations actives ou productives, celles qui tendent à engendrer des organisations anormales, telles que fausses membranes, concrétions lymphatiques, etc? Langenbeck, qui réussit à guérir plusieurs amauroses par les hydrargyriques, admet que les congestions rétiniennes doivent s'accompagner, au bout de quelque temps de leur durée, d'un suintement lymphatique, d'une sorte de sugillation, contre lesquels le mercure est le remède le plus salutaire. L'opacité, que nous constatons au fond du globe, dans quelques amauroses, ne confirme-t-elle pas cette opinion? Le docteur Wedemeyer (de Hanovre), qui parvint également à triompher de quelques gouttes-sereines, qu'il qualifie de rhumatismales, par les exutoires à la nuque et par le calomel poussé jusqu'à une salivation abondante et longtemps prolongée, avance que, dans son opinion, les désordres semblaient constitués par une affection rhumato-inflammatoire des méninges, et particulièrement de la dure-mère, ainsi que par la présence probable d'exsudations lymphatiques ou d'une collection séreuse entre le nerf optique et sa gaîne (1). Les amauroses oph-

(1) KLEINERT's *Repertorium*. Leipzig, 1830, 9e numéro, p. 93.

thalmiques, les cristalloïdites antérieures, qui viennent parfois compliquer les gouttes-sereines, seront, entre autres formes, utilement combattues par les hydrargyriques. Nous en dirons autant des troubles visuels liés à une inflammation encéphalique, à une hydropisie aiguë ou chronique du cerveau. L'un des premiers qui insista sur les avantages des frictions mercurielles et de l'administration interne du calomel, contre ce genre de lésions, fut Percival, célèbre médecin anglais.

Relater toutes les observations d'amauroses, dans lesquelles le mercure nous a prêté un concours utile, dépasserait les bornes que nous avons assignées à ce travail. L'un des exemples les plus récents, où il nous a merveilleusement secondé, concerne Élie Maury, âgé de vingt-cinq ans, habitant la commune de Bercher-Lamaingot, aux environs de Chartres. Il fut amené, pour la première fois, à notre dispensaire, le 21 décembre 1850. A l'œil droit, muni d'une pupille oblitérée par des exsudations, de staphylômes de la choroïde et du corps ciliaire, de lésions, en un mot, au-dessus des ressources de l'art, la cécité a persisté ; mais, au globe gauche, tout à fait aveugle également par une amaurose, associée à quelques adhérences entre l'iris et la cristalloïde correspondante et à quelques dépôts plastiques vers la périphérie de cette dernière membrane, la vision s'était assez rétablie, le 17 mars 1851, sous l'influence des émissions sanguines, des purgatifs, de l'onguent napolitain, du calomel, etc., pour que ce jeune homme se conduisît librement et distinguât tous les objets.

M. Marefour de Privas, médecin espagnol, qui exerce à la Havane, a fait connaître un procédé, à peu près ignoré parmi nous, pour constituer une salivation rapide sans fatiguer l'estomac : il consiste à exposer pendant quatre ou cinq minutes la face du malade, en lui recommandant d'ouvrir la bouche, à des fumigations mercurielles, qu'on obtient après avoir versé gros comme un pois de mercure sur des charbons ardents contenus dans une tuile creuse. La tête du sujet sera garnie, pendant l'opération, d'une couverture de laine. Une grande partie du métal coulant sur la tuile, la quantité de mercure qui se volatilise est bien inférieure à celle qu'on dépose sur les charbons. Le docteur Chavériat annonce qu'il a fréquemment dirigé ces fumigations dans le service de M. Bonnet, à Lyon, et par ordre de ce chirurgien ; trois ou quatre, en en faisant deux par jour, suffirent pour amener une salivation copieuse. Celle-ci une fois établie, il n'y a, pour la maintenir, qu'à répéter l'opération, une fois par jour d'abord, pendant trois minutes, puis tous les deux jours.

Les propriétés hyposthénisantes de la belladone ont été invoquées contre les amauroses sthéniques ; on l'a administrée à l'intérieur, combinée parfois avec le calomel, et à l'extérieur. Le docteur Sichel formule souvent partie égale d'extrait de belladone et de cérat, avec quantité suffisante d'huile, pour faire une pommade homogène, laquelle est destinée à des frictions sur la région fronto-temporale. La belladone m'a paru principalement indiquée, quand une vive photophobie et des photopsies dénotaient un état d'éréthisme de la rétine. M. Mackenzie dit avoir eu lieu de s'en louer, lorsque des symptômes amaurotiques étaient associés à des douleurs s'irradiant dans les ramifications de la cinquième paire. Quelques fois encore, la belladone s'est montrée utile, dans le cas de trouble amaurotique de la vision persistant après l'opération de la cataracte par abaissement, malgré la netteté de la pupille.

Juge-t-on l'intervention des vésicatoires efficace dans le traitement des aumauroses sthéniques, il ne faudra jamais les poser trop près de l'organe malade. Ils seront notamment avantageux, si l'on se trouvait en présence d'une complication inflammatoire de l'œil, primitive ou secondaire. La période transitoire des amauroses, de l'état sthénique à l'état torpide, se prête à leur emploi. Je n'ai jamais expérimenté, et j'avoue que je ne suis nullement disposé à le faire, un moyen dont on a attribué la priorité à un savant professeur de notre école, et qui consiste dans l'application d'un ample vésicatoire sur le devant de l'orbite et sur toute la peau des voiles palpébraux. « Woolhouse, dit Guérin (de Lyon) (1), conseille » de mettre les vésicatoires sur les paupières mêmes; » j'ai trop de raisons de suspecter une telle pratique pour » la suivre; je crois qu'il suffit de placer les vésicatoires » derrière les oreilles ou à la nuque. » Telle a été aussi, jusqu'à ce jour, ma manière d'agir, dans les irritations ophthalmiques. En supposant que cet expédient offrît les bénéfices qu'on lui a assignés, rien ne serait assurément plus difficile que de le faire accepter dans la pratique civile. Le docteur Fallot en fit l'essai, mais il ne tarda pas à y renoncer. « Au lever de l'appareil, dit-il (2), au » lieu de trouver l'inflammation enlevée, nous la vîmes » considérablement augmentée. »

Dérivatif plus puissant que le vésicatoire, en raison de la grande étendue des surfaces en suppuration, tant à la peau que dans le tissu cellulaire, le séton produit

(1) Guérin (de Lyon), *loc. cit.*, p. 205.

(2) *Annales d'oculistique*, t. XXI, p. 73.

avec plus d'énergie la résolution des engorgements chroniques. C'est surtout dans quelques amauroses d'origine cérébrale qu'il a rendu des services signalés ; y avoir recours dans la goutte-sereine torpide, c'est augmenter l'asthénie visuelle. Pourquoi un révulsif, dit M. Pétrequin, quand il n'y a aucune irritation à révulser? Il y aura avantage à en user dans les inflammations profondes et invétérées du bulbe, dans les choroïdites, par exemple, qui montrent de la tendance au glaucome. Ambroise Paré cite un orfévre aveugle par une ophthalmie chronique, et chez qui tous les moyens s'étaient montrés stériles, quand le séton reconstitua la vue ; sa soustraction ramena les accidents primitifs, et son rétablissement les fit disparaître de nouveau.

Boyer était grand partisan du séton dans l'amaurose. Je l'ai entendu relater, à sa clinique, le fait d'un jeune homme qui était affligé de cette maladie, quand il fut frappé d'un anthrax à la partie postérieure du cou. Sous l'influence de la suppuration que ce mal provoqua, la vue s'éclaircit d'une manière remarquable ; elle s'obscurcit de nouveau à mesure que s'effectua la cicatrisation de la plaie cervicale.

Observation 125. — Chez Levasseur, âgé de neuf ans, pour lequel je fus consulté le 1er septembre 1849, la vision était radicalement abolie à l'œil droit depuis cinq mois, et très affaiblie dans son congénère. De la claudication et une hémiplégie incomplète régnaient à droite. Or un séton, qui fut conseillé par le docteur Guersant fils, changea fort heureusement la face des choses : triste, morose, et dans un état à peu près désespéré, l'enfant fut délivré de ses maux de tête, et reprit de la gaieté et de l'appétit. Je dus prescrire la continuation de l'exutoire; j'y ajoutai les pédiluves, les cataplasmes sinapisés aux membres inférieurs, les affusions réfrigérantes, l'onguent napolitain sur le front, le calomel associé à la rhubarbe et au soufre doré d'antimoine. Les conditions s'améliorèrent encore par ce traitement, à un point tel que, le 18 octobre de la même année, le jeune malade se conduisait et distinguait de l'œil gauche des objets minutieux. La cécité persistait à droite.

J'ai quelquefois substitué au séton, et pour les mêmes cas, le cautère établi avec le caustique de Vienne dans le creux sous-occipital, vis-à-vis de l'espace qui sépare l'occiput de la vertèbre axis. « Là, dit M. Velpeau (1), il » repose sur une masse cellulo-fibreuse, qui se trouve » elle-même très rapprochée de la dure-mère, et il pro» duit ainsi une révulsion qui, on le conçoit, peut ne pas » être indifférente à l'organe contenu dans l'orbite. »

J'ai vu des amauroses résister aux ressources que nous venons d'indiquer, et s'améliorer par l'emploi d'expédients d'un autre ordre, bien que conservant le caractère sthénique, en apparence du moins. Ce qui a lieu alors peut être assimilé à ce que l'observation nous a montré dans quelques inflammations invétérées, dans les kératites notamment. Nous avons donné des soins à des malades dont les cornées, frappées d'une opacité presque absolue, avec continuation de conjonctivite et de photophobie, n'étaient plus susceptibles de recevoir aucun secours des mercuriaux, des antiphlogistiques, des dérivatifs, etc., quand, changeant de médication, et prescrivant l'introduction de pommades à l'oxyde rouge de mercure, nous avons vu les yeux revêtir un tout autre

(1) Jeanselme, *Manuel des maladies des yeux*. Paris, 1840, p. 653.

aspect, et la cornée s'acheminer peu à peu vers sa diaphanéité primitive. Nous ne saurions assez insister sur la recommandation de ne tenter les stimulants, dans ces amblyopies, qu'avec les précautions les plus minutieuses.

Mais il est juste de dire aussi que nous avons vu bien plus fréquemment des amauroses congestives, intempestivement traitées par des excitants, passer à d'autres conditions, quand on leur opposait une médication plus rationnelle.

Observation 126. — Marguerite Pigeart, domiciliée dans le département de l'Ain, et logée provisoirement à Mousseaux, vint à mon dispensaire le 4 juin 1844. Cette femme, d'une trentaine d'années, d'un tempérament sanguin et normalement menstruée, avait entrepris le voyage de Paris pour y consulter sur l'état de son œil gauche, qui lui inspirait de vives inquiétudes; après l'avoir, à juste titre, déclarée amaurotique, les médecins de sa contrée avaient largement usé des excitants; madame Pigeart avait la peau du front rouge et farineuse, par suite de l'action des topiques dont elle avait fait un long usage. L'origine de la lésion remontait à cinq mois.

Comme symptôme objectif, je ne constatai qu'un peu de contraction pupillaire; mais les signes subjectifs ne me laissèrent aucun doute sur la nature de la maladie pour laquelle on demandait mes conseils. Les étincelles, les traînées lumineuses étaient fréquentes; la perception de ces scotomes était à peu près constante, quand la malade toussait ou baissait la tête; il y avait, de temps à autre, des vertiges et des tintements d'oreilles. Or, sous l'influence des principaux moyens relatés dans cet article, une grande amélioration ne tarda point à s'établir. « Au début du traitement, me dit cette femme, le

» 9 juillet suivant, je ne pouvais, en bouchant l'œil » droit, distinguer mon œil gauche dans une glace; au- » jourd'hui je le vois bien. » Satisfaite de ce résultat, et bien qu'elle ne fût pas encore tout à fait délivrée de ses photopsies, elle me témoigna, peu de temps après, le désir de retourner en province; j'eus le regret de ne pouvoir la retenir plus longtemps; elle partit, me promettant de se conformer à certaines indications que je lui traçai. Un homme du même pays m'annonça depuis que madame Pigeart était guérie. Sans accorder une croyance absolue à ses assertions, je ne noterai ici qu'un fait : l'heureux résultat suggéré, au bout d'un mois, par la substitution des hyposthénisants à la médication, en sens opposé, dont on avait invoqué le secours.

On peut admettre en principe que les boissons et les aliments que l'on permettra aux amaurotiques seront pris dans la classe de ceux qui coïncident le plus avec les moyens médicaux mis en usage. Ceux donc qui seront affectés d'amblyopie ou d'amaurose sthénique se soumettront à un régime léger, choisiront de préférence des mets de digestion facile, et s'abstiendront d'aliments salés et épicés, de vin, de café purs. L'exercice sera recommandé après le repas. Les malades éviteront l'éclat d'un jour vif et celui trop intense des lumières artificielles. L'appartement qu'ils habitent est-il exposé à recevoir une clarté trop forte, ils auront recours aux jalousies, aux persiennes, aux carreaux de verre dépolis ou à d'autres moyens équivalents. Ils gradueront, le matin, le passage de l'obscurité à la lumière. La photophobie rend souvent utile l'emploi d'une visière ou de conserves azurées. Les porter garnies, sur les côtés, de taffetas vert ou bleu, est chose nuisible, cet appareil contribuant à tenir les yeux dans une atmosphère chaude, humide, d'où l'augmentation du mouvement congestionnel dont l'organe est déjà le siége. Les voiles d'un tissu fin, comme le crêpe, la gaze, sont très convenables, chez les femmes, comme associant à l'avantage de l'atténuation des rayons lumineux celui de la tamisation de l'air, dont les corpuscules ne viennent point ainsi irriter la conjonctive. L'ouvrier, l'artiste, qui ne peuvent faire trêve à leurs occupations, laisseront au moins reposer leurs yeux par de fréquentes suspensions de leur travail.

Sous l'influence d'un traitement énergique, auquel je soumis madame Servette, du 13 octobre au 15 novembre 1846, elle fut délivrée d'une amaurose complète, survenue tout à coup à l'œil droit, il y avait quinze jours. Même accident se manifesta dans cet œil le 7 avril 1847, par suite de l'imprudence qu'avait eue cette femme de travailler longtemps au soleil. Dupin, scieur de long, a été traité par moi de trois amauroses congestives, dans l'espace de quatre années. Une fois donc leur guérison établie, les sujets devront prendre toutes les précautions possibles pour éviter les effets de la tendance de l'amaurose aux récidives.

ARTICLE II.

Médication des amauroses asthéniques en général.

Les stimulants, les antiparalytiques proprement dits sont applicables à cette catégorie nombreuse d'affections amaurotiques.

Une grande circonspection doit être apportée dans le choix et dans le mode d'administration de ces agents, de ceux surtout qui ont le plus d'énergie, pour ne pas donner lieu à une réaction trop forte vers la membrane sensitive, et n'y point anéantir un dernier reste d'excitabilité. Graduer la stimulation, c'est-à-dire, commencer par des excitants faibles pour s'élever peu à peu à d'autres plus énergiques, est une règle dont il ne faut pas se départir, si l'on veut obtenir des succès dans le traitement des amauroses asthéniques. Une amélioration très considérable surgit-elle instantanément sous l'empire d'une médication très puissante, il y a plutôt lieu de la déplorer que de s'en féliciter, d'après la remarque de Walther; l'observation démontre, dit-il, qu'elle est de courte durée, et peut être suivie de la plus grande et de la plus permanente de toutes les détériorations visuelles. Par une vive excitation, en effet, l'organe, frappé de torpeur, est susceptible de se congestionner, de s'enflammer même, et de devenir le siége d'une complication très pernicieuse qui n'existait point auparavant.

Les stimulants du degré le plus faible que nous employons sont les alcoolats de romarin, de lavande, de mélisse, le baume de Fioraventi, avec ou sans addition de camphre, d'éther sulfurique, d'huile essentielle de girofle ou de menthe. Le malade en verse une cuillerée à café dans la paume de la main, pour frictions sur le front et les tempes, si les deux yeux sont affectés, sur le front et la tempe, du côté compromis, si un seul organe est envahi ; puis les yeux ou l'œil sont exposés à la vapeur du même remède. Jugeons-nous que la lésion demande une impulsion plus énergique, nous ajoutons aux agents mentionnés, à la teinture alcoolique de noix vomique ou à toute autre, une certaine quantité d'ammoniaque, en général, au début, d'un demi-gramme à un gramme de cet alcali pour 30 grammes de véhicule. A un degré plus avancé, la strychnine peut entrer dans la composition des mêmes mélanges. La dose est généralement de 10 à 30 centigrammes de cet alcaloïde pour 30 grammes d'excipient. On peut faire raser le sommet de la tête, sur une étendue d'un pouce et demi à deux pouces, et faire frictionner, deux ou trois fois par jour, cette partie du cuir chevelu, avec une liqueur spiritueuse. Demours dit s'être bien trouvé de cette pratique. Pellier conseille d'ajuster à une bande qu'on attache au front, pour la nuit seulement, deux compresses arrosées de baume de Fioraventi, et qu'on laisse flotter devant les yeux.

Un degré plus avancé de stimulation consiste dans les vaporisations ammoniacales. Le malade, à cet effet, promène plus ou moins souvent dans la journée l'œil ou les yeux au-dessus d'un flacon débouché d'ammoniaque. Il nous arrive souvent de prescrire un mélange d'ammoniaque et d'éther, de chaque de 2 à 4 grammes pour 15 grammes d'alcool à 40 degrés. On en verse quelques gouttes dans une œillère, et l'organe affecté est soumis à la vapeur qui s'en exhale. Le collyre gazeux de Leayson, aux émanations duquel on expose également les yeux, est un mélange, dans un flacon bouché à l'émeri, de sel ammoniac, de chaux éteinte, de cannelle en poudre et d'huile essentielle de girofle.

Comme Marc-Antoine Petit, nous avons quelquefois prescrit l'application d'un sachet de camphre arrosé d'éther. D'autres fois, le sachet est à moitié rempli de chaux et de chlorhydrate d'ammoniaque. En se dégageant lentement, l'ammoniaque, à l'état naissant, agit continuellement sur l'œil. Ce sachet devra être renouvelé tous les quatre ou cinq jours.

On peut présenter les yeux à la vapeur d'une infusion

de fleurs d'arnica montana, avec addition, au moment de son emploi, d'une certaine quantité de sous-carbonate de soude et de chlorhydrate d'ammoniaque. On peut encore, suivant le conseil de Demours, faire un mélange d'oliban, de myrrhe, de benjoin, de sucre, dont on jette quelques pincées sur de la braise allumée, au-dessus de laquelle on place un entonnoir de fer-blanc, la base en bas. L'œil fermé est exposé à la vapeur qui se dégage, l'organe étant tenu à deux ou trois pouces de l'orifice de l'entonnoir. S'agit-il de diriger la fumigation vers les deux yeux en même temps, le tuyau de l'entonnoir, dit Demours, peut se diviser en deux branches.

Je prescris les frictions sur le front avec la pommade de strychnine, rarement avec celle de vératrine. Turnbull a notamment insisté, dès 1834, sur l'efficacité de cette dernière substance contre la maladie qui nous occupe. Je l'ai vu employer, dans cette même circonstance, par Auguste Bérard et par M. Velpeau.

Les vésicatoires volants promenés sur la région fronto-temporale sont un expédient fort en vogue dans la médication des gouttes-sereines; placés là, ils stimulent l'organe de la vision par l'intermédiaire des rameaux nerveux qui se distribuent dans le pourtour orbitaire, d'où il résulte qu'utiles dans les amauroses asthéniques, ils doivent être exclus du traitement des amauroses sthéniques et des ophthalmies. On peut prescrire l'emplâtre cantharidé ordinaire, celui de Janin, les mouches de Milan, topiques auxquels on donne le diamètre approximatif d'une pièce de deux francs. On a parfois porté le nombre de ces mouches à vingt, à trente, et même à cinquante ou soixante. Dupuytren était dans l'usage de maintenir chaque vésicatoire en suppuration pendant trois jours ; un second était appliqué plus ou moins loin du premier, et ainsi de suite. Ce praticien traitait la plupart de ses amaurotiques en débutant par une saignée du bras suivie d'un émétique, puis d'un purgatif drastique, et ensuite d'un séton à la nuque ; dès que la suppuration de celui-ci était bien établie, il commençait l'application des vésicatoires volants sur le front, les tempes et la région mastoïdienne. Le papier suppuratif d'Albespeyres et le taffetas Leperdriel méritent d'être conseillés pour les cas où l'on désirerait ne pas obtenir la dessiccation immédiate de la plaie.

Nous mentionnerons, d'après M. Mackenzie, le procédé du docteur Pritchard, qui divise le cuir chevelu, depuis le front jusqu'à l'occiput, et remplit de pois l'incision. Un exutoire de ce genre paraît avoir été fort efficace dans un cas d'amaurose complète, après la non-réussite des saignées et de la salivation mercurielle.

Parmi les agents de cette classe, l'application de l'ammoniaque, pure ou associée à des corps gras, me paraît le plus digne d'être recommandé.

L'établissement des vésicatoires ammoniacaux, dits *aux pièces de monnaie*, suivant le procédé de M. Lafargue (de Saint-Émilion), se pratique de la manière suivante. On met sur une assiette une pièce de monnaie, habituellement un écu de cinq francs ; on superpose deux rondelles de linge, à demi usé, sur l'aire de la pièce, qui dépassera un peu leur diamètre ; on verse de l'ammoniaque sur les rondelles, jusqu'à ce qu'elles en soient bien imbibées ; puis on se hâte d'appliquer le disque sur la peau, par sa surface garnie du linge ; on l'y maintient en pesant sur le corps métallique avec la pulpe du doigt. Au bout de quelques minutes, le tégument externe est devenu rouge à la circonférence de l'appareil, phénomène qui indique que le soulèvement de l'épiderme s'est effectué. M. Trousseau trempe une rondelle dans l'ammoniaque, la place sur un morceau de linge fin, et pose sur elle une pièce de monnaie. Saisissant, en les rabattant les unes vers les autres, les parties du linge qui débordent la pièce, il en forme un nouet qui contient la rondelle logée au fond du sac, puis la pièce. Le nouet ayant été mis en contact avec la peau, on appuie sur la pièce à l'aide de la portion de l'enveloppe, qui, entre les doigts, fait office de manche. On peut, expédient plus simple encore, placer dans un linge la pièce de monnaie; faire un nouet, comme il vient d'être dit; verser de l'ammoniaque sur la partie du linge accolée à la pièce et opposée à la portion saisie de l'appareil; puis se conduire, pour le reste de l'opération, suivant les indications mentionnées déjà.

Je me sers le plus habituellement, pour l'application de l'ammoniaque liquide, d'un godet d'argent de 2 centimètres et demi de diamètre, et de 4 ou 5 millimètres de profondeur. Sa cavité reçoit un fragment d'éponge circulaire et aplati que l'on imprègne d'alcali. La capsule posée sur la peau y est assujettie par le chirurgien ou par le patient lui-même, à la faveur d'un bouton que j'ai fait placer au centre de sa face externe. L'ammoniaque, mise à l'abri de l'air, ne peut ainsi se volatiliser, ce qui seconde l'énergie de son action. Il est, de cette manière, aisé de promptement obtenir une rubéfaction ou une vésication, suivant l'effet qu'on se propose d'atteindre. Si je veux fermer la plaie immédiatement, je la couvre d'un fragment de taffetas d'Angleterre ou de papier Fayard, qui est très agglutinatif. Ce procédé, sauf quelques modifications, a été employé avant moi par un praticien fort instruit de Paris, le docteur Boniface.

La pommade ammoniacale, dite pommade de Gondret, est un expédient justement estimé dans la thérapeutique des amauroses torpides. Lisfranc y attachait un grand prix. Un tailleur qui y fut soumis parvint, au bout de quatre mois, à se livrer aux travaux les plus minutieux de son état, tandis qu'il se conduisait à peine lors de son entrée à l'hôpital. J'ai entendu dire à Lisfranc qu'ayant eu l'occasion de revoir cet homme au bout de huit années, il avait constaté que la guérison s'était maintenue. La pommade ammoniacale contribua le plus à rétablir la vision chez madame Gratton, sujet de notre observation 5e.

C'est au front, aux tempes, aux régions antérieure et supérieure du cuir chevelu, préalablement rasées, et derrière les apophyses mastoïdes, que j'applique la pommade ammoniacale, tantôt jusqu'à rubéfaction ou jusqu'à formation seulement de quelques phlyctènes, tantôt jusqu'à vésication complète. Je me sers, à cet effet, d'une rondelle de linge ou d'un morceau d'agaric, dont la partie tomenteuse et molle reçoit une couche du corps gras de 3 ou 4 millimètres d'épaisseur, tandis que la face croûteuse s'oppose à la volatilisation de l'alcali. Un verre de montre, dont on recouvre la rondelle, tend au même but. On peut encore placer sur la peau un morceau de papier enduit du vésicant, et sur lequel on presse avec une pièce de monnaie. Les deux yeux sont-ils envahis, j'applique souvent la pommade dans deux endroits à la fois, à chaque tempe, par exemple, ou au-dessus de chaque sourcil. S'il n'y a qu'un seul œil d'atteint, je ne l'applique habituellement que dans une seule région, dans la même séance. Il m'arrive parfois encore de placer la graisse ammoniacale sur la paupière supérieure, avec une spatule, un pinceau ou un tampon de charpie; dès que la rubéfaction s'est effectuée, j'enlève le caustique avec un linge ou avec un fragment d'éponge. Dans cette région comme au pourtour de l'orbite, je substitue quelquefois à la pommade l'éther ammoniacal.

L'habitude clinique peut seule déterminer les cas où il faut insister sur l'application du remède porté jusqu'à la vésication ou jusqu'à la rubéfaction, en interrompre l'usage ou s'en abstenir. Il faut, chez quelques malades, provoquer la vésication dans une séance et n'aller que jusqu'à la rubéfaction dans la séance suivante. Les réactions produites seront étudiées avec le plus grand soin, et combattues, si elles sont trop fortes, par des fomentations réfrigérantes, des pédiluves, des purgatifs, des ventouses. C'est un bon signe, disait Lisfranc, quand un œil manifeste de la sensibilité ou de la douleur sous l'influence de la préparation ammoniacale, ce phénomène indiquant que l'innervation se ressent de l'action du médicament et n'y reste pas rebelle. C'est ainsi que des membres paralysés deviennent parfois le siége de souffrances plus ou moins vives, avant de récupérer le jeu de leurs fonctions.

Il faut de cinq à quinze minutes pour que le soulèvement de l'épiderme s'effectue sous l'influence de la pommade ammoniacale. Le phénomène se fait plus ou moins attendre, suivant la délicatesse plus ou moins grande de la peau, et suivant l'activité de la pommade, qui agit d'autant mieux qu'elle est plus fraîche. Sa composition est sujette à quelques variations légères, dans les traités de thérapeutique et les recueils de formules. Après des expériences faites à l'hôpital Necker, MM. Trousseau et Pidoux ont adopté 16 grammes d'ammoniaque à 22 degrés, autant d'axonge récente, et de 2 à 4 grammes de suif. « La pommade ammoniacale, disent-ils (1), doit » être d'une blancheur éclatante, et avoir l'aspect gras » de la crème; si elle est grenue, la préparation est man» quée : dans ce cas, l'ammoniaque n'est pas combinée; » elle s'écoule dès qu'on applique la pommade sur la » peau, et l'axonge et le suif restent seuls. L'homogénéité » de la pommade est la condition essentielle de son ac» tivité; il ne peut y avoir de pommade énergique, si » elle est grumeleuse. » Deux parties d'ammoniaque, une partie d'axonge et une de suif sont les proportions mentionnées dans le formulaire de MM. Milne Edwards et Vavasseur, revu par le docteur Mialhe. M. Gondret a indiqué lui-même, il y a quelques années, 17 grammes d'ammoniaque à 25 degrés, 32 d'axonge et 2 d'huile d'amandes douces. Après avoir fait fondre à un feu doux l'axonge et l'huile, on coule ce mélange dans un flacon à l'émeri, à large ouverture, on verse l'ammoniaque et l'on agite jusqu'à refroidissement. Quelques uns adoptent pour excipient le beurre de cacao uni à l'huile d'amandes douces, ingrédients avec lesquels M. Grignon, pharmacien distingué, qui emploie ici l'ammoniaque à 28 degrés, obtient un très beau produit. La pommade, d'ailleurs, peut être, dans les temps très chauds ou très froids, tantôt trop liquide, tantôt trop concrète, si l'on n'a point égard à une certaine variabilité dans les proportions de

(1) TROUSSEAU et PIDOUX, *Traité de thérapeutique et de matière médicale*.

ses éléments. Au lieu d'avoir recours à l'une des préparations que nous venons d'indiquer, on arrive à peu près au même but par l'association de deux parties d'huile d'olives à une partie d'ammoniaque.

Une persistance opiniâtre dans l'emploi des moyens sur lesquels on fonde quelque espoir, est chose capitale dans le traitement des maladies d'une curation épineuse, et ce précepte doit s'appliquer à l'expédient qui nous occupe. Si j'en ai vu les bons effets se manifester au bout de quinze ou vingt jours, il faut, dans d'autres cas, et comme Lisfranc l'a souvent remarqué, un mois, deux mois et plus. Il n'y eut de l'amendement, par exemple, qu'au bout de trois mois, chez l'un de ses malades, qui finit ensuite par guérir.

Le derme, dénudé par l'ammoniaque, nous sert quelquefois à y déposer de la strychnine. Parmi les chirurgiens qui ont employé celle-ci avec le plus de succès dans la thérapeutique des amauroses, nous citerons le docteur Pétrequin; il lui joint, le plus communément, des frictions près de la région orbitaire avec la teinture alcoolique de noix vomique préparée avec 125 grammes de poudre de strychnos pour un litre d'eau-de-vie. Nous commençons par la dose quotidienne d'un cinquième de grain de strychnine, dont nous élevons progressivement la quantité à celle d'un demi ou trois quarts de grain par jour, jamais au delà. Tantôt, et comme l'effectue M. Pétrequin, nous faisons saupoudrer le vésicatoire d'un mélange composé de strychnine à la dose indiquée, et de 10 à 15 centigrammes de poudre de noix vomique, appliquant ensuite sur la plaie une rondelle de papier d'Albespeyres ou de taffetas Leperdriel; tantôt, et comme le faisaient Miquel et Bennati, nous prescrivons des paquets contenant la strychnine incorporée à parties égales de beurre et de pommade de garou, mélange qu'on étale sur un fragment circulaire de linge ou de papier brouillard. Chaque paquet, qui renferme 30 centigrammes de chacune de ces dernières substances, est affecté à un seul pansement. Bien que, dans l'un et l'autre cas, les matières vésicantes entretiennent la peau dans des conditions propices pour que l'absorption puisse avoir lieu, il faut encore, lors des pansements, détacher et enlever la pseudo-membrane, qui se forme à la surface de la plaie. Une vésication nouvelle est établie, dès qu'on juge que l'ancienne est devenue impropre à l'absorption.

Le docteur Verlegh annonce qu'ayant vainement essayé des traitements variés, chez une femme de vingt-sept ans, dont l'œil gauche était, dit-il, insensible à la lumière la plus vive, il déposa dans un verre de montre 5 centigrammes de sulfate de strychnine mêlés avec deux gouttes d'eau. Il fit, le premier jour, avec la lancette, douze inoculations, savoir, six au-dessus de l'œil gauche, dans la direction du nerf sus-orbitaire, et autant au-dessous du même œil et sur l'aile correspondante du nez. Ce jour-là, la malade ne ressentit aucun effet du remède; il y avait, le lendemain, quelques frémissements dans la direction de l'inoculation. Deux jours après, il la réitéra, en augmentant de six piqûres, après lesquelles la patiente vit un nuage léger, ce qui encouragea le chirurgien à continuer. A la suite de cinq inoculations successives, qui furent portées à trente piqûres, elle commença à distinguer les objets; la vue était rétablie après la huitième; la contraction de la pupille s'était graduellement relevée, et les autres symptômes avaient disparu, après qu'on eût usé de 25 centigrammes de sulfate de strychnine. M. Desmarres, ayant répété les expériences du chirurgien de Bréda sans l'ombre d'une amélioration, fit préparer par M. Cadet-Gassicourt du lactate de strychnine, dans l'espoir que ce sel se dissoudrait plus aisément et serait mieux absorbé. De nombreuses inoculations exécutées avec cet agent paraissent avoir amené une bonification notable dans les conditions visuelles d'un amaurotique; réitérées depuis, chez d'autres sujets, elles n'ont conduit à aucun résultat. J'ai été consulté par un homme radicalement aveugle chez lequel les inoculations avec le sulfate de strychnine, pratiquées par Auguste Bérard, avaient transformé l'obstacle noir, qui couvrait tous les objets, en un voile blanc, qui s'opposait encore à toute perception des corps extérieurs.

Percy rapporte que Frédérick Decker rendit la vue à une fille aveugle par trois applications successives du cautère actuel sur le sinciput. J'ai peu de penchant pour l'emploi de cet expédient au cuir chevelu, dont M. Gondret use depuis nombre d'années, sans paraître avoir eu d'accidents graves à lui reprocher. Bien qu'il n'ait qu'exceptionnellement produit des effets funestes, on ne saurait disconvenir que la chaleur qu'il transmet à l'encéphale ne soit toujours un inconvénient à redouter.

On lit dans le *Bulletin de thérapeutique* (tome IX, page 121) :

« Tout le monde sait qu'à l'hôpital de l'hôtel des
» Invalides, M. Larrey ne traite autrement les amauro-
» tiques qu'en les ventousant à la tempe et en leur brû-
» lant force cylindres de coton à la région rétro-mastoï-
» dienne. J'ai vu plusieurs malades traités de la sorte

» par ce célèbre praticien; je ne connais aucun cas de » guérison. Mais, à propos des moxas, je dois rappeler » un fait important. On persuada un jour au célèbre » Delpech (de Montpellier) que les moxas sur le sour- » cil opéraient des merveilles pour redonner la vue aux » amaurotiques; il céda à cette persuasion et en fit la » triste épreuve sur deux malades qui se trouvaient dans » son service, à l'hôpital Saint-Éloi. L'épreuve fut posi- » tive; car, peu de temps après, ces deux individus » périrent, chacun victime d'une ostéo-méningite sup- » purative à l'endroit de l'application du moxa. La fran- » chise avec laquelle Delpech laissa publier ces observa- » tions fait honneur à son caractère. Le professeur de » Montpellier n'aurait cependant pas dû oublier, dans » cette circonstance, les expériences de de Haën sur la » conductibilité étonnante dont jouissent les os de la » tête pour le calorique. Le tissu diploïque de ces os, » surtout dans la région frontale, une fois échauffé par » un corps incandescent, transmet sur-le-champ son » calorique à l'huile animale qui le pénètre, et, de » cellule en cellule, passe bientôt jusqu'à la lame vitrée » et aux méninges (1). »

L'oculiste Faure fait observer (2) qu'on voit des malades à qui non seulement on a brûlé la peau du crâne, mais celle encore de la figure, et qui n'en sont pas moins aveugles, étant plus défigurés. Quelques uns même, ajoute-t-il, sont morts de ces sortes d'applications.

Taylor traitait, dit-on, les amauroses par des frotte-

(1) Le travail d'où cette citation est tirée est signé R., initiale qui révèle un nom bien connu du monde médical.

(2) FAURE, *Observations sur l'iris, les pupilles artificielles et la kératonyxis*. Paris, 1820, p. 65.

ments exercés sur la cornée avec une pierre ponce ou avec une lame d'or garnie de petites aspérités en forme de râpe. L'inutilité de ce moyen n'est pas son moindre inconvénient dans l'opinion de Boyer ; il peut ajouter à la maladie rétinienne une opacité incurable du miroir. Le docteur Serre (d'Alais) avance, au contraire, que l'oculiste anglais a dû à ce traitement des résultats merveilleux (1). Partant de là, M. Serre a proposé, non seulement contre la mydriase idiopathique, mais encore contre la goutte-sereine, la cautérisation de la cornée, vers son pourtour, avec le nitrate d'argent fondu. Ce praticien fait observer que la cinquième paire demeurant parfois insensible aux médications portées sur les rameaux épanouis dans le cuir chevelu et à la face, on attaque plus directement certains troubles paralytiques de l'œil, en établissant la stimulation à la surface de cet organe lui-même ; elle se transmet de là, par les nerfs ciliaires, aux ganglions ophthalmiques, puis à l'origine et aux faisceaux principaux du trifacial, comme à la rétine, au nerf optique, au cerveau lui-même. Dans sa pensée, le but de cette opération est d'engendrer une réaction, une fièvre nerveuse et vasculaire dans le bulbe, que l'amaurose frappe de stupeur, d'où une surexcitation, qui peut l'en faire sortir et ramener la vue. Dès que le procédé dont il vient d'être question a fait son apparition dans le domaine médical, il a été essayé contre les troubles amaurotiques de la vision par quelques praticiens ; mais, soit qu'on n'en ait retiré aucun avantage, soit qu'il n'ait été qu'insuffisamment expérimenté, il est certain qu'il est tombé, quant à l'amaurose, dans

(1) *Bulletin de thérapeutique*, t. VII, p. 121.

un oubli à peu près complet, pour ne rester que le procédé capital de la médication de la mydriase. (*Voyez* chap. X.)

Les sternutatoires, expédient trop délaissé dans les gouttes-sereines torpides, et à juste titre recommandé par Wenzel et par Walther, m'ont rendu, dans ce genre d'affections, des services signalés. Ils appellent le sang aux yeux et aux régions voisines, ce qui a fait dire à Cullen que leurs effets s'étendaient à tous les vaisseaux de la tête; ils impriment aux globes frappés d'anesthésie une stimulation salutaire, par l'intermédiaire d'éléments nerveux d'une susceptibilité exquise, communs à l'organe de la vue et à la membrane pituitaire. Le cerveau participe à l'ébranlement qu'ils occasionnent, et qui est tel parfois qu'on a vu des éternuments violents déchatonner des cristallins.

La sensibilité non identique, chez les divers sujets, de la membrane de Schneider peut militer pour des modifications dans le choix des poudres à renifler en guise de tabac, et dans le nombre plus ou moins considérable des prises quotidiennes. Le sucre suffit, chez quelques uns, pour procurer un effet sternutatoire. On peut se contenter parfois, surtout au début, de recommander au malade de placer sous l'orifice des fosses nasales le mélange stimulant, et d'en humer seulement l'arome. Dans les cas où les narines sont sèches, M. Mackenzie prescrit de seconder l'action des errhins par des fumigations préalables avec la vapeur d'eau chaude.

Je conseille la vératrine unie au sucre candi et à la poudre de Saint-Ange. J'emploie plus fréquemment un mélange de bétoine, d'asaret et d'ellébore blanc, racine recommandée par Celse. Il ne faut pas pulvériser trop finement ces dernières substances ; on ne les réduit qu'en poudre grossière, précaution destinée à les empêcher de tomber dans la gorge.

Observation 127. — Madame Detret, âgée de trente-six ans, atteinte d'amaurose bi-oculaire asthénique, a pu reprendre ses travaux de couture, aprés avoir employé la poudre qui précède, et avoir exposé ses yeux à des vaporisations ammoniacales et éthérées. Cette poudre irritait tellement la pituitaire, qu'elle provoquait quelquefois des écoulements de sang par les narines.

Ware, qui a fait connaître plusieurs exemples d'amauroses dans lesquels les sternutatoires constituaient l'élément principal de la médication, paraissait avoir une prédilection particulière pour le turbith minéral (sulfate jaune de mercure, sous-deutosulfate de mercure). Il prescrivait une partie de turbith pour vingt parties de poudre de réglisse. M. Maunoir a rapporté, dans la *Bibliothèque universelle de Genève*, l'histoire d'une dame âgée d'une cinquantaine d'années, et amaurotique de l'œil droit depuis douze ans, et de l'œil gauche depuis huit mois. Les exutoires, la pulsatille et d'autres moyens s'étaient montrés stériles contre la cécité complète, qui existait aux deux yeux, quand, encouragé par les succés du praticien anglais, M. Maunoir fit l'essai du turbith minéral associé à une poudre aromatique. L'errhin n'amena qu'une sécrétion peu copieuse de la membrane pituitaire, mais ses effets furent surprenants ; l'amaurose subit à gauche un amendement assez considérable pour permettre à cette dame de lire les gros caractères.

L'introduction de topiques entre les paupières est encore une ressource par trop négligée dans la médication des amauroses paralytiques. Maintes fois j'ai observé qu'en vertu de la synergie anatomique qui unit tous les éléments appelés à concourir à l'acte de la vision, la stimulation qui, des tissus externes retentissait vers les tissus internes, constituait une réaction générale dans l'appareil oculaire, laquelle était d'un puissant secours pour l'amélioration des fonctions visuelles. Si une simple inflammation des parties superficielles de l'œil peut engendrer l'exaltation de la sensibilité rétinienne, d'où la photophobie, pourquoi une irritation artificiellement produite dans ces mêmes parties ne donnerait-elle pas lieu au même résultat? Le docteur Maunoir a rapporté un fait très concluant en faveur de cette opinion. Un jeune Anglais avait été opéré de la cataracte à l'âge de onze ans et à l'aide de la discision, par cet éminent praticien; le succès avait été complet. Plus tard, ayant alors dix-huit ans, il contracta une double amaurose en Portugal, à la suite d'un refroidissement. Un long traitement subi en Angleterre fut infructueux. Il se rendit à Genève, où M. Maunoir eut recours, sans aucune amélioration, à des expédients nombreux : exutoires, électricité, vomitifs, arnica, etc. Il prescrivit alors une infusion de piment (*capsicum annuum*) à instiller soir et matin entre les paupières. Le globe droit resta amaurotique; mais la vue se reconstitua dans le globe gauche, au point que ce jeune homme fut en état d'embrasser une carrière scientifique. Les collyres de strychnine ont été très préconisés par M. Heyfelder. Le docteur Girault (d'Onzain) fit part, en 1847, à l'Académie de médecine, des bons résultats qu'il obtint de l'emploi de cet alcaloïde, en le faisant absorber par la conjonctive, pour combattre une paralysie consécutive à l'action de la foudre. Ce praticien dit avoir appliqué avec fruit le collyre strychniné à une goutte-sereine existant depuis plusieurs années.

Le docteur Stœber recommande les pommades de précipité rouge ou blanc, ou de sublimé corrosif, qu'on introduit entre les paupières. C'est sous forme de pommades que nous employons également l'oxyde rouge de mercure, le chlorhydrate d'ammoniaque, le camphre, la strychnine, les agents, en un mot, destinés à porter remède, par cette voie, à l'amaurose asthénique. Leur degré d'énergie devra varier suivant le degré du mal et suivant les susceptibilités individuelles. Il faut, en général, pour le succès, que les vaisseaux capillaires de la conjonctive s'engorgent et que les yeux deviennent larmoyants. Les voiles palpébraux seront fermés à la suite de l'administration du remède, afin que les globes nagent, pour ainsi dire, dans un bain local. C'est un vésicatoire sans soulèvement d'épiderme, me disait un médecin, frappé des avantages de cette méthode.

On a relaté des merveilles de l'application de l'électricité au traitement de l'amaurose. Bien qu'elle ne constitue pas une panacée dans cette circonstance, on ne saurait méconnaître que l'ébranlement qu'elle détermine dans le cerveau, dans les nerfs oculaires et dans leurs aboutissants, n'ait, dans la thérapeutique de cette maladie, une grande importance, comme nous l'avons vérifié maintes fois, et comme l'ont vérifié, avant nous, beaucoup d'expérimentateurs. Pellier, qui dit lui devoir des succès, cite, à l'appui de son opinion, des exemples très nombreux tirés de la pratique de Hey, de Maret, de Saussure et d'une foule d'autres. Si nous en croyons

M. Fabré-Palaprat (1), un malade affligé depuis treize mois d'une goutte-sereine complète récupéra à un point tel la sensibilité de la rétine, par la galvano-puncture, qu'il distinguait les aiguilles d'une montre. M. Person (2) paraît avoir réussi par le même expédient chez une femme, en implantant une aiguille dans la sclérotique droite, jusqu'au milieu du corps vitré, et une autre à la nuque, afin d'établir les courants entre les deux points. Un beau fait de guérison par l'appareil de rotation électro-magnétique (3) est dû au docteur Hœring (de Heilbronn). Depuis deux ans et à la suite d'une fièvre typhoïde, son malade était inhabile à reconnaître les personnes qui l'entouraient; l'œil gauche, le plus compromis, ne distinguait que le jour d'avec la nuit. Après la trente-sixième séance, les pièces de monnaie étaient aperçues, tant du côté gauche que du côté droit. Huit autres séances, qui furent surtout consacrées à l'œil gauche, eurent pour résultat de ramener la vue à un degré tel que le sujet pouvait lire les caractères d'un journal.

« L'électricité et le galvanisme, dit Marjolin (4), doi-
» vent être rangés parmi les moyens que l'on peut appli-
» quer presque immédiatement sur le système nerveux
» de l'œil, pour y réveiller la sensibilité éteinte. L'un et
» l'autre seraient nuisibles, si cet organe était doulou-
» reux ou disposé aux fluxions. Quelques praticiens ont

(1) Fabré-Palaprat, *Du galvanisme appliqué à la médecine*. Paris, 1828. — *Bulletin de thérapeutique*, t. IX, p. 85.

(2) *Bulletin de thérapeutique*, t. XXV, p. 461.

(3) *Annales d'oculistique*, t. XVI, p. 220.

(4) *Dictionnaire de médecine*, article Amaurose.

» trop vanté l'efficacité de ces moyens ; mais il faut convenir que beaucoup de guérisons d'amauroses ont été » le résultat de leur emploi méthodique, et que c'est à » tort qu'actuellement la plupart des médecins ont renoncé à les mettre en usage. »

Mes premiers essais sur l'application de l'électricité galvanique à la médication des amauroses torpides datent de 1838 ; je les entrepris à Vienne, sous la direction d'un illustre maître, dont je me féliciterai toujours d'avoir été le disciple, le docteur Rosas, professeur d'ophthalmologie à l'université de cette ville ; dès cette époque déjà, j'entrevis tout le parti qu'on pouvait tirer de cet expédient dans des maladies d'une curation si épineuse. Nous nous servions d'une pile à colonne, commençant généralement par trois ou quatre couples, pour en porter rapidement le nombre, chez le même malade, à dix, quinze et au delà. A mon retour en France, j'employai divers autres appareils, la machine électro-magnétique, entre autres, des frères Breton, calquée sur celle de Clarck, qui offre une masse d'acier fortement aimantée, près de laquelle sont mises en rotation deux bobines de fil de cuivre isolé, bobines qu'on nomme en physique multiplicateurs. Je me sers avec avantage aujourd'hui d'un appareil qu'a confectionné M. Queslin, et qui, d'un maniement facile et donnant fidèlement l'électricité, fournit au praticien la possibilité d'en graduer la dose à sa guise. Il se compose d'une pile à deux liquides (pile modifiée de Bunsen) et d'un multiplicateur. Nous ajouterons que la pile dont il est ici question présente un tube de zinc ouvert aux deux bouts, et plongeant dans de l'acide sulfurique étendu d'eau et contenu dans un vase de verre ; un vase poreux de terre cuite, non attaquable par les acides, entre dans le cylindre métallique, son fond reposant sur celui du vase de verre; le vase poreux, dans lequel on verse l'acide azotique, reçoit une plaque quadrilatère de charbon, résidu des cornues à gaz (1). Renvoyant pour la question théorique aux traités de physique, et plus particulièrement au récent ouvrage de M. Pouillet (2), nous dirons seulement que, d'après cet éminent professeur, c'est le zinc qui, dans la pile de Bunsen, constitue le pôle négatif de l'élément; tout corps conducteur touchant au zinc s'appelle aussi pôle négatif, parce qu'il en reçoit le fluide négatif, l'électricité résineuse. Le charbon donne le pôle positif; tout fil, tout ruban métallique mis en contact avec lui se nomme également pôle positif, parce qu'il en reçoit le fluide positif ou l'électricité vitrée. Quoi qu'il en soit, la pile, le multiplicateur et les accessoires ont été placés par nous dans une boîte dont la paroi antérieure se rabat en avant, à l'instar de la partie correspondante d'un carton de bureau; le malade s'assied devant cette boîte; tout se trouvant ainsi à la portée de l'opérateur, la séance peut être commencée immédiatement et sans perte de temps.

(1) On verse dans le vase de verre 30 grammes d'acide sulfurique, puis on le remplit d'eau, aux quatre cinquièmes de sa capacité. On met dans le vase poreux, et jusqu'à la moitié de sa hauteur environ, parties égales d'eau et d'acide nitrique du commerce; le liquide y reste pendant la durée de la séance; celle-ci terminée, on le transvase dans un flacon bouché à l'émeri.

Nous rappellerons que, dans la véritable pile de Bunsen, le charbon, sous forme de cylindre creux, plonge dans l'acide azotique, tandis que le vase poreux contient une plaque de zinc qui baigne dans l'acide sulfurique étendu.

(2) POUILLET, *Notions générales de physique.* Paris, 1850, p. 287 et 344.

Je me servais, au début, dans le traitement des amauroses adynamiques, d'excitateurs métalliques avec ou sans boutons, et montés sur des manches isolants. Muni de deux de ces instruments, préalablement accrochés à deux conducteurs, sous forme d'hélices, ou fils de cuivre roulés en spirale et entourés de soie, je les appliquais sur les régions correspondant aux trous sus et sous-orbitaires; je les promenais sur les paupières, au front, aux tempes, aux joues, sur les côtés du nez, derrière les apophyses mastoïdes, dans la partie antérieure de la cavité nasale. Parfois encore, et pour obtenir une galvanisation plus énergique, je garnissais l'extrémité de chaque excitateur d'une éponge mouillée, ou j'avais recours à la galvano-puncture. Dans quelques cas, le malade tenait d'une main un conducteur tubulaire de cuivre, adapté à l'une des hélices, ou bien encore celle-ci était attachée à une plaque métallique placée à la nuque du patient, tandis que je n'agissais sur la face qu'avec un seul excitateur. Les résultats qu'engendraient ces manœuvres consistaient dans des contractions musculaires violentes, dans du blépharospasme, du nystagme, la perception d'étincelles; les secousses étaient assez douloureuses pour que les malades retirassent fréquemment la tête en arrière, afin de les éviter. Il en est qui, le lendemain encore, se ressentaient de la fatigue subie la veille.

Le procédé dont j'use aujourd'hui m'a paru infiniment plus avantageux; il est aussi bien moins assujettissant pour le médecin, qui peut conduire plusieurs traitements à la fois.

Deux petites éponges fines, plates, imbibées d'eau simple ou d'eau salée ou acidulée, sont appliquées sur les paupières fermées du patient. Elles sont maintenues en place par une pièce de taffetas gommé, longue de 18 à 20 centimètres, échancrée à l'endroit du nez, et ayant à peu près la forme d'une paire de lunettes; on la fixe à l'aide de deux rubans qu'on noue dans la région occipitale. Chacune des parties, qui correspond aux éponges, présente, vers son milieu, un orifice qui laisse passer une tige de cuivre longue de 2 centimètres; celle-ci, perforée vers son bout antérieur, est postérieurement soudée à une plaque de même métal, circulaire, et ayant un diamètre de 2 centimètres et demi. Cette plaque est intermédiaire aux éponges et au taffetas gommé. Deux éponges, deux boutons de cuivre qu'on retire à volonté, et la bande de taffetas gommé constituent, en résumé, notre appareil, qu'il est aisé de se procurer partout à peu de frais, et qui offre le bénéfice qu'on peut en avoir un pour chaque malade, considération qui n'est point à dédaigner, en ce qui concerne certains sujets qui répugnent à ce qu'on leur applique sur la face des instruments qui ont servi à d'autres.

La mise en œuvre de cet expédient est chose facile.

Les éponges, les boutons, le taffetas gommé ayant été fixés en place, on accroche l'extrémité recourbée d'une des hélices à l'orifice qui termine l'une des tiges de cuivre; puis on approche de la seconde tige le bout de l'autre hélice, pour s'assurer si la dose de l'électricité est trop forte ou trop faible; on l'amoindrit ou on l'augmente, à l'aide du graduateur placé sur l'une des parties latérales du multiplicateur. Dès qu'on a déterminé celle que le patient peut supporter, on fixe l'extrémité de la seconde hélice, et le malade reste en rapport avec la machine pendant tout le temps qu'on le désire. Il y a, d'ailleurs, une grande variabilité chez les divers sujets, eu égard à la susceptibilité pour l'électricité. Les uns en tolèrent des doses énormes; d'autres sont impressionnés par les doses les plus minimes.

Administré suivant le mode qui vient d'être indiqué, le fluide agit d'une manière douce, continue, uniforme, sur la région oculaire et les parties voisines. Toute souffrance est épargnée au malade, qui ne ressent guère qu'un fourmillement, lequel n'est jamais ou presque jamais traversé par l'apparition de scotomes étincelants, qu'il faut éviter autant que possible, suivant le conseil de Walther. Peu à peu les conjonctives rougissent; les yeux deviennent parfois larmoyants. Des sujets ont conservé un ou deux jours une injection conjonctivale légère; d'autres n'ont accusé que de la démangeaison et du picotement aux yeux. L'époque de la séance, soit pendant sa durée, soit dès qu'elle est terminée, sera choisie avec avantage pour l'introduction de préparations mercurielles ou autres entre les paupières. Rien ne favorise l'action résolutive ou stimulante des topiques employés comme le mouvement produit par l'électricité dans l'innervation de l'organe visuel.

Pour retirer de la galvanisation des bénéfices de quelque importance, il faut en réitérer souvent l'application, tous les jours ou tous les deux jours. Les premières séances seront courtes; on les prolongera plus tard, suivant le degré de tolérance; nous avons l'habitude de laisser reposer, de temps à autre, nos malades, pendant leur durée. Le docteur Crusell, qui rapporte (1) que le galvanisme détermina une fois la perte de l'œil,

(1) *Annales d'oculistique*, t. XXI, p. 88.

insiste sur la précaution de ne pas trop en continuer l'action et de ne point lui imprimer une trop grande force ; son application ne dépassera pas, d'après lui, deux minutes, et même elle sera moindre, si le patient se plaint de douleurs et si les conjonctives s'injectent. Je puis affirmer que je n'ai jamais observé de faits où l'électricité, administrée suivant ma méthode, ait entraîné des conséquences de quelque gravité pour l'organe visuel. Elle a constamment été tolérée, pendant dix minutes, un quart d'heure, une demi-heure même, sans inconvénient et sans aucun danger.

Chez quelques uns de mes malades, le brouillard qui obscurcissait la vue diminuait ou disparaissait par l'électricité, pour reparaître au bout d'un temps plus ou moins long. Chez Atzly, par exemple, qui fréquente avec assiduité mes consultations cliniques, la cessation de ce phénomène morbide, qui était d'un quart d'heure ou d'une demi-heure, au début, a fini par être de deux ou trois heures, et, plus tard, de quatre ou cinq heures. Cet homme a reconquis, par l'électricité, la faculté de lire l'écriture manuscrite. « Hier, me dit-il, le 14 février 1851, j'ai fait des chiffres, toute la journée, sans » fatigue. » Il m'annonça, le 24 mars suivant, qu'il avait classé, la veille, des insectes de petites dimensions, occupation à laquelle il avait été contraint de renoncer depuis plusieurs années, et qu'il avait lu une vingtaine de pages en petits caractères.

On a proposé, en Allemagne, d'administrer l'électricité, dans l'amaurose, à l'aide d'un godet de cuivre, doré à sa face interne et enduit de laque à l'extérieur. A la portion moyenne de l'appareil est adaptée une tige métallique, isolée par un tube de verre dans lequel elle est en grande partie cachée ; cette tige offre, à son extrémité inférieure, un anneau destiné à recevoir l'un des conducteurs. La baignoire ayant été remplie d'eau, le malade y plonge l'œil, et l'on établit la communication.

Dans un autre procédé, auquel j'ai recours quelquefois, le chirurgien se fait conducteur lui-même. Pour cela, celui-ci et le patient s'étant mis en rapport avec l'appareil galvanique, en tenant chacun d'une main un conducteur tubulaire adapté à une hélice, le praticien promène sur les voiles palpébraux, sur le pourtour orbitaire, sur tout le trajet de la cinquième paire, les extrémités du médius et de l'indicateur de la main restée libre, en exerçant sur ces régions une pression légère. Les secousses que le malade éprouve sont généralement beaucoup plus fortes que celles que ressent le chirurgien, à cause de la sensibilité plus exquise des nerfs de la cinquième paire que des éléments nerveux qui se distribuent aux membres supérieurs. J'ai vu des médecins qui donnaient lieu, chez un même sujet, à des impressions plus vives que ne l'étaient celles que lui communiquaient d'autres praticiens, ce qui paraît provenir de la finesse plus ou moins grande de l'épiderme, de la part de celui qui applique l'électricité, et des conditions de moiteur de la peau (1).

On a observé des anesthésies uni-oculaires qui dimi-

(1) J'ai rencontré des malades atteints de névralgie faciale, et que soulageait comme par enchantement l'influence du galvanisme. Nous rappellerons que, dans ces derniers temps, le docteur Duchenne (de Boulogne) a heureusement appliqué cet expédient à quelques névralgies sciatiques. L'appareil qu'a imaginé ce praticien est l'un des plus ingénieux auxquels on puisse avoir recours.

nuaient, d'une manière notable, après la perte de l'œil sain, lequel avait supporté seul ou à peu près seul, jusqu'alors, le poids des fonctions visuelles. Cette amélioration dans de telles circonstances ne doit point être perdue pour la pratique. On procède à l'exercice forcé du globe malade en couvrant chaque jour, et pendant un temps plus ou moins long, l'organe non altéré d'un bandeau; un tel mode de gymnastique oculaire demande toutefois un assujettissement auquel peu de sujets consentent à se soumettre avec la régularité qu'exige la réussite. Demours, qui y attachait un grand prix, assigne aux premiers exercices quotidiens un laps de temps d'un quart d'heure à peu près; on en augmente la durée peu à peu et l'on en vient à faire agir le globe affaibli pendant deux ou trois heures. Cet oculiste ajoute qu'il a souvent commencé par donner à déchiffrer des lettres d'un pouce de hauteur; l'œil put lire quelques mois après le titre d'un ouvrage, puis des mots imprimés en lettres capitales, et, finalement, une impression ordinaire.

L'exercice gradué à l'aide de verres convexes s'est parfois encore montré utile pour réveiller l'action amortie de la membrane sensitive.

Observation 128. — En décembre 1845, une dame conduisit à ma consultation son fils, âgé de dix ans, élève dans une maison d'éducation de cette ville. Chez cet enfant, le globe droit était frappé d'anesthésie rétinienne, à un point tel qu'il ne pouvait discerner grossièrement que les objets d'un fort volume; il n'y avait ni myodésopsie, ni photophobie, aucun signe, en un mot, de congestion cérébro-oculaire. On ne put préciser l'époque de l'invasion du mal, qui probablement, me dit-on, était congénital. Un vésicatoire placé au voisinage du bulbe affecté n'avait suggéré aucun effet, ni bon ni mauvais.

Je songeai aux verres de lunettes. Après avoir oblitéré l'œil normal et fait essayer à l'autre plusieurs verres, dont ceux-ci furent trouvés trop forts, ceux-là trop faibles, je m'arrêtai au n° 10 (plan convexe), avec lequel l'enfant voyait l'heure à une pendule et déchiffrait, bien qu'avec peine, des lettres d'impression d'un très gros caractère. Je prescrivis l'exercice journalier avec un verre semblable, l'autre œil étant bandé, recommandant qu'on se conformât, quant au nombre et à la durée des séances, à l'état de tolérance de l'organe; car cette gymnastique est très fatigante, et occasionne, au bout d'un temps généralement fort court, la rougeur de la conjonctive, du larmoiement et un sentiment de distension pénible dans l'œil et son pourtour. Nous diminuâmes progressivement depuis lors la force des verres jusqu'au n° 24; l'organe avait, au bout de deux mois, récupéré assez d'énergie pour distinguer aisément les traits d'une personne à la distance de 5 ou 6 mètres, ce qui n'avait pas lieu auparavant. J'eus le regret de perdre le malade de vue depuis cette époque.

Il y a une hyperbole immense dans les assertions de M. Schlesinger, qui a prétendu qu'avec certaines lunettes, et sans autres secours, on pouvait guérir des cataractes, des pannus, des ophthalmies variées, la presque totalité des lésions oculaires susceptibles de survenir pendant la durée de la vie humaine. On ne saurait, néanmoins, méconnaître que combattre l'inertie de la rétine par son stimulant normal, la lumière, ne soit une idée heureuse et féconde déjà en résultats pratiques d'une haute importance. M. Florent Cunier rapporte qu'un homme en traitement depuis six mois pour une amaurose asthénique, suite d'excès de masturbation, ne pouvait plus distinguer que les grosses lettres des affiches et ne sortait qu'avec un guide. Bien qu'il eût renoncé à sa funeste habitude, la détérioration de la vision avait résisté à tous les moyens mis en œuvre. En quinze jours, Schlesinger lui fit lire du petit-romain, avec le n° 24. M. Cunier ajoute que cet homme finit par recouvrer une excellente vue, et il cite des faits analogues extraits de sa propre pratique.

« Schlesinger, continue l'auteur (1), a obtenu quel- » ques bons résultats incontestables. Mais on peut aussi » l'accuser d'avoir fait bien du mal, en prescrivant l'u- » sage des lunettes à des personnes atteintes de con- » gestions encéphalo-oculaires, de photophobie habi- » tuelle, etc. Ces malades ont vu leur état s'empirer; force » a été alors de recourir à la médecine, qui n'a pas tou- » jours réussi à détruire le mal qui venait d'être pro- » duit.

» Les verres employés par Schlesinger étaient plano- » convexes.

» Il commençait par déterminer la portée du foyer » visuel.

» Un amaurotique, par exemple, réussissait-il encore » à déchiffrer le double-canon à trois pouces de distance, » des verres de 3 1/4 pouces lui étaient remis, et il de- » vait, les yeux armés de ces lunettes, s'exercer à la » lecture, une partie de la journée. Une fois que la fati- » gue survenait, l'exercice devait être suspendu.

» Dès que le malade était parvenu à distinguer nette- » ment les lettres, il prenait des verres de 3 1/2 pouces.

(1) *Annales d'oculistique*, t. VII, p. 88.

» La convexité était ainsi diminuée de 1/4 de pouce en » 1/4 de pouce jusqu'au n° 5. C'est par demi-pouce que » la décroissance avait lieu alors jusqu'au n° 9, où elle » commençait par pouce, et, à partir du n° 12, par deux » pouces jusqu'au n° 24 ou 36, dont l'usage devait être » continué pendant longtemps. »

Nous ne passerons pas sous silence quelques autres détails de la pratique de M. Schlesinger, qui nous sont fournis par le docteur Chavériat, lequel a assisté à de nombreux traitements dirigés avec le plus grand succès par l'oculiste allemand, lors de son passage à Lyon, et à quelques essais tentés par M. Bonnet.

Schlesinger applique son procédé à toutes les amauroses, pourvu que le sujet soit capable de lire des lettres d'un gros caractère avec les lunettes qu'il lui fournit. Les verres plans-convexes dont il se sert le plus communément sont parfois remplacés par des bi-convexes. Un œil est-il seul atteint, cas le plus rare, Schlesinger le fait travailler, en tenant l'autre fermé, avec une pelote préparée pour cette destination. Le numéro du verre qui sera le plus à la portée de la vue du malade sera celui auquel on s'arrêtera en premier lieu. Si les deux yeux sont inégaux en force, on cherche, pour chacun d'eux, un numéro approprié. Les premières lunettes une fois choisies, le traitement marche avec simplicité. Dès que l'on est parvenu à lire quelque temps sans fatigue avec un verre, on en adopte un autre d'un numéro plus élevé. On est souvent contraint, au début, de faire déchiffrer des caractères d'une grandeur plus qu'ordinaire ; à mesure que la vision s'améliore, on en diminue les dimensions et l'on arrive insensiblement au caractère usuel. La durée des exercices est subordonnée à la lassitude que les organes éprouvent ; on doit, au commencement du traitement, faire lire à plusieurs reprises, mais peu à la fois. Au bout d'un certain nombre de jours, huit ou dix ordinairement, le sujet peut déjà lire deux heures et quelquefois plus, dans la journée. Il est essentiel qu'il travaille alors avec persévérance. Quant au temps pendant lequel il conservera les mêmes verres, il est subordonné aux progrès que fait la vue, et au plus ou moins de facilité avec laquelle les yeux s'adonnent à la lecture. S'il importe que ceux-ci aient acquis un certain degré de force, avant qu'on leur livre d'autres numéros d'une convexité moindre, on ne doit pas non plus les laisser trop longtemps sur le même numéro ; autrement ils deviendraient paresseux et auraient plus de peine à se servir d'un numéro supérieur. La durée du traitement dépend de l'état plus ou moins avancé de la maladie. Elle est généralement de trois, quatre ou six mois.

C'est par le magnétisme électrique que les verres de lunettes triomphent des affections ophthalmiques, d'après M. Schlesinger ; ils ont la propriété, dit-il (1), de recueillir le fluide électrique, parmi les rayons lumineux, et de le projeter sur l'œil, en même temps qu'ils livrent passage à ces derniers. Il y a mieux : toutes les maladies chroniques des autres parties du corps, quelles que soient leur nature et leur gravité, guérissent visiblement ; les dermatoses, qu'elles existent dès l'âge le plus tendre ou qu'on les ait contractées plus tard, disparaissent toujours radicalement dès la première période du traitement.

M. Schlesinger me permettra d'appliquer à ses asser-

(1) *Méthode Schlesinger*. Paris, 1845, p. 35.

tions le vieil adage : *Qui veut trop prouver ne prouve rien.* Tout en révoquant en doute le merveilleux de ses théories, nous ne saurions qu'applaudir à une méthode qui repose sur une loi physiologique dont nous trouvons chaque jour l'application, savoir, que le développement et le pouvoir d'action des organes sont en rapport avec leur exercice. Le docteur Sichel fait observer que cet expédient, inutile chez les myopes, ne s'applique en réalité qu'à l'amblyopie et à l'amaurose, suites de la presbytie, ou existant au moins chez les presbytes.

Parmi les remèdes que nous administrons le plus souvent à l'intérieur, contre les amauroses torpides, nous citerons l'infusion d'arnica que nous faisons fréquemment édulcorer avec le sirop d'écorce d'orange, l'infusion vineuse de racine d'angélique, les ferrugineux. Nous prescrivons l'extrait alcoolique de noix vomique en pilules, à la dose de 5 centigrammes par jour, au début; nous en élevons graduellement la quantité jusqu'à production de quelques secousses. La dose quotidienne de cet extrait, indiquée par MM. Trousseau et Pidoux, est de 5 à 75 centigrammes dans les vingt-quatre heures. C'est au sulfate de strychnine que nous avons généralement recours, formulant 15 centigrammes de ce sel associés à 2 grammes d'extrait de valériane ou d'arnica, pour 36 pilules. On commence par une pilule; huit jours après, on augmente d'une pilule, et ainsi de suite, jusqu'à ce que le remède donne lieu à quelques effets connus. On soutient ceux-ci avec prudence; s'ils s'exaspéraient par trop, on suspendrait, pour recommencer plus tard par une pilule. Regarder, avec Giacomini (1), la strychnine

(1) La noix vomique et la strychnine sont placées par Giacomini dans la classe des hyposthénisants spinaux, remèdes, dit-il, qui abat-

comme hyposthénisante, et l'appliquer à la médication des amauroses sthéniques, me paraît une théorie dangereuse et peu en harmonie avec les symptômes que de hautes doses de cette substance ont engendrés : roideur, soubresauts dans les membres, secousses convulsives et tétaniques, serrement des mâchoires, opisthotonos, perceptions d'étincelles électriques, etc. MM. Trousseau et Pidoux font observer qu'on a vu, dans des paralysies récentes, les désordres cérébraux qui les avaient causées revêtir, sous l'influence de la noix vomique, une intensité nouvelle. Ils ajoutent, par contre, que dans des paralysies anciennes, symptomatiques d'épanchements sanguins dans le cerveau ou de ramollissements, on en a obtenu des résultats inespérés qu'aucun autre agent n'aurait pu fournir. Ne combattez donc les congestions, dans leur période active, que par les antiphlogistiques et par tous les moyens propres à enrayer le flux sanguin ; plus tard, le système nerveux reste-t-il engourdi, la noix vomique, la strychnine, la brucine, peuvent, comme l'électricité, venir le remuer, le stimuler utilement.

Plusieurs autres remèdes, dont quelques auteurs ont cherché à préciser les indications, ont été recommandés contre la goutte-sereine.

L'aconit est salutaire, d'après Storck, quand la maladie est de nature rhumatismale ou arthritique.

Nous citerons encore la clématite; la gomme ammoniaque, conseillée par Himly; les cloportes, auxquels la prééminence doit être accordée, suivant Wenzel, en poudre ou en pilules.

tent directement l'énergie vitale du cervelet et de la partie antérieure de la moelle allongée et de la moelle épinière.

Walther met au nombre des remèdes à employer contre l'amaurose la pulsatille, espèce du genre anémone, dont Storck a conseillé l'extrait et l'eau distillée, jadis connue dans les pharmacies sous le nom d'*esprit masyrique*. Le principe de l'anémone, dit Pfaff, est principalement caractérisé par son action spécifique sur les nerfs des yeux, et par ses grandes vertus contre la goutte-sereine (Lœbenstein-Level). Arrachart, qui doute de l'efficacité de ce moyen, cite l'exemple d'une femme amaurotique qui prit chaque jour, pendant trois mois, de l'extrait et de l'eau distillée de pulsatille, sans la moindre amélioration.

Uni aux huiles, aux éthers, le phosphore, agent d'un maniement dangereux, a donné lieu à quelques formules, pour l'usage externe, que nous n'employons pas. On lit dans les *Annales d'oculistique* (tome XIX), que Conradi a retiré des avantages de l'administration du phosphore, dans la médication de gouttes-sereines survenues par suite de fièvres ataxiques, et que Wolff cite trois cas de guérison obtenue par ce moyen. Le phosphore, ajoute l'auteur de la même note, a été essayé par un praticien dont il ne mentionne pas le nom, dans une amaurose asthénique, consécutive à la masturbation, et le succès a été complet. Administré d'abord à la dose d'un quart de grain en cinq prises dans la journée, le remède a été porté huit jours après, et progressivement, à deux tiers de grain en quinze doses dans les vingt-quatre heures. La cécité était radicale. Dès le vingtième jour, les pupilles, jusqu'alors immobiles, commencèrent à réagir à la lumière; les objets furent plus tard distingués; les lettres étaient reconnues au bout de cinquante jours. La gymnastique oculaire fut mise en usage à dater de ce moment, et, au bout de cent trente jours de traitement, la vision était normale, et la santé générale satisfaisante.

ARTICLE III.

Traitement spécial de quelques variétés d'amaurose.

S'agit-il de troubles visuels liés à la suppression du flux menstruel (chap. VI, art. Ier), chez des femmes exemptes de chlorose ou de quelque maladie organique de l'utérus, et non encore arrivées au temps de la ménopause, il ne faut point conseiller les emménagogues chaque jour, pendant tout le cours du mois. Les moyens ayant pour effet de déterminer le sang à se porter avec plus de force vers la matrice seront employés à l'approche de la période menstruelle. Interprète des idées du professeur Lallemand, que j'ai réalisées avec succès dans cette partie de ma pratique, le docteur Dufour fait observer avec raison (*Clinique de Montpellier*) que, dans les cas où la suppression produite par une cause quelconque existe depuis quelque temps, et a donné lieu à une irritation dans un organe, le mouvement fluxionnaire qui entraînait le sang vers l'utérus a été détourné vers l'organe irrité; or, lorsque la nature se livre, tous les mois, à des efforts pour reconstituer le flux normal, une sorte de lutte s'établit entre la matrice et cette irritation, qui l'a toujours emporté, de telle sorte que la première, interrompue dans ses fonctions, a perdu de plus en plus de sa force, et a besoin d'être stimulée pour reprendre l'empire sur la seconde. C'est par les emménagogues qu'on parvient fréquemment à dominer cette inertie de l'utérus.

Lors donc que j'ai à traiter une amblyopie ou une amaurose de ce genre, et que je connais l'époque où le flux périodique tend à s'accomplir, je me contente, dans le courant du mois, de conseiller l'aloès, les pédiluves, les affusions froides, l'exercice, etc., et je concentre tout l'appareil des expédients emménagogues dans les quatre ou cinq jours qui précèdent la période. Je fais prendre, chaque jour alors, des pilules où je fais entrer l'aloès, la sabine, la rue, le safran, le seigle ergoté, etc.; chaque jour aussi, ou tous les deux jours, j'ordonne l'application de deux ou trois sangsues à la région interne et supérieure de chaque cuisse; je fais pratiquer, sur la face interne des membres pelviens, des frictions avec des mélanges stimulants; je n'oublie pas les fumigations d'armoise ou autres vers les parties génitales. Cette médication est reitérée tous les mois, à la même époque. Parfois encore, après avoir recommandé les remèdes qui viennent d'être mentionnés, sauf les sangsues, je ne fais poser celles-ci, mais au nombre de douze ou quinze, que lorsque le flux n'a point apparu au temps prévu ou qu'il a été insuffisant. A-t-on perdu la trace de l'époque des régles, on choisit indistinctement, dans le mois, un laps de quatre ou cinq jours, et l'on se comporte alors comme il a été ci-dessus indiqué, et chaque mois, suivant le même mode.

Le moyen suivant, que je tiens d'un vieux praticien, a réussi plusieurs fois à ramener les régles. On applique, le soir, deux sangsues à la face interne et supérieure de chaque cuisse ou aux grandes lèvres. Le sang arrêté, on dirige vers le vagin, à l'aide d'un clysoir, une fumigation provenant de l'eau bouillante, ou d'une infusion aromatique. Dix minutes ou un quart d'heure après, on cesse la fumigation; on applique sur chaque aine un emplâtre de poix de Bourgogne, et un cataplasme chaud sur les parties génitales. La malade se couche dans un lit bien bassiné, et on lui administre une infusion de safran ou de tilleul, ou toute autre boisson diaphorétique.

Quelques commères font placer de l'absinthe à la plante des pieds; d'autres y font mettre de la moutarde. L'ail pilé, sur cette même région, était conseillé par Sydenham.

L'électricité, dirigée vers les lombes, le bassin, les membres inférieurs, est considérée par des praticiens distingués comme l'un des moyens les plus puissants que l'art possède pour rappeler ou pour accélérer le cours du sang menstruel.

Une saignée du pied, ou l'application d'un bon nombre de sangsues aux cuisses est indiquée quand une congestion cérébro-oculaire violente vient de s'établir subitement, par l'impression du froid ou par toute autre cause qui a arrêté la période.

Est-on fondé à croire que l'amaurose doive être rapportée à la suppression d'un écoulement hémorrhoïdal habituel, il devient indispensable de rétablir le plus promptement possible une hémorrhagie nécessaire, dans ce cas, à la conservation de la santé. Les sangsues en petit nombre, et souvent réitérées, à la marge de l'anus, les ventouses sur la région du fondement, les demi-lavements d'eau chaude, les poudres de soufre sublimé, de carbonate de magnésie, de crême de tartre et de sucre, suivant la formule de Jaeger et de Rosas (1), et quelques autres

(1) ℞ Soufre sublimé................ } de chaque 4 gram.
Carbonate de magnésie........ }

moyens indiqués déjà (chap. VI, art. II), tendront utilement au but désiré.

Une amblyopie hypérémique a-t-elle surgi à la suite de la disparition d'épistaxis habituelles (chap. VI, art. III), placez de temps en temps des sangsues sur la membrane de Schneider ; ajoutons que ce lieu d'élection, pour l'application de ces annélides, est fréquemment adopté par le professeur Jaeger dans les phlegmasies aiguës ou chroniques des voies excrétoires des larmes ; elle s'opère alors, bien entendu, dans la narine qui correspond à la maladie. Je n'ai jamais eu recours aux scarifications de la pituitaire, qu'au rapport du docteur Jeanselme, M. Velpeau a conseillées dans quelques cas. Elles sont fréquemment employées par les médecins de l'Orient, comme j'ai été à même de m'en convaincre à Constantinople et dans quelques autres localités du Levant, où j'ai longtemps séjourné. Le docteur Deleau m'a dit qu'il posait aussi des sangues dans les narines toutes les fois qu'une surdité avait son point de départ à la muqueuse nasale, par la propagation de l'inflammation de celle-ci à la trompe d'Eustache. Il n'accorde aucune confiance à la scarification de la membrane olfactive, scarification qui ne fournit généralement que peu de sang.

L'amaurose qu'on aura lieu d'attribuer à l'omission d'une saignée habituelle (chap. VI, art. IV) réclamera généralement l'intervention des émissions sanguines, associées aux ressources de l'amaurose congestive. L'an-

Crème de tartre...............	de chaque 8 gram.
Sucre blanc pulvérisé..........	

Mêlez.

La dose est d'une cuillerée à café, soir et matin, dans un demi-verre d'eau.

née d'après, le malade devra se tenir en garde contre un accident de même nature, qu'il cherchera à prévenir par des purgations répétées, s'il veut renoncer à se faire saigner tous les ans.

La goutte-sereine consécutive à la suppression d'une éruption cutanée, et notamment de la scarlatine et de la rougeole (chap. VI, art. v), demandera presque toujours la médication de l'amaurose cérébrale. C'est ainsi que, chez un enfant qui, après s'être exposé à un air vif durant la période de desquamation d'une scarlatine, fut frappé d'une amaurose hydrocéphalique, avec délire, convulsions, dilatation des pupilles et cécité, le docteur Camerer obtint la guérison par les antiphlogistiques, le calomel, le nitrate de potasse et les sinapismes (1). Les bains entiers, avec addition de farine de moutarde, les bains de vapeur, les frictions irritantes, pourront rendre, dans de telles circonstances, des services signalés, car il est de règle, tout en combattant les métastases fâcheuses dans l'organe sur lequel elles se sont opérées, de produire une excitation vive et rapide dans la région que la maladie première a abandonnée. Les troubles amaurotiques sont plus communs par l'effet de la scarlatine que par suite de la rougeole. N'existent-ils qu'à l'état d'amblyopie et sont-ils récents, le pronostic est généralement favorable; il est grave, au contraire, quand la vision a été abolie.

Dans quelques amauroses hydrocéphaliques chroniques, le docteur Wedemeyer dit avoir employé avec avantage, sur le cuir chevelu, les frictions stibiées, à l'aide desquelles une suppuration abondante était entre-

(1) *Annales d'oculistique*, t. IX, p. 60.

tenue pendant plusieurs mois (1). J'ai l'habitude, dans les cas de ce genre (*voy.* obs. 34), de remplacer par de l'onguent napolitain une partie de l'excipient de la pommade stibiée, conseillant de 2 à 4 grammes d'émétique, 8 grammes d'onguent mercuriel et 8 grammes de cérat. On associe ainsi aux effets dérivatifs engendrés par le tartre stibié les effets résolutifs du mercure (2). J'ajouterai, d'ailleurs, que toutes les fois que des lésions oculaires, quelles qu'elles soient, me paraissent avoir pour origine la cessation de gourmes à la tête, je fais raser celle-ci en plusieurs endroits et j'y fais pratiquer des frictions, soir et matin, avec la pommade stibiée. Dès que les pustules ont apparu, la tête est pansée une ou deux fois par jour avec des feuilles de choux ou de poirée enduites de beurre ou de saindoux. Je n'ai jamais remarqué que cet expédient eût entraîné un mauvais effet, quant à la reproduction des cheveux. Il m'a paru surtout jouir d'une efficacité puissante dans les kératites graves. Quelques médecins admettent qu'une partie du tartre stibié est absorbée dans de telles circonstances, et agit comme altérant, comme hyposthénisant.

Un horloger de la Chaux-de-Fond était amaurotique depuis plusieurs années, par suite de la disparition, sous l'influence de lotions répercussives, d'éruptions dartreuses fixées tantôt aux cuisses, tantôt sur le tronc;

(1) KLEINERT's *Repertorium*. Leipzig, 1830, 9e numéro, p. 93.

(2) Je formule habituellement, pour la pommade d'Autenrieth, de 2 à 4 grammes de tartre stibié, et 16 d'axonge. On a cru remarquer que l'addition de 10 à 20 centigrammes de bichlorure de mercure à la masse rendait l'éruption plus rapide, plus confluente et moins douloureuse. Cette addition n'a jamais donné lieu à la salivation ou à d'autres accidents. Broussais père associait à la pommade stibiée du sulfure de mercure (12 décigrammes de sulfure pour 32 grammes de pommade).

les saignées, les évacuants, etc., s'étaient montrés stériles; le malade était épuisé par des céphalalgies et la privation du sommeil (1). Le docteur Chatelain, bien que ne concevant aucun espoir, conseilla une infusion concentrée de quinquina et de fleurs d'arnica, et des frictions sur la partie antérieure de la poitrine avec la pommade stibiée. Au bout de cinq mois, pendant lesquels on réitérait les frictions après la chute des croûtes et sans autre interruption que le temps nécessaire à la dessiccation des pustules, les accidents céphaliques s'évanouirent, et le sujet recouvra la vue. Les onctions furent renouvelées depuis, au printemps et en automne de chaque année, de crainte de récidive.

Un jardinier, dont parle l'abbé Desmonceaux, avait une dartre qui lui couvrait les oreilles et s'étendait sur le visage. « Ennuyé, dit-il (2), de ce désagrément lépreux, » il prit, pour s'en débarrasser, la résolution de se servir des répercussifs les plus actifs; la dartre disparut. » Trois ou quatre mois se passèrent dans un état de sécurité apparente, lorsque fatigué par des maux de tête, » par des tiraillements de cerveau, il fut tout à coup » surpris par la cécité la plus décidée, par la goutte-sereine la plus complète. Cet homme, âgé de quarante-» quatre ou quarante-cinq ans, s'était couché clair-» voyant et se releva aveugle. » L'auteur ajoute qu'il réussit, au bout de plusieurs mois, à rendre ce malade à la lumière, par un vaste cautère à la jambe, par des révulsions souvent répétées, tantôt à la nuque, tantôt à l'un ou à l'autre bras, par des frictions avec des flanelles sèches et imprégnées de la vapeur de genièvre,

(1) *Bibliothèque médicale*, t. LIX, p. 68.

(2) DESMONCEAUX, *loc. cit.*, t. I, p. 452.

moyens auxquels il associa, entre autres ressources, les vomitifs, les purgatifs, les sternutatoires et la mastication de la racine de pyrèthre.

Les accidents amaurotiques semblent-ils liés à la suppression d'anciens ulcères aux jambes, voici la conduite à suivre d'après Beer. Des sinapismes très forts ou d'autres irritants très énergiques seront placés sur le siége des cicatrices. Les plaies nouvelles n'entraînent-elles pas une suppuration abondante, on y suppléera par les cautères aux mollets et aux cuisses. On secondera ces moyens par les bains sulfureux, par les antimoniaux, et notamment, dit-il, par le soufre doré d'antimoine. Les toniques, tels que le quinquina et la canne aromatique, sont indiqués s'il existe une débilité générale.

Les personnes chez lesquelles une amaurose sera considérée comme le résultat probable d'une suppression de la sueur des pieds (chap. VI, art. VII), devront éviter tout refroidissement de cette partie du corps et porter des bas ou des chaussons de laine, extérieurement recouverts de chaussons de taffetas gommé. Il importe, d'après le docteur Mondière, de ne point appliquer ceux-ci à nu sur la peau, la sensation de froid qu'occasionne le contact du taffetas gommé avec le tégument cutané étant plus susceptible de chasser la sueur que de la rappeler. J'ai l'habitude de faire saupoudrer la partie intérieure des bas ou des chaussons de laine d'un mélange de farine de moutarde et de chlorhydrate d'ammoniaque. Le docteur Ruete unit, dans le même but, deux parties de chaux à une partie de sel ammoniac; du chlorure de calcium se forme et l'ammoniaque qui se dégage se porte sur la peau qu'elle stimule.

Les bains de sable ont réussi à M. Mondière, dans des

cas où d'autres moyens s'étaient montrés inefficaces. Il prescrit à son malade de se couvrir les pieds et la région inférieure des jambes de plusieurs doubles d'étoffe de laine ; ces parties sont placées dans un baquet qu'on remplit alors de sable aussi chaud qu'il peut être supporté. Le docteur Mondière fait prendre de préférence ce bain le soir ; il dure d'une demi-heure à une heure ; puis le malade met ses chaussons de laine et ceux de taffetas gommé et il se couche dans un lit bassiné.

Il faudra, dans quelques cas (chap. VI, art. VIII), avoir pour but principal de reconstituer la sécrétion olfactive dont la cessation a pu engendrer le trouble de la vision. Pour rappeler le flux lochial (chap. VI, art IX), on prescrira les vapeurs simples ou aromatiques dirigées vers les organes sexuels, les cataplasmes chauds sur ces mêmes parties, les pédiluves irritants. Désormeaux recommande encore, dans le même but, l'application des sangsues à la région interne et supérieure des cuisses ou à l'intérieur des grandes lèvres ; celle des ventouses ou des vésicatoires aux cuisses, et la saignée du pied. S'agit-il de provoquer la sécrétion du lait qui a tari (chap. VI, art. X), on a conseillé les cataplasmes sur les seins, l'application sur ceux-ci de sachets remplis de plantes aromatiques, sèches, bien chauffées et saupoudrées de camphre (Beer) ; des frictions douces et fréquentes sur ces organes avec des flanelles chaudes et imprégnées de la vapeur du succin, du mastic, de l'oliban. Le sein sera donné à l'enfant ou à un jeune chien, ou l'on usera de moyens de succion artificiels.

Qui ne prévoit que le traitement de l'amaurose chlorotique (chap. VI, art. XI) consiste presque tout entier dans l'administration du fer, justement appelé par

M. Trousseau un médicament reconstituant. Son emploi doit être continué longtemps. Il résulte des recherches du professeur Corneliani (de Pavie) que ce n'est, en général, qu'un mois après le début de la médication que la quantité du sérum diminue, tandis que le nombre des globules augmente.

M. Bouillaud et d'autres conseillent le lactate de fer; le docteur Mialhe accorde une préférence exclusive au tartrate de potasse et de fer, qu'il regarde comme de tous les composés ferrugineux celui qui atteint le mieux le but qu'on se propose, la régénération des globules sanguins. Au fur et à mesure, dit-il, que les éléments de l'acide tartrique sont transformés en d'autres produits par l'oxygène du sang, l'oxyde de fer, mis en liberté, se combine directement avec les éléments albumineux, pour concourir à la reconstitution des globules (1).

Les pilules de Vallet m'ont été utiles. La commission de l'Académie de médecine chargée de leur examen a reconnu qu'elles donnaient le moyen d'administrer le carbonate de fer à des doses constantes, sans laisser à craindre que le médicament ne change de nature dans le cours de son emploi; que l'excipient parfaitement approprié de ces pilules était des plus solubles, et assurait l'action de la base médicamenteuse.

La question de savoir s'il vaut mieux avoir recours à des préparations martiales, solubles ou insolubles, ne doit point nous occuper ici. J'ai eu recours, avec les plus grands avantages, à la limaille très pure, et qui devra surtout être exempte de cuivre, et au sous-carbonate.

(1) Mialhe, *Nouvelles considérations chimiques et thérapeutiques sur le tartrate de potasse et de fer* (*Bulletin de thérapeutique*, juin 1850).

Un opiat composé de 32 grammes de l'un de ces agents, 8 de rhubarbe, 2 de cannelle, 2 d'aloès succotrin, et quantité suffisante de miel blanc, m'a rendu des services notables, et a parfois ramené les règles au bout de quinze ou vingt jours. La dose est d'une demi-cuillerée à café deux fois par jour, au début; de deux cuillerées plus tard. J'ai vu cet opiat causer des coliques dans le principe, et être ensuite parfaitement supporté.

Je n'administre pas le fer aux quantités énormes auxquelles plusieurs médecins le conseillent. Je dépasse rarement 2 grammes par jour. Je le donne au commencement des deux principaux repas; l'estomac en est moins fatigué; l'assimilation du remède avec les aliments me paraît favoriser avantageusement son action sur l'économie. Je suspends de temps à autre les préparations martiales pour les reprendre ensuite.

Les contre-indications du fer, dans les cas de phthisie pulmonaire, etc., rentrent dans les données de la médecine générale, et leur examen nous entraînerait trop loin. Occasionne-t-il quelques accidents du côté de l'estomac, on peut, à l'exemple de M. Trousseau, formuler 8 grammes de limaille de fer, 1 gramme de cannelle, et quantité suffisante d'extrait mou de gentiane pour 72 pilules. On n'administre d'abord qu'une faible quantité de ce remède, de manière à ne point ingérer à la fois plus de 10 centigrammes de limaille, toujours au commencement ou dans le cours du repas.

Quelques stimulants locaux pourront être recommandés avec fruit, si l'amaurose chlorotique affecte un caractère de torpidité.

Dans l'amaurose rhumatismale (chap. VI, art. XII), il faudra associer au traitement de la goutte-sereine, suivant le type qu'elle présente, les moyens dont l'expérience a sanctionné l'efficacité dans le rhumatisme.

J'emploie souvent la teinture de semences de colchique, placée par Giacomini dans la classe des hyposthénisants cardiaco-vasculaires. Le docteur Worms, médecin de l'hôpital du Gros-Caillou, qui l'administre toujours contre le rhumatisme articulaire, à raison de 20 gouttes d'abord, de trois en trois heures, portant ensuite la dose à celle de 40 gouttes, trois ou quatre fois dans les vingt-quatre heures, a remarqué que l'usage de ce moyen, suivi avec persévérance, amenait la sédation du pouls (1). Chez les sujets très sensibles, dit-il, il détermine parfois une diarrhée assez marquée et des troubles passagers du sensorium; mais ils n'ont jamais de gravité, et cèdent promptement, soit d'eux-mêmes, soit à l'aspiration d'un peu d'ammoniaque liquide. Quelques oculistes ont constamment recours à la teinture de semences de colchique dans les ophthalmies éréthistiques accompagnées de beaucoup de photophobie et d'écoulement de larmes abondantes. En supposant, comme plusieurs praticiens le pensent, que cette préparation n'ait point d'action spéciale sur la condition rhumatismale, elle est au moins purgative à certaines doses, et cet effet ne peut être que salutaire chez les sujets constipés, et si l'on a affaire à une amaurose hypersthénique.

Les bains de vapeurs, simples ou aromatiques, que je fais prendre, autant que possible, à domicile, pour éviter le refroidissement, se sont montrés très efficaces. Je les ordonne le soir, au moment du coucher; la chaleur du lit entretient ainsi vers la peau, après leur administra-

(1) *Gazette médicale*, année 1850, p. 470.

tion, un mouvement salutaire. Le docteur Hubert me racontait que M. Bretonneau, ayant à traiter un strabisme récent, de cause rhumatique, prescrivit avec succès des fumigations, au lit, avec une infusion de fleurs de sureau ; le malade plaçait une couverture sur sa tête, et recevait la vapeur sur la face. Les bains sulfureux ne seront pas négligés dans quelques cas. J'ai observé, à Naples, des sujets qu'on avait amenés, perclus de rhumatismes, et qui guérissaient miraculeusement par l'effet des eaux thermales, si puissantes et si abondantes aux environs de cette ville.

Je ne saurais assez recommander une calotte de flanelle, recouverte d'un bonnet de taffetas gommé. J'ai encore vu cet expédient utile dans quelques cas de surdité.

Les frictions sur toute la surface du corps, avec une brosse de flanelle ou avec une main de crin, pourront être conseillées. Les vésicatoires derrière les oreilles, etc., sont très recommandés par Beer.

Les malades éviteront les applications réfrigérantes, qui ne pourraient point, d'ailleurs, être supportées ; ils séjourneront dans un logement sec et exposé au soleil. Habitent-ils un pays humide, et où règnent souvent des brouillards, une ressource héroïque consisterait à les diriger vers des climats chauds : c'est, malheureusement, un moyen auquel peu de gens consentent à se décider.

La thérapeutique de l'amaurose rhumatismale comprend encore, suivant quelques auteurs, le gaïac, la salsepareille, l'aconit, le soufre, le camphre, les poudres de Dower, l'esprit de Mindererus. Walther conseille le tartre stibié à doses vomitives.

La puissance antisyphilitique du sublimé corrosif,

quelle que soit la période de la maladie, a été trop souvent appréciée pour que je néglige d'en faire emploi dans l'amaurose vénérienne (chap. VI, art. XIII). Je lui associe l'iodure de potassium, non aux quantités considérables auxquelles certains praticiens le prescrivent, mais à la dose de 1 à 2 grammes par jour (1). Tous les matins, quelque temps avant le déjeuner, le malade prend une tasse d'une décoction de tiges de douce-amère ou d'une autre tisane dépurative, avec addition d'une cuillerée à bouche de la solution iodée; il en prend une seconde tasse au milieu du jour; une pilule de bichlorure d'hydrargyre, ou une cuillerée à bouche de liqueur de Van-Swieten (2) est administrée le soir. Je donne cette dernière liqueur dans un verre d'eau gommée, additionnée d'une ou deux cuillerées à café de sirop diacode, si des coliques ou des maux d'estomac se manifestent. Le sirop diacode peut être également ajouté à la solution iodée, si elle est supportée difficilement.

Une friction avec l'onguent napolitain est faite le soir, ou soir et matin, sur la région fronto-temporale.

Le malade est soumis à un régime doux : laitage, légumes, viandes blanches.

Si ce traitement n'a pas été couronné de succès, si le résultat a été insuffisant, ou si le sujet a déjà usé d'une forte quantité de deutochlorure de mercure, je supprime

(1) M. le docteur Vessière m'a dit avoir employé avec avantage, contre les accidents secondaires et tertiaires de la syphilis, les frictions aux aisselles, aux aines, à la plante des pieds, etc., avec la pommade d'iodure de potassium iodurée.

(2) Van-Swieten formulait 60 centigrammes de sublimé pour 1,000 grammes d'eau-de-vie de grain. Cette liqueur étant une véritable boisson alcoolique, on n'y fait entrer, plus tard, que la quantité d'alcool nécessaire pour bien dissoudre le composé mercuriel.

cet agent, et je combine l'iodure de potassium avec la tisane de Feltz, faisant prendre en même temps le perchlorure d'or et de sodium en pilules. Je me plais à reconnaître que c'est le docteur Delarroque père, ancien médecin de l'hôpital Necker, qui m'a mis au courant de cette dernière médication, héroïque contre les accidents de la vérole constitutionnelle. La malade dont il a été parlé page 211 lui doit la vue.

De même que la tisane de Pollini, de même aussi que celle de Vinache, et la décoction antivénérienne de Lisbonne, etc., dans lesquelles on fait entrer une certaine quantité de sulfure d'antimoine naturel, la tisane de Feltz, préparation efficace et trop souvent délaissée, agit surtout par l'arsenic qu'elle contient. Il faut veiller à ce qu'elle soit faite avec soin et par un pharmacien consciencieux. Rappelons qu'on la prépare, dans un vase de terre, avec 60 grammes de salsepareille, 10 grammes de colle de poisson, et 80 grammes de sulfure d'antimoine, enfermé dans un sachet de linge, pour 2 litres d'eau, qu'on fait bouillir jusqu'à réduction d'un tiers. Les proportions qui viennent d'être indiquées sont celles du Codex; elles sont sujettes à certaines variations dans les formulaires. Quelques pharmaciens changent le nouet toutes les fois. Or, à la faveur de l'ébullition, le sulfure d'arsenic, qui se trouve associé au sulfure d'antimoine naturel, décompose l'eau en donnant lieu à de l'hydrogène sulfuré et à de l'acide arsénieux, qui demeure en dissolution. Dans le but d'avoir une certitude entière sur les proportions de l'agent arsenical, on a proposé de substituer au nouet contenant le sulfure d'antimoine l'addition d'un soluté d'arséniate de soude. Nous ne saurions approuver cette modification; il y a lieu de croire qu'on n'aurait plus le même médicament. Il résulte, en effet, des recherches de M. Grassi, pharmacien en chef de l'hôpital du Midi, que la tisane de Feltz présente, outre l'élément arsenical, une certaine quantité d'oxyde d'antimoine. Il faut admettre, continue-t-il (1), que le sulfure d'antimoine traité par l'eau se comporte comme le sulfure d'arsenic, c'est-à-dire qu'il donne lieu à de l'hydrogène sulfuré et à de l'oxyde d'antimoine, qui reste en dissolution.

J'ai employé avec fruit, dans les mêmes circonstances, le sirop de salsepareille, avec addition d'iodure de potassium et de bi-iodure de mercure (*sirop iodhydrargyrique*), et les bains de vapeurs.

Le caractère congestif ou torpide de l'affection oculaire demande souvent encore quelques additions thérapeutiques qu'il est aisé de prévoir.

Toute la classe des anthelminthiques, le calomel notamment, seul ou associé au camphre, au semen-contra, etc., sont applicables à l'amaurose produite par la présence des vers dans le canal intestinal (chap. VI, art. XIV). Il importe d'y recourir aussitôt que possible; car, à la longue, les parties nerveuses chargées de percevoir la lumière peuvent s'être altérées sans remède, de telle sorte que l'éloignement de la cause morbifique ne suffit plus pour ramener la vue à ses conditions normales. Une jeune fille aveugle depuis trois années, à qui Weller fit rendre une bonne quantité de lombrics d'un énorme volume, récupéra, au bout d'une semaine, assez de vue pour distinguer les dimensions des objets; bien que les moyens les plus convenables eussent été continués avec

(1) *Abeille médicale*, t. IV, p. 55.

persévérance, ils ne réussirent à amener aucun amendement ultérieur.

La débilitation générale que l'helminthiasis est susceptible de faire naître dans l'économie sera utilement combattue par les préparations martiales, très usitées à Naples, dans cette circonstance, et par la gentiane ou d'autres amers, que recommande Walther. Comme tonique et anthelminthique en même temps, j'ai fréquemment conseillé, avec avantage, le vin de Bordeaux, dans lequel on a fait macérer de l'absinthe. Nous avons souvent employé avec le plus grand succès, contre les ascarides vermiculaires qui siégent particulièrement dans le rectum, et sont le point de départ de l'habitude de la masturbation chez beaucoup de jeunes filles, les frictions avec l'onguent napolitain autour du fondement et à l'orifice de l'intestin.

L'amaurose s'est-elle établie par suite de la grossesse (chap. VI, art. XV), on la traitera avec plus ou moins d'énergie, suivant son intensité et suivant le degré plus ou moins élevé de congestion cérébro-oculaire. La médication des gouttes-sereines hypersthéniques lui est communément applicable, avec les précautions que commande la position spéciale des malades, et que tout médecin instruit doit connaître. Il y a lieu, chez quelques unes, dit Capuron, et notamment chez les femmes pléthoriques et dont la grossesse est avancée, d'ordonner la diète, un régime délayant, les pédiluves, l'application des sangsues, et même la saignée générale plus ou moins répétée, pour prévenir les accidents dont les névroses ophthalmiques ne sont que trop souvent les signes précurseurs. La cécité persiste-t-elle, malgré les secours les mieux entendus, force est de ne pas fatiguer la nature par une intervention inutile. On se contentera d'entretenir la liberté du ventre par des lavements et des minoratifs; on combattra les vomissements et les autres symptômes spasmodiques, et l'on attendra le moment de l'accouchement, qui s'est montré si fréquemment le seul remède efficace, dans cette occurrence.

Les narcotiques et les antispasmodiques, qui ont été proposés dans le traitement de l'éclampsie des femmes en couches (chap. VI, art. XVI), paraissent loin de valoir la saignée du bras. Portal cite des faits dans lesquels cette dernière, aidée des bains tièdes, parvint à triompher des accidents, et à rétablir les contractions utérines (1).

Walther fait observer que l'amaurose épileptique (chap. VI, art. XVII), devenue permanente, est presque incurable; toutefois, ajoute-t-il, un traitement d'essai par la valériane, l'huile animale de Dippel, le phosphore, le nitrate d'argent, peut être employé avec circonspection. Je ne connais aucun exemple de goutte-sereine de ce genre guérie par ces moyens; un puissant exutoire à la nuque, et les mercuriaux seraient préférables peut-être, au moins dans certains cas. Nous devons ajouter que nous avons entendu le professeur Piorry affirmer qu'il était parvenu à guérir plusieurs épileptiques par le sulfate de quinine à hautes doses.

Que dire de la médication des troubles visuels susceptibles de s'associer à l'hystérie et à l'hypochondrie, si ce n'est qu'elle est liée à celle de la maladie principale.

La goutte-sereine, consécutive à une déperdition

(1) PORTAL, *Observations sur la nature et le traitement de l'épilepsie*. Paris, 1827, p. 324.

trop considérable des liquides de l'économie (chap. VI, art. XXI, XXII, XXIII), réclame presque toujours les ressources de l'amaurose torpide ; on combattra l'épuisement par les toniques, par un régime approprié, par tous les moyens capables de fortifier l'économie. Le docteur Dufresse Chassaigne me racontait que le sous-carbonate de fer avait réussi, entre ses mains, à dissiper une myodésopsie existant chez un sujet anémique, après des saignées copieuses. Les frictions, soir et matin, sur la région de l'épine, avec un liniment contenant une forte quantité d'huile essentielle de térébenthine, m'ont paru avantageuses chez un jeune homme de vingt-cinq ans, atteint d'amaurose asthénique, suite d'onanisme, et, plus tard, d'excès avec les femmes. Il offrait le *visus increscens*, symptôme dont la valeur a été précédemment signalée. Bien des nourrices, après avoir allaité dix ou quinze mois, parfois pendant moins de temps, sont prises d'une débilité générale, avec maigreur croissante, douleurs entre les épaules, lassitudes fréquentes, malaises de toute sorte ; j'ai vu le retour des époques coïncider avec ces phénomènes. C'est que la nature se refuse alors à la continuation de la lactation ; force est de la cesser ; la femme n'y persévérerait qu'au détriment de sa santé. Quant à l'enfant, il sera sevré avec d'autant plus de succès qu'il aura été habitué de meilleure heure à prendre des aliments en harmonie avec la délicatesse de son estomac.

Dans la grande majorité des cas, l'amaurose saturnine (chap. VI, art. XXIV), disparaît sous l'influence du traitement dirigé contre la colique qui l'accompagne ; celui de la Charité, dont l'efficacité a été sanctionnée par une longue expérience, me paraît devoir être préférablement conseillé, comme donnant lieu à une guérison solide, et mettant, peut-être plus sûrement que les autres moyens, à l'abri des accidents consécutifs. Si le trouble de la vision persistait, il faudrait continuer les évacuants, ordonner la strychnine à l'intérieur, les boissons hydrosulfureuses, les bains sulfureux et les expédients locaux de l'amaurose paralytique. La strychnine, par la méthode endermique, et l'électricité ne seront point surtout oubliées. Cette médication serait applicable encore aux cas d'une goutte-sereine surgissant après la disparition d'une colique qui a été traitée méthodiquement. Le sujet sera éloigné de la cause qui a engendré la maladie; il fera bien même de renoncer à une profession qui peut devenir fatale à sa santé.

L'ébranlement que l'empoisonnement saturnin détermine dans tous les éléments nerveux de l'organisme a dû porter les nosologistes à associer les narcotiques aux agents destinés à éliminer et à neutraliser la substance toxique. Dans le traitement de la Charité, le malade prend tous les jours un bol de thériaque et d'opium. Ce dernier a été préconisé par Stoll, et, plus récemment, par MM. Triberti (de Milan), Bricheteau, Brachet (de Lyon), qui traite tous ses malades par l'opium associé à l'alun; le docteur Cayol surtout en a nettement précisé les indications cliniques. Le fait suivant, extrait de sa pratique, est trop instructif pour ne point être relaté dans ce travail.

Un peintre en bâtiments éprouve des tranchées et des vomissements; ses parents y voient une colique de plomb, dont il avait eu déjà des attaques : ils lui administrent 10 centigrammes de tartre stibié, et le surlendemain un purgatif. De l'amélioration se manifeste.

Les douleurs ayant reparu, au bout de quelques jours, on va chercher un médecin, partisan ardent des doctrines de Broussais : diagnostiquant une gastro-entérite, il ordonne vingt sangsues sur le ventre, des cataplasmes, l'eau de gomme et la diète ; la persistance des accidents milite, les jours suivants, pour de nouvelles émissions sanguines. Le 21 juillet 1829, douzième jour de la maladie, les coliques s'étaient apaisées, mais cet homme, languissant et faible, souffrait dans les jambes, dans les bras, dans le dos et dans la tête, quand tout à coup il perdit la vue et la parole. Apporté, le lendemain matin, à la Charité, dans le service de M. Cayol, il offre l'état suivant : Face pâle, pupilles dilatées et immobiles, cécité ; trismus, léger opisthotonos, agitation des membres, et surtout des extrémités inférieures ; pouls serré, petit, d'environ cent dix pulsations à la minute ; ventre rétracté, décubitus dorsal. Les mâchoires ayant été entr'ouvertes de vive force, on fit avaler, dans une cuillerée de tisane, deux ou trois gouttes d'huile de croton, et l'on pratiqua, avec celle-ci, une friction autour de l'ombilic. Il en résulta, pendant la journée et dans la nuit d'après, quatre ou cinq évacuations aqueuses. De plus, on réussit à administrer, du soir au matin, et dans une potion, 15 centigrammes d'extrait gommeux d'opium. Le 23, il y a du mieux ; les pupilles sont moins dilatées ; le malade jure, quand Boyer lui introduit une sonde dans la vessie pleine de liquide et qui bombe à l'hypogastre. Le docteur Cayol prescrit 40 centigrammes d'extrait thébaïque, à prendre dans les vingt-quatre heures. Le lendemain, ce jeune homme sort de sa léthargie ; il parle, il voit ; les pupilles ont recouvré leur contractilité ; il ne souffre plus ; il se plaint seulement de ne pas avoir fermé l'œil de la nuit. L'opium est ordonné aux mêmes doses que la veille. Le 25, le malade dit qu'il n'a point encore dormi; on diminue la dose du dernier remède, qu'on cesse le 29. A cette époque, sommeil, appétit, convalescence.

Cette observation donna lieu à une belle leçon clinique. Les conséquences qu'il fallait en déduire, d'après le professeur, c'est que la médication antiphlogistique n'avait point été salutaire, pour ne pas dire plus, et que l'opium avait guéri. Les préparations opiacées, continua-t-il, dont on n'use jamais à très hautes doses, dans le traitement de la Charité, ne semblent être qu'un secours auxiliaire dans la première phase de l'intoxication. La réaction des centres nerveux est-elle générale, a-t-elle atteint le degré d'intensité qui constitue la fièvre (*fièvre nerveuse*, expression qui marque bien sa nature ou sa diathèse), les expédients sédatifs et antispasmodiques occuperont le premier rang. L'expérience a appris qu'il existait, dans les désordres nerveux de ce genre, une singulière tolérance pour l'opium, en présence surtout des contractions tétaniques des muscles; mais on ne peut en retirer de bons effets qu'en élevant fortement la dose. M. Cayol ajouta qu'il l'eût portée au delà de 40 centigrammes par jour, si la diminution du mal ne lui eût pas démontré que la quantité qu'il employait était suffisante.

La cessation de l'habitude de l'ivrognerie est une condition capitale pour la guérison de l'amaurose crapuleuse (chap. VI, art XXVI). Dans le *delirium tremens*, la saignée, que Ware a préconisée aux dépens de l'opium, s'est montrée très efficace, lorsque le malade était pléthorique et qu'il existait des signes d'une forte congestion encéphalique. Klapp, qui l'a traité par l'émétique, à doses vomitives, affirme avoir obtenu des guérisons nombreuses et rapides.

L'amaurose consécutive à l'influence d'une substance toxique ne réclame, dans la période de l'empoisonnement, que les secours qu'indique la toxicologie, suivant les divers cas. S'agit-il du sulfate de quinine (chap. VI, art. XXVII), et le sujet n'éprouve-t-il pas déjà des vomissements abondants, il faut, pour provoquer l'expulsion de l'agent délétère, titiller la luette ou donner un émétique; puis on administre des boissons aromatiques, et l'on pratique des frictions sur toute la surface du corps, notamment aux membres et à l'épigastre. Les lavements camphrés, les boissons acidulées avec le jus de citron, le vinaigre ou la crème de tartre, et le café sont conseillés, par les auteurs, contre les accidents engendrés par l'opium; mais la saignée générale peut être indiquée. Mackenzie fait observer qu'elle est souvent d'une grande utilité dans les amauroses produites par les poisons narcotiques, pour remédier à la tendance aux congestions encéphaliques qui les accompagne. Il en est de même des applications réfrigérantes sur les yeux et la tête. La détérioration de la vue persiste-t-elle après l'empoisonnement, on la traite suivant son intensité et suivant le type qu'elle affecte.

Bien que beaucoup d'amauroses traumatiques (chapitre VI, art. XXX) soient accompagnées de désorganisations rendant stériles les moyens qu'on met en œuvre pour les combattre, il en est d'autres dans lesquelles on parvient à rétablir la vue dans sa normalité primitive, ou à l'améliorer plus ou moins. Toutes choses égales d'ailleurs, on aura d'autant plus de chances de réussir qu'on sera appelé dans un moment plus rapproché de celui de l'accident. L'observation m'a démontré que la faculté visuelle restait parfois abolie, jusqu'à ce que le malade ait été soumis à une ou à plusieurs émissions sanguines.

Observation 129. — Le 22 mai 1847, j'ai été consulté par Émile Dobaz, marbrier, dont l'œil droit avait été frappé, il y avait trois jours, par un éclat de marbre. Il m'offrit une ecchymose sous-conjonctivale étendue; il était le siége de douleurs qui s'irradiaient dans la partie correspondante de la tête. La vue y était confuse; une grande plaque noire fixe par rapport à l'axe de la vision était aperçue par le malade.

Je prescrivis une saignée du bras, des pédiluves, des sinapismes, des applications réfrigérantes, l'onguent napolitain sur le front, le calomel à dose altérante.

Le 25, les objets sont distingués plus nettement; de la céphalalgie persiste (dix sangsues derrière l'oreille droite; mixture avec eau-de-vie allemande, sirop de fleurs de pêcher et alcoolat d'anis; continuation des autres moyens).

Le 28, état parfait; vue à peu près normale.

Le malade ne s'est plus représenté depuis lors.

Observation 130. — Quatre jours après avoir été saigné et soumis aux dérivatifs, aux mercuriaux, etc., Chauvin, charpentier, qui me fut adressé en octobre 1846 par M. Page, pharmacien à Paris, put apercevoir de l'œil droit, seul affecté, tous les objets qui lui semblaient couverts d'un nuage, tandis qu'ils lui étaient auparavant dérobés par un voile noir. Chauvin avait reçu, huit jours auparavant, une contusion violente à la face.

Observation 131. — Madame Lejeune avait eu, il y

avait trois semaines, l'œil droit atteint par un bouchon, rapidement échappé d'une bouteille d'eau de Seltz, quand elle me consulta, le 9 août 1849. Je trouvai la vision assez obtuse. Cette fonction avait été tout à fait anéantie au moment de l'accident ; l'eau froide, l'eau sédative de M. Raspail n'avaient amené aucune amélioration. Les choses en étaient là, au bout de huit jours, quand le docteur Jobert fit poser des sangsues à la tempe droite. L'état resta stationnaire. Une nouvelle application de sangsues ayant été effectuée, la vision se rétablit, bien qu'imparfaitement.

Les émissions sanguines, les fomentations réfrigérantes, les purgatifs, les mercuriaux, sont, en résumé, les principaux moyens réclamés par les amauroses traumatiques. On recommandera le repos et un régime sévère, parfois l'abstinence. Quelques secours chirurgicaux, comme des ponctions, des débridements, pour solliciter l'élimination d'un amas sanguin, extraire des grains de plomb, etc., sont, dans certains cas, nécessaires. Soupçonne-t-on que le cerveau est gravement lésé, on retirera des bénéfices d'un écoulement permanant entretenu dans le voisinage de la tête. L'amblyopie ou l'amaurose traumatique existe-t-elle depuis quelque temps, et paraît-elle exempte de toute complication congestive, les ressources de l'amaurose torpide lui deviennent applicables.

Les eaux minérales, administrées en bains, en douches, en boissons, et prises, autant que possible, aux sources mêmes, ont souvent produit des effets salutaires dans le traitement des affections amaurotiques. Les eaux ferrugineuses seront très utiles, quand il s'agira de fortifier les organes digestifs, de rendre la circulation plus active, de donner du ton à l'économie débilitée par la chloro-anémie, ou épuisée par des évacuations excessives, par l'abus des plaisirs vénériens. On conseillera de préférence les eaux hydrosulfureuses, chez les dartreux, chez les rhumatisants et dans quelques affections nerveuses.

L'éréthisme existant dans les organes sensitifs de l'œil, par suite d'ophthalmies opiniâtres, surtout chez les jeunes sujets, doit mériter quelques instants notre attention, car c'est encore là une sorte d'état amaurotique. Nous voyons chaque jour la photophobie et le blépharospasme se perpétuer chez eux, alors que toute rougeur, que tout signe appréciable d'inflammation semblent avoir disparu. Telle est même la force de l'habitude, chez plusieurs d'entre eux, qu'ils courbent continuellement la tête contre la poitrine, et portent les mains aux yeux, pour les soustraire davantage encore à l'influence des rayons lumineux. L'un de ces organes est-il seul photophobe, l'enfant penche d'ordinaire la tête sur le côté, habitude qui, dans des cas chroniques, a parfois entraîné une courbure vicieuse de la tête et de l'épaule.

Quelques médecins attachent les mains de ces sujets derrière le dos, afin de les contraindre à se servir de leurs yeux.

Le docteur Angelstein (de Berlin) en plonge la tête, pour un moment, dans un baquet rempli d'eau froide, et il les place ensuite sur le bord d'une table, où l'instinct les avertit qu'ils vont tomber s'ils n'ouvrent pas les yeux. « Nous devons à la vérité de dire, ajoute M. Lebert (1),

(1) LEBERT, *Traité pratique des maladies scrofuleuses et tuberculeuses.*

» à qui nous empruntons ce document, que la photo-» phobie a quelquefois cessé comme par enchantement, » par l'emploi de ce moyen. » Nous avons toujours préféré l'usage d'amples visières et de conserves azurées. Nous avons eu recours à la solution d'extrait alcoolique de ciguë, à l'intérieur, suivant le conseil de M. Seidel (de Breslau), tout en convenant que sa vertu, contre les phénomènes dont il s'agit, nous a souvent beaucoup laissé à désirer. Le cerfeuil, plante de la même famille, nous a rendu plus de services, comme résolutif et comme antiphotophobique (1) : le docteur Dubois en a usé, d'après quelques documents publiés par nous, et s'est beaucoup loué de ses effets (2). J'ai vu Jaeger recommander, contre le blépharospasme, l'application, répétée de temps en temps, sur les paupières, de cataplasmes préparés avec la mie de pain et les feuilles de ciguë et de jusquiame. La solution d'extrait d'opium, en fomentations sur la région oculaire, nous a paru, de tous les expédients, le plus héroïque : rien de plus efficace pour calmer cet état éréthistique des éléments nerveux de l'organe visuel.

ARTICLE IV.

Traitement de l'héméralopie.

Les expédients qui réussissent le mieux contre l'amaurose se sont montrés stériles dans l'héméralopie produite par l'éclat des rayons solaires. M. Coquerel annonce que les évacuants, préconisés par Scarpa, n'ont procuré

(1) Ch. Deval, *De l'emploi du cerfeuil dans le traitement des ophthalmies* (*Annales d'oculistique*, t. XIII, p. 71).

(2) N. Dubois, *Thérapeutique de l'ophthalmie des nouveaux-nés, etc.* Montpellier, 1846.

aucun avantage dans l'épidémie de *la Belle-Poule :* ils fatiguaient les malades ; force fut d'y renoncer. Les vésicatoires placés près des yeux, qu'a recommandés Bampfield, n'ont été d'aucun secours dans cette épidémie. Vainement aussi on a posé des sétons dont on a entretenu la suppuration pendant plus de quinze jours. Le principe, ***sublatâ causâ, tollitur effectus***, n'a jamais été plus justement applicable qu'à ce genre de maladie ; le retour en Europe, quand il s'agit d'héméralopes embarqués à bord des navires, est le remède souverain dans cette circonstance. Bampfield a rencontré plus de 300 cas de cécité nocturne, sans qu'il en fût résulté quelque altération permanente de la vision. Même observation a été faite par le docteur Jobit, sur les bâtiments de la station des Antilles ; il n'a vu une héméralopie invétérée aboutir à une amaurose incurable que chez trois vieux marins. Pendant les stations dans les parages où règne l'héméralopie, on prendra toutes les précautions possibles tendant à soustraire les matelots à l'intensité des rayons solaires : tentes sur le pont, recommandées par M. Fleury ; coiffures ombrageant plus les yeux que celles dont nos marins font usage ; diminution, autant que possible, au milieu du jour et au soleil, des exercices qui ne sont pas rigoureusement indispensables.

L'héméralopie liée à la présence d'une goutte-sereine, dont les conditions ont été précédemment exposées, sera combattue d'après son type et ses causes présumées. L'amaurose véritablement intermittente réclamera les antipériodiques, qu'il sera toujours utile de faire précéder des évacuants (1). Dans les cas où les préparations

(1) J'ai appris par expérience que le meilleur mode de traitement des fièvres d'accès consistait à employer d'abord le tartre stibié, à doses

de quinquina ont été insuffisantes, Walther et quelques autres oculistes conseillent l'arsenic. Je ne connais aucun fait à l'appui de l'efficacité de cet agent, dans de telles circonstances. Les applications, autour de l'orbite, de vésicatoires qu'on panse avec le sulfate de quinine, ont encore été recommandées.

Les vapeurs azotées jouissent, depuis longtemps, d'une vogue populaire contre l'héméralopie.

Je lis dans le *Dictionnaire de l'industrie* (Paris, 1795, tome IV) : « Les Chinois sont très sujets à cette maladie. » On dit que pour la guérir ils font cuire un foie de » mouton enveloppé d'une feuille de nénuphar, après » l'avoir saupoudré de salpêtre ; on met le tout dans un » pot qu'on remue souvent, ayant sur la tête un grand » linge qui pend jusqu'à terre, afin que la fumée qui » s'exhale du foie ne se dissipe point et que le malade la » reçoive entière. Cette fumée fait dissiper l'humeur de » la maladie. »

Dupont rapporte (1) que ce fut un vieux soldat qui indiqua à ses camarades le remède suivant, lorsqu'il y eut, en 1762, une si grande quantité d'aveugles de nuit à Strasbourg.

« Les soldats, dit-il, font cuire une tranche de foie de » bœuf, pesant environ une demi-livre, dans un pot de terre » neuf vernissé et de grandeur telle qu'il soit complétement rempli par quatre livres d'eau. Lorsque le foie est » cuit, comme pour le manger, et que la vapeur est d'une » chaleur supportable, ils portent le pot sur leur lit, et, » inclinant la tête de très près, ils se font jeter une cou-

vomitives, un ou deux jours après un purgatif salin, puis le sulfate de quinine.

(1) Dupont, *Mémoire sur la goutte-sereine nocturne épidémique.*

» verture par-dessus eux, de manière à y être exacte-
» ment enfermés avec le pot. Ils y restent jusqu'à ce que
» ce bouillon ne produise plus de vapeurs, ou que la gêne
» de la respiration les oblige d'en sortir. En général, une
» seule application suffit pour les guérir radicalement.

» J'ai connu des soldats entêtés qui n'avaient voulu
» rien faire pendant trois semaines : je l'ai même quel-
» quefois souffert, afin de savoir si le remède serait aussi
» efficace pour une maladie ancienne que pour une ré-
» cente. Je n'y ai pas observé de différence ; et à pré-
» sent que je crois avoir fait toutes les épreuves néces-
» saires à ma conviction, je fais administrer de force le
» même traitement. Il existe actuellement au régiment
» plus de 250 hommes traités de cette manière. »

J'ajouterai que, lors d'une héméralopie qui sévit à Paris en 1847, dans deux régiments d'infanterie casernés dans la même localité, je priai le docteur Hübsch de vouloir bien s'enquérir de tout ce qui se rattachait à cette épidémie. Un chirurgien militaire, avec lequel il se mit en rapport, lui dit que le contact des yeux avec les vapeurs de mou de veau ou de mouton faisait disparaître la maladie comme par enchantement. Bien qu'empirique, ce moyen si simple ne doit pas être perdu de vue. Les vapeurs azotées sont également recommandées par le docteur Stœber.

CHAPITRE X.

DE LA PARALYSIE DES TROISIÈME ET SIXIÈME PAIRES CÉRÉBRALES, ET DU TRAITEMENT DU STRABISME PARALYTIQUE PAR LA CAUTÉRISATION DE LA CONJONCTIVE SCLÉROTICALE.

La paralysie des nerfs qui se distribuent aux muscles chargés de la motilité du globe complique trop souvent les affections amaurotiques, et leur est unie d'une manière trop intime, tant sous le rapport des causes que sous celui du traitement, pour que j'omette d'en dire quelques mots en terminant ce travail (1).

Les dispositions anatomiques du nerf moteur oculaire commun nous donnent, avec la précision la plus rigoureuse, dans sa paralysie, la clef des phénomènes morbides : blépharoplégie ; anéantissement des mouvements du globe en haut, en bas, en dedans ; strabisme divergent, par la persistance de l'activité de la sixième paire, qui se rend au muscle droit externe. Le ganglion ophthalmique, frappé à son tour, à cause de la souffrance du

(1) En ce qui concerne la paralysie de la quatrième paire, qui, isolée, paraît fort rare, nous croyons que pour que la question symptomatologique qui s'y rattache soit jugée sainement et en toute connaissance de cause, il faudrait, au préalable, qu'on fût d'accord sur le jeu du grand oblique, auquel le pathétique se distribue ; or, à cet égard, nous ne rencontrons dans les auteurs que vague et contradictions. Ce muscle conduit la pupille en dedans et en haut, d'après Dieffenbach, sentiment qu'émettait, il y a plus d'un siècle, l'illustre Maître-Jan ; il la porte en dedans et en bas, suivant Adelon, H. Cloquet, Rosas, etc. ; il l'entraîne en dehors et en bas, d'après Charles Bell et le docteur Bonnet, opinion qui nous paraît la plus admissible.

filet nerveux qui aboutit à son angle postérieur et inférieur, la communique aux nerfs ciliaires, qui se répandent dans l'iris, d'où l'inertie de ce diaphragme (*iridoplégie*) et la dilatation de la pupille (*mydriase*). Plusieurs sujets nous ont dit que l'œil compromis leur paraissait plus volumineux que son congénère, et tendre à sortir de l'orbite. Cette sensation était due à une sorte d'ophthalmoptose très souvent visible pour l'observateur, et qui provient du relâchement anesthésique de presque toutes les cordes musculaires qui contribuent à maintenir le globe en place.

La double perception d'un objet par la désharmonie des axes visuels que le strabisme engendre n'a lieu, dans cette paralysie, que quand on refoule vers le sourcil le voile supérieur morbidement abaissé. Tant que, dans sa dépression, il masque la pupille, l'œil sain reste seul chargé des fonctions visuelles, et il n'y a pas de diplopie. Il suit de là que la guérison de la blépharoptose, sans celle de la déviation du bulbe, devient souvent, pour les malades, la cause d'une infirmité permanente. Chancelants et gênés dans leur marche incertaine, pris de vertiges, d'envies de vomir, ils se voient contraints, pour se délivrer de leur diplopie, de fermer l'œil affecté.

J'ai rencontré des sujets qui, après un temps généralement long, finissaient par ne plus voir double, alors même que la déviation oculaire n'avait subi aucune modification sensible. Cette particularité trouve son explication dans l'habitude que l'on contracte alors de ne regarder les objets que d'un œil, d'où il suit que son congénère tombe graduellement dans l'inertie, et que la sensation que le premier transmet au cerveau absorbe et abolit la sensation beaucoup plus faible que le second perçoit. Aussi les louches, dès le début de la vie, et qui ont oublié les sensations du premier âge, ne se plaignent-ils jamais, ou presque jamais, de diplopie. « Toute la » différence qu'il y a entre les personnes qui louchent » dès leur enfance, dit Saint-Yves (1), et celles à qui ce » défaut arrive dans un âge plus avancé, est que les » premières ne voient pas double, comme il arrive aux » dernières. »

Les conditions symptomatiques ci-dessus notées éprouvent des modifications en plus ou en moins d'intensité, qu'il est aisé de prévoir, suivant que la paralysie intéresse complétement tous les rameaux de l'oculo-moteur, ou n'y sévit qu'à des degrés inégaux. Il peut arriver encore que, tous les cordons n'étant pas atteints, l'intégrité subsiste dans le jeu des organes auxquels les filets sains se distribuent. J'ai rencontré de ces lésions sans blépharoptose ou sans mydriase; dans des cas, celle-ci existait seule (page 314); on n'avait affaire, dans d'autres, qu'à la blépharoptose ou au strabisme. Quelques mots sur ces particularités.

La chute de la paupière supérieure par la paralysie de son élévateur, et sans participation des muscles voisins à cette dernière, est assez rare pour que des médecins ne l'aient jamais constatée. Admise par Demours, elle a été observée par Auguste Bérard, par plusieurs oculistes, et par moi-même, avec les caractères les plus évidents.

M. Mackenzie l'a vue surgir, des deux côtés, chez un homme qui avait marché toute une journée la tête couverte d'un chapeau mouillé, l'ayant laissé tomber dans une rivière.

(1) SAINT-YVES, *Traité des maladies des yeux*. Amsterdam et Leipzig, 1767, p. 124.

Affligée depuis longtemps d'une double blépharoptose, contre laquelle avaient échoué Van-Swieten et de Haën, Marie-Thérèse d'Autriche était contrainte, pour pouvoir distinguer les objets, de soulever les paupières supérieures avec le doigt. Wenzel rapporte que son père obtint la guérison de cette infirmité à l'aide d'un mélange d'eau de chaux et d'ammoniaque, dans lequel on trempait des compresses que l'on appliquait sur les parties malades.

Deux cas de blépharoplégie, sans autres accidents anesthésiques concomitants, ont été publiés par nous au tome XXIII des *Annales d'oculistique*. Dans le premier, il est question d'un professeur sujet aux rhumatismes, et souffrant encore de douleurs à la jambe gauche, quand il éprouva l'influence d'un vent humide et froid, sur un pont, en attendant le passage d'un convoi de chemin de fer ; il s'était de plus exposé, peu de temps après, à un courant d'air dans un bureau ; le lendemain matin, l'élévateur de la paupière supérieure droite n'obéissait plus à la volonté, par suite de sa paralysie. Madame Rousseau, sujet de la seconde observation, attribua la blépharoplégie dont elle était affligée à gauche à un coup de parapluie reçu au-dessus du sourcil, du même côté.

Le ptosis paralytique se distingue, d'ailleurs, du simple prolapsus que détermine le relâchement de la paroi palpébrale externe, par la difficulté ou l'impossibilité, de la part du sujet, d'ouvrir l'œil, quand un repli de la peau a été transversalement soulevé avec les doigts ou avec des pinces, le voile se relevant, au contraire, sous l'empire de la volonté, par l'intervention de cet expédient, lorsque sa chute n'est liée qu'à l'allongement et à l'exubérance de son enveloppe tégumentaire. Celle-ci est, d'ordinaire, polie et sans rides, dans le premier cas ; elle est flasque et horizontalement plissée dans le second.

Le sourcil du côté affecté n'est pas en harmonie, chez quelques malades, avec celui du côté opposé ; il est entraîné plus ou moins en haut, de telle sorte qu'au lieu de se trouver au niveau à peu près de l'arc supérieur de l'orbite, il dépasse la hauteur ordinaire de ce dernier d'un centimètre parfois, ou d'un centimètre et demi. Il faut attribuer ce changement de position du sourcil aux efforts énergiques qu'effectue l'occipito-frontal, pour remplir les fonctions du muscle élévateur dénué de contractilité. Ce sont ces efforts instinctifs qui ont conduit le docteur Chaponnier à imaginer, dès 1817, un petit appareil (1) qui, s'adaptant à la paupière supérieure, dont il rapproche le bord libre du bord adhérent, vient suppléer au releveur par l'occipito-frontal, les contractions de celui-ci se transmettant au voile paralysé, et le portant en haut sans qu'on soit obligé d'y employer la main. C'est encore afin de placer sous la dépendance de ces mêmes contractions la paupière privée de l'assistance de son muscle élévateur, que Hunt (de Manchester) veut qu'on la raccourcisse, en retranchant un ample lambeau des téguments, sous le sourcil, jusque près des commissures, et en réunissant la plaie par quelques points de suture entrecoupée. L'idée peut être ingénieuse ; mais il faudrait prendre garde que son application ne donnât lieu à un lagophthalmos plus funeste que la lésion à laquelle on a voulu remédier.

Dans d'autres circonstances, le défaut d'innervation ne frappe que les filets de la troisième paire, qui se ren-

(1) Il est décrit au tome LX de la *Bibliothèque médicale*.

dent au droit interne, d'où le strabisme divergent paraytique, beaucoup plus commun que la plupart des praticiens ne le pensent. Dieffenbach fait observer (1) que le peu de fréquence du strabisme convergent, après que le droit externe a été taillé, démontre que la divergence de l'organe provient rarement d'une contraction contre nature du muscle abducteur, qu'elle dérive presque constamment d'un état paralytique, à des degrés variables, du droit interne. Ce chirurgien allègue, comme confirmation de la même proposition, qu'il est rare qu'aussitôt après la section du droit externe, dans le strabisme divergent, l'œil regagne parfaitement le grand angle, tandis qu'à la suite de la division du droit interne, dans le strabisme convergent, non seulement le globe récupère d'ordinaire, à l'instant même, sa rectitude normale, mais souvent encore se laisse entraîner trop fortement vers la tempe. Ajoutons que ces particularités ne tiennent, dans l'opinion du docteur Bonnet (de Lyon), qu'à ce que les deux obliques concourent, avec le droit externe, à porter la cornée en dehors. Le rameau de l'oculo-moteur, destiné à imprimer la contractilité au droit inférieur, est-il isolément paralysé, l'œil ne peut rouler en bas, d'où la diplopie, quand le sujet regarde dans ce sens, la cornée du globe compromis restant alors placée un peu plus haut que celle du congénère. A la limitation des mouvements du bulbe en haut, à la double vue et à une position plus basse de la cornée, quand le malade porte le regard en haut, il faudra ajouter la blépharoplégie, si la paralysie a en-

(1) DIEFFENBACH, *Ueber das Schielen*. Berlin, 1842.

vahi toute la branche supérieure de la troisième paire, c'est-à-dire, l'ensemble des rameaux destinés à l'élévateur du globe et à celui de la paupière supérieure.

Il est à peu près superflu de dire que le strabisme convergent, la diplopie et l'impossibilité ou la difficulté de porter l'œil dans l'abduction constituent les caractères pathognomoniques de la paralysie de la sixième paire, beaucoup moins commune que celle de la troisième. J'ai vu des exemples de ce genre, dans lesquels la cornée conservait la faculté de se placer au centre de l'écartement inter-palpébral, et de se porter même beaucoup plus loin, vers le petit angle, l'anesthésie du droit externe étant faible, et ce muscle étant peut-être secondé dans ses efforts par les deux obliques, si l'on admet, sur le mode d'action de ces muscles, la théorie de M. Bonnet. Peut-être aussi, et comme le suppose le docteur Desmarres, les digitations externes du droit supérieur et du droit inférieur, s'implantant en dehors d'une ligne qui partagerait le globe en deux moitiés latérales, contribuaient parfois à en empêcher la face antérieure de rouler tout à fait vers la caroncule. Quoi qu'il en soit, la diplopie n'existait, dans ces cas, que quand les deux yeux étaient simultanément dirigés du côté du muscle frappé d'inertie, l'organe sain gagnant le grand angle, tandis que son congénère ne pouvait cheminer vers la commissure externe.

Faisons remarquer que l'examen à distance est chose éminemment utile, dans le cas où un strabisme, quelle qu'en soit la nature, se dessine peu. Placez le malade à quelques mètres loin de vous, et invitez-le à marcher vers vous en vous regardant; la déviation ne tarde pas à devenir patente. Ce mode est avantageux encore, dans le strabisme double, pour arriver à apprécier quel est l'œil le plus strabique.

Les formes morbides, dont il est question dans ce chapitre, peuvent avoir pour source toutes les lésions cérébrales susceptibles de donner lieu à l'amaurose. Chez un marin, observé par le docteur Curling, une double paralysie de l'oculo-moteur s'était progressivement développée à la suite d'un accès d'épilepsie. Le docteur Carron du Villards a rencontré cette paralysie sur plusieurs sujets, dans une épidémie de typhus qui sévit en Italie en 1817 et 1818. Une simple turgescence vasculaire, artérielle ou veineuse, dans le crâne, paraît capable d'engendrer ces paralysies. N'est-il pas aussi permis de supposer que d'un travail congestif pourront naître des épanchements séreux ou plastiques qui compriment, vers son origine, le tronc nerveux frappé d'inertie? C'est en triomphant de ces produits que les hydrargyriques, si utiles dans ces occurrences, procurent très probablement la guérison. Il faut toutefois reconnaître que la cause prochaine à laquelle la lésion est liée échappe bien souvent à la sagacité du praticien.

Observation 132. — Une congestion liée à un retard menstruel a donné lieu, chez madame Bousse, l'une de mes malades, à une paralysie de la sixième paire. Cette circonstance pathogénique, ainsi que la suppression d'un flux hémorrhoïdal habituel, avait été notée déjà par Plenk (1) et par Kortum (2).

Observation 133. — Chez M. T......, paysagiste fort

(1) Plenk, *loc. cit.*, p. 39.

(2) Kortum, *Handbuch der Augenkrankheiten*. Lemgo, 1791, t. I p. 62.

distingué, qui me fut adressé, en mars 1849, par les docteurs Delarroque et Déramond, une paralysie de la sixième paire gauche avait une origine rhumatismale. Cet artiste habitait depuis quatre années, aux mansardes, un logement glacial dont il avait essuyé les plâtres; son lit était adossé à un mur humide et froid; il avait maintes fois éprouvé des douleurs aux membres inférieurs; avant l'invasion de l'anesthésie du droit externe, la région massétérine du côté droit avait offert une roideur douloureuse qui dura huit jours, et faisait souffrir le malade dans l'acte de la mastication.

M. Badin d'Hurtebise, auteur d'une dissertation assez complète sur la paralysie de la sixième paire, annonce que, bien qu'il n'en possède pas d'observations, il croit devoir admettre que l'action d'un courant d'air, l'impression de l'air froid, qu'on a si souvent vus engendrer des paralysies de la septième paire, pourraient également donner lieu à l'affection qui fait l'objet de son travail. Le siége profond de la sixième paire, continue-t-il, et le peu d'étendue des parties auxquelles elle se distribue, la rendent plus réfractaire que d'autres à l'influence de ce dernier ordre de causes.

Nous sommes en mesure d'ajouter la sanction des faits à l'opinion de l'auteur de cette dissertation.

Observation 134. — Leguay, qui nous consulta, le 8 novembre 1847, pour une paralysie de la sixième paire gauche datant de quelques jours, avait reçu sur la face l'air provenant d'un carreau cassé.

Observation 135. — Madame Masson, limonadière, est sujette, depuis six années, à des douleurs rhumatismales; sa vue a toujours été bonne. Vers le milieu de juin 1849, le jour d'un grand orage, se trouvant en transpiration continuelle, par suite de la chaleur et d'un surcroît de travail, elle fut contrainte de descendre très souvent de sa boutique dans une cave humide. De la céphalalgie et du frisson survinrent le soir, et le lendemain elle voyait double. Nous constatâmes une paralysie de la sixième paire gauche.

Observation 136. — Mathias, qui demanda mes conseils le 4 janvier 1848, portait depuis six semaines, à l'œil gauche, une paralysie partielle de la troisième paire (blépharoplégie), et une affection de même nature à la sixième (strabisme interne ; diplopie). Il en attribua la cause à ce qu'il avait travaillé dans une écurie, exposé à l'humidité et à des courants d'air.

J'ai vu rarement les paralysies des troisième et sixième paires cérébrales liées à la présence d'une infection vénérienne. Les docteurs Laurent (1) et Badin d'Hurtebise en ont relaté des exemples. Les mercuriaux furent employés avec succès chez un maître maréchal traité par le docteur Ébrard (2), et qui portait deux tumeurs lacrymales, une double amaurose et une blépharoplégie à droite. Des exostoses régnaient sur le coronal et sur la face interne des tibias. Des chancres avaient existé, il y avait sept ans, autour du gland, et le sujet ne s'était jamais soumis à un traitement spécifique.

« Madame ***, dit Guérin (de Lyon), s'était imprudemment servie d'une pommade, pour dessécher une dartre ; la pommade n'eut que trop l'effet qu'elle en attendait : la dartre disparut. A cette époque, madame *** fut attaquée d'un strabisme ; rien ne fut

(1) *Annales d'oculistique*, t. I, p. 253.

(2) *Gazette médicale* et *Répertoire du progrès médical*, mars 1844.

» plus effrayant pour elle; les objets lui paraissaient » doubles, et l'un de ses yeux était tourné d'un côté, » l'autre de l'autre. Un simple emplâtre vésicant, ap- » pliqué sur le lieu qu'occupait la dartre, y rappela » l'humeur que je prévoyais s'être portée sur l'un des » muscles des yeux, et le strabisme disparut. »

Les purgations énergiques paraissent avoir eu un bon résultat chez un malade de M. Guépin, affecté de mydriase, après avoir travaillé dans une fabrique de blanc de plomb (1). Les anesthésies saturnines des nerfs dont il est question dans ce chapitre semblent, d'ailleurs, fort rares.

Notons un fait cité par le docteur Canstatt, fait unique dans les fastes de la science : celui d'un jeune homme qui, s'étant confiné dans un cabinet, où il épiait une femme, en tête à tête avec son amoureux, fut contraint de loucher très fortement en dehors, de l'œil droit, pendant longtemps. Cette excentricité eut pour conséquence l'impossibilité de diriger le globe droit en dedans, la diplopie et la mydriase.

Le traitement des paralysies des nerfs moteurs de l'œil découle des considérations qui viennent d'être émises. Tantôt antiphlogistique (émissions sanguines, réfrigérants, pédiluves, sinapismes, purgatifs, mercuriaux, etc.), tantôt stimulant (strychnine, extrait alcoolique de noix vomique, vératrine, électricité, etc.), il réclame, dans quelques circonstances, l'intervention d'agents antidyscrasiques.

A la mydriase, à la blépharoplégie et au strabisme paralytique, sont applicables certains moyens spéciaux sur

(1) *Annales d'oculistique*, t. XV, p. 68

lesquels j'appellerai quelques instants l'attention du lecteur.

J'ai vu le procédé de M. Serre (d'Alais) animer les contractions languissantes de l'iris; dans bien des cas, malheureusement, la mydriase n'en éprouva pas un effet durable. Cet expédient, toutefois, auquel Lisfranc ajoutait un grand prix, est un des plus précieux ici; son auteur insiste sur la nécessité d'effectuer la cautérisation de la cornée sur le point le plus voisin du cercle ciliaire: plus le stimulant est porté près de l'organe malade, plus on a de chances d'obtenir le résultat d'innervation que l'on désire. « M. Serre a reconnu, disait Demours dans » un rapport adressé à l'Académie de médecine, que ce » moyen était un excitant plus puissant et plus utile que » tous ceux qu'on a employés jusqu'ici. Les commis- » saires de l'Académie citent trois observations de gué- » rison qui leur sont propres. La durée de l'application » du nitrate d'argent doit être d'une seconde; il est bon » que l'irritation soit portée au point d'exciter du lar- » moiement, et soit suivie d'une légère injection des » vaisseaux de la conjonctive. Le nuage léger qui paraît » sur la cornée dure rarement au delà de quelques » jours. Ce moyen s'applique utilement aux paralysies » idiopathiques de l'iris par une affection des nerfs ci- » liaires ou des autres filets des troisième et cinquième » paires encéphaliques. »

Il m'est quelquefois arrivé, dans des cas de ce genre, de cautériser dans la même séance plusieurs endroits du pourtour de la cornée, avec la pointe très aiguë d'un crayon délié de pierre infernale. J'ai vu le docteur Carron du Villards frotter contre le caustique l'extrémité mouillée d'un pinceau à miniature, et la porter ensuite sur le miroir, à son union à la sclérotique.

On n'oubliera pas, dans la médication de la mydriase, les sternutatoires, la poudre surtout de seigle ergoté que notre confrère et ami le docteur Compérat a préconisée dans ces derniers temps. Déjà les docteurs Florent Cunier, Guépin, Auguste Bérard, et avant eux Kochanowski (de Varsovie), y avaient eu recours dans des circonstances analogues, mais à l'intérieur (1). Nul doute que la voie olfactive ne soit préférable pour son administration; en agissant sur les ramifications du nerf nasal, on porte plus directement la stimulation au ganglion ophthalmique, qui reçoit un filet de cette branche nerveuse. C'est par le même mécanisme que nous avons fréquemment obtenu la dilatation de la pupille, en introduisant dans la narine de l'extrait de belladone. M. Compérat nous a dit qu'il se servait, dans le principe, de l'ergot de seigle uni au sucre candi; il l'a employé pur depuis lors : quelques prises lui ont parfois suffi pour amener la contraction pupillaire. Cette assertion est corroborée par une observation récente de M. Mac Evers, qui, chez un homme affligé depuis trois semaines d'une mydriase uni-oculaire, reconstitua, dans l'espace de deux jours, les dimensions et la mobilité normales de la pupille.

Dans la blépharoplégie, le professeur Jungken recommande (2) de faire mélanger du diachylon simple avec une forte proportion de tartre stibié, et d'en étendre une

(1) *Annales d'oculistique*, t. I, p. 58.

(2) JUNGKEN, *Die Lehre von den Augenoperationen*. Berlin, 1829, p. 238.

couche épaisse sur un morceau de toile ou de peau fine. On coupe de ce sparadrap une pièce large d'un pouce environ et longue de deux pouces et demi ; le sourcil ayant été rasé, on la colle horizontalement sur la région qui correspond à l'arc supérieur de l'orbite. L'appareil ne sera enlevé qu'après que la peau aura été profondément attaquée ; on panse ensuite avec du cérat. M. Jungken, qui accorde une grande confiance à ce moyen dans le ptosis paralytique, assure qu'une seule application a quelquefois complétement triomphé du prolapsus, même dans des cas très invétérés. Les poils croissent de nouveau après la guérison de la plaie.

Les frictions avec l'huile de croton ont été conseillées contre cette même forme morbide par le docteur Campanella. J'ai vu M. Carron du Villards en retirer des avantages.

Dans une circonstance où toutes les ressources s'étaient montrées stériles, Ware se décida à découvrir le muscle élévateur et à y porter un bouton de feu, ce qui paraît avoir réussi.

Le professeur Boyer prescrivait les fumigations avec le gaz acide sulfureux. Il avait été amené à cette médication par le hasard. Je l'ai entendu relater à sa clinique l'histoire d'un malade qu'il avait infructueusement traité, et qui, après avoir quitté l'hôpital, cherchant un soir son flambeau dans l'obscurité, mit à sa bouche, en guise de cigare, une allumette incandescente. La paupière se releva bientôt après. La vapeur sulfureuse, à laquelle Boyer attribua ce résultat, et dont il conseilla la continuation, acheva la cure.

L'expédient dont j'ai retiré le plus d'avantages, dans la blépharoplégie, est la pommade ammoniacale, que je place non seulement sur la région du sourcil qui correspond au voile paralysé, mais encore sur la paupière elle-même. L'application doit être réitérée plusieurs fois.

Dans les strabismes paralytiques, sans signes de congestion céphalique, quand les excitants sont indiqués, nous ne saurions assez recommander un moyen imaginé par Dieffenbach : la cautérisation de la conjonctive scléroticale avec un crayon de pierre infernale, sur le trajet du muscle paralysé, dans la région du droit externe si le sujet louche en dedans, dans celle du droit interne s'il louche en dehors. Je crois avoir été le premier qui ait, dans l'espèce, appliqué cette cautérisation en France (1). Voici le fait dans lequel je l'ai mise pour la première fois à exécution, avec un succès inespéré.

Observation 137. — Le 25 septembre 1846, je fus consulté par un tailleur, du nom de Delille, chez lequel la paupière supérieure gauche pendait, depuis un mois, au-devant du globe. Quels que fussent ses efforts pour s'élever sans le secours du doigt, ces essais restaient stériles. Après l'avoir repoussée vers l'arc correspondant de l'orbite, je découvris un strabisme divergent très développé et un peu de mydriase. De la diplopie surgissait, quand le voile était ainsi artificiellement refoulé. L'œil ne pouvait être amené à l'adduction ; il ne se dirigeait ni en haut, ni directement en bas ; les mouvements seuls en dehors, et ceux en dehors et en bas, étaient possibles, ces derniers se manifestant quand on engageait le malade à regarder en bas.

La paralysie de la troisième paire ne pouvait être

(1) *Gazette des hôpitaux* et *Abeille médicale*, année 1847, et *Annales d'oculistique*, t. XXII.

l'objet d'un doute. Dans ces vestiges de motilité du globe, je vis la confirmation des idées du docteur Bonnet sur l'action si controversée du grand oblique, qui, comme nous l'avons dit déjà, entraîne la face antérieure de l'œil en dehors et en bas. Abandonné à lui-même, en présence de l'incapacité nerveuse des autres muscles intra-orbitaires, si ce n'est du droit externe, le grand oblique restait dans la sphère d'action qui lui est propre.

Comme la paralysie s'était montrée brusquement, sous l'influence de quelques douleurs de tête, qui ne s'étaient pas encore tout à fait évanouies, la pensée d'un travail congestif au cerveau dut dominer la médication. Nous conseillâmes au malade de se purger tous les trois jours, avec un mélange de parties égales de teinture de jalap composée (eau-de-vie allemande), de vin de colchique et de sirop de fleurs de pêcher, mélange additionné de quelques grammes d'alcoolat d'anis; de faire sur le front et les tempes des frictions avec l'onguent napolitain; de prendre, tous les soirs, un bain de pieds irritant, pendant la durée duquel une compresse imbibée d'eau froide, devait être maintenue sur les yeux, le front et les tempes; de pratiquer fréquemment sur ces dernières régions, des lotions réfrigérantes; d'appliquer des cataplasmes sinapisés aux extrémités inférieures, après les pédiluves.

Rien de saillant jusqu'au 1er octobre, époque à laquelle une céphalalgie intense nous détermina à faire poser quinze sangsues au fondement.

Le mal de tête persistant, le 3 du même mois, avec apparition d'un peu d'engourdissement dans les membres supérieurs, nous prescrivîmes la phlébotomie du bras. Alors, d'ailleurs, le malade nous fit part d'une circonstance utile comme enseignement thérapeutique : depuis trois ans, il se faisait saigner, chaque année, à cette même époque.

Une seconde saignée du bras fut ordonnée, le 8, à cause du bien que Delille avait ressenti de la précédente émission sanguine.

Les purgatifs, les mercuriaux, les bains de pieds, les réfrigérants, et, de plus, un emplâtre vésicatoire de Janin, laissé à la nuque jusqu'à sa chute spontanée, furent à peu près les seuls moyens mis en œuvre jusqu'au 17 octobre. La céphalalgie n'existait plus alors, les autres conditions restant stationnaires.

Quelques renseignements nous ayant fait présumer que les agents propres à exciter vivement le tissu cutané pourraient être avantageux, dans cette occurrence, nous fîmes prendre, du 17 au 26, plusieurs bains de vapeurs à domicile (bain assis, la tête dehors). Ils ne furent d'aucun secours, non plus que les frictions stibiées entre les épaules.

A compter du 26 octobre, et comme il ne subsistait aucune congestion appréciable qui pût repousser les stimulants, nous procédâmes à leur emploi.

Le premier moyen fut un mélange d'alcoolat de romarin, de baume de Fioraventi et d'ammoniaque, dont le malade versait, plusieurs fois dans la journée, une cuillerée à café dans la paume de la main, pour frictions sur le front et les tempes, ainsi que sur le voile paralysé. L'organe affecté était, de plus, exposé à la vapeur du même remède. Sauf une diminution très faible de la blépharoplégie, nos tentatives furent infructueuses encore.

Le 31 octobre, nous passâmes à la pommade ammoniacale, qui fut appliquée au-dessus du sourcil gauche. Elle fut portée, le 2 novembre, sur la région sourcilière; elle le fut, aux visites des 5, 7, 12, 14, 19 et 23, non seulement sur le sourcil, mais encore sur les trois quarts au moins de la paroi externe de la paupière supérieure. La peau fut fréquemment assez vivement atteinte pour qu'elle se garnît de phlyctènes. L'amélioration marcha bientôt à grands pas, à un point tel que, le 26 novembre, la blépharoplégie s'était presque complétement évanouie, la paupière ayant récupéré sa mobilité normale.

Nous nous étions flatté que les conditions de contractilité des muscles de l'œil se bonifieraient en même temps que celles de ce voile, ce qui n'eut pas lieu. Le succès survenu amena même une infirmité pénible. Le strabisme divergent n'engendrait la diplopie que lorsqu'on élevait avec le doigt la paupière paralysée, l'axe visuel de l'œil compromis ne se trouvant point alors en harmonie avec celui du globe congénère. Or, la pupille gauche ayant été découverte par la disparition du ptosis, le phénomène des doubles images resta permanent; le malade trouvait du soulagement à couvrir l'œil gauche d'un bandeau.

Je crus utile d'appliquer le procédé de Dieffenbach.

Le 26 novembre, Delille étant assis, la tête maintenue par le docteur Ducellier, debout derrière lui, et qui élevait la paupière supérieure pendant que nous déprimions l'inférieure, nous essuyâmes d'abord avec un linge fin et sec la région de l'œil avoisinant la caroncule lacrymale, et sans attendre que les larmes vinssent de nouveau mouiller cette partie, nous portâmes le bout d'un crayon de pierre infernale sur la conjonctive, dans deux points isolés et placés l'un au-dessus de l'autre, sur le trajet du droit interne. Le bulbe rougit et devint larmoyant. Après avoir vivement entraîné le surplus du caustique avec un pinceau, pendant que les voiles palpébraux étaient toujours écartés l'un de l'autre, nous plongeàmes l'œil dans un vase d'eau froide. Nous prescrivîmes des fomentations réfrigérantes.

Le 27, l'injection de la conjonctive était confluente, et deux escarres d'un blanc grisâtre apparaissaient sur cette membrane. On continua les fomentations.

Dès les premiers jours de décembre déjà, les mouvements du globe, auparavant abolis dans plusieurs directions, avaient récupéré une petite partie de leur énergie, la cornée commençant à se porter un peu vers la commissure interne et vers les parois supérieure et inférieure de l'orbite.

Comme la réaction était tout à fait évanouie, le 7 décembre nous fîmes une application nouvelle et plus étendue du caustique, lui donnant une configuration en demi-lune, à convexité tournée vers le grand angle.

Troisième cautérisation, le 15. A cette époque, quand on invitait le malade à regarder en dedans, le limbe de la cornée n'était plus séparé de la caroncule que par une bandelette étroite de sclérotique.

La quatrième cautérisation fut effectuée le 28 décembre ; la cinquième et dernière, le 2 janvier 1847.

Bien qu'à peu près guéri, Delille se présenta longtemps encore à notre consultation. La diplopie, qui se manifestait de temps à autre, fut chez lui le symptôme qui dura le plus longtemps, par suite du reste d'atonie qui dut se prolonger dans le plus grand nombre des cordes musculaires. Nous nous efforçâmes de la corriger par la gymnastique oculaire, dont les avantages sont si précieux après les opérations de strabisme. Plusieurs fois dans la journée le malade mettait un bandeau sur l'œil droit, et ne se livrait qu'avec le gauche aux occupations de son état.

J'ai revu cet homme, il y a peu de temps. Sa guérison ne s'est pas démentie. Il n'y a jamais eu apparence de rechute.

Observation 138. — Le 27 avril 1850, M. Grignon, pharmacien, me fit l'honneur de m'adresser M. Duvivier, attaché à la boucherie Lepron, rue Saint-Honoré. Il était frappé depuis la veille d'une paralysie complète de la troisième paire droite; elle me parut avoir sa source dans une congestion encéphalique. Le globe était tout à fait couvert par la paupière immobile; l'iris était presque invisible. Je prescrivis une forte saignée du bras, des pédiluves, des cataplasmes sinapisés, des affusions réfrigérantes, l'onguent napolitain en onctions souvent répétées sur le front, et l'usage quotidien de pilules d'aloès et de gomme-gutte.

Un vésicatoire derrière l'oreille droite et la continuation des autres remèdes furent recommandés le 29 avril. La persistance de la douleur de tête milita, le 1er mai, pour l'application de ventouses scarifiées à la nuque. Les émissions sanguines, les purgatifs, le calomel, etc., furent conseillés encore sans aucun succès, quand, le 6 mai, Duvivier fut trouver le docteur Sichel, qui prescrivit une saignée, l'onguent napolitain sur le front, 50 centigrammes de scammonée, et, les jours suivants, le calomel uni au soufre doré d'antimoine et à la magnésie, soir et matin. Cet avis, en harmonie avec la pensée qui présidait à la constitution du traitement que je faisais suivre, ramena le malade à ma consultation.

Le 23 mai, l'ammoniaque fut appliquée sur la région du sourcil droit, avec le godet porte-éponge. Le surlendemain et de deux jours l'un, jusqu'au 13 juin, je fis usage de la pommade ammoniacale. La pupille droite avait à peu près récupéré, à cette époque, ses dimensions normales; la paupière supérieure était relevée. Comme le strabisme divergent persistait, je cautérisai la conjonctive scléroticale en demi-lune, vers le grand angle. Deux autres cautérisations ayant été effectuées, dès que l'état des tissus oculaires le permit, le globe se redressa; la diplopie n'existait, le 28 juin, que quand le malade regardait fortement en bas, ce qui le gênait beaucoup dans ses occupations. J'en conclus que le droit inférieur seul restait encore frappé d'un peu d'anesthésie. Je portai le caustique sur le trajet de ce muscle, derrière la paupière inférieure.

Duvivier n'étant plus revenu à ma consultation, je me trouvais dans l'incertitude sur le résultat qu'avait eu la dernière opération à laquelle il s'était soumis. Fort désireux de le connaître, je me rendis, le 15 juillet, au lieu de son travail, et j'appris de lui que sa guérison restait complète. Toute trace de diplopie avait disparu, quelle que fût la direction contractée par l'œil.

Observation 139. — Un marinier, dont j'ai publié l'histoire dans les *Annales d'oculistique*, vint à mon dispensaire, en 1847, avec un strabisme convergent de l'œil gauche. L'invitait-on à faire rouler cet œil vers la tempe correspondante, il y parvenait, bien qu'incomplétement; puis la pupille venait dépasser de nouveau, du côté du nez, le centre de l'écartement inter-palpébral. Nous avions plutôt affaire à une atonie paralytique du droit externe qu'à une paralysie complète de ce muscle. De près, le strabisme était peu marqué ; si l'on regardait le malade de loin, la déviation constituait une difformité choquante.

Interrogé sur les circonstances qui y avaient donné lieu, cet homme nous dit que se trouvant, il y avait un mois, à la barre du gouvernail, après qu'il eut passé près d'une heure à laver le pont du bateau, il fut saisi, étant encore en sueur, d'un coup de vent glacial qui lui causa du malaise, du frisson et un peu de céphalalgie ; le lendemain, à son réveil, quel fut son étonnement quand les objets lui parurent doubles. Deux jours après il fut saigné et purgé ; il se fit même poser, de son chef, un vésicatoire à la nuque. Ces moyens parurent améliorer son état et amoindrir le strabisme.

Après avoir infructueusement prescrit des frictions sur le front et des vaporisations vers l'œil, avec un mélange spiritueux et ammoniacal, je passai à l'expédient de Dieffenbach, que j'appliquai trois fois, à une semaine environ d'intervalle, sur la région du droit externe. Le caustique ne produisit rien d'avantageux la première fois ; à la suite de la seconde, le malade affirma que sa diplopie avait décru de beaucoup. La dernière tentative acheva-t-elle la cure ? L'absence de cet homme, depuis lors, me donne quelque raison de le croire.

C'est aux strabismes paralytiques, sans lésion cérébrale évidente, qu'est applicable la méthode dont il est question dans ce chapitre. Telle me parut être l'essence de la forme morbide du sujet de l'observation 139, chez lequel je ne vis qu'une anesthésie rhumatismale de la sixième paire. Quant aux deux autres faits précédemment mentionnés, resta-t-il, vers l'encéphale, après la disparition de la congestion, quelque obstacle, séreux ou plastique, d'où la persistance de l'inaction musculaire, et est-il permis de supposer que sa résolution s'est établie sous l'empire de l'excitation à lui transmise par les cordons nerveux ébranlés? Admettra-t-on qu'un tel produit ou quelque turgescence vasculaire n'ayant plus lieu, les nerfs ne continuaient à être atteints de paralysie qu'à cause de l'inaction où ils avaient été quelque temps plongés? A ces questions il faut répondre, avec Sydenham, que ce n'est pas par la connaissance des causes qu'on triomphe de certaines affections, mais par la connaissance d'une méthode thérapeutique convenable. Or celle qu'a sanctionnée ici l'expérience consiste, en général, dans les émissions sanguines, les révulsifs et les antiplastiques, en présence d'un travail congestionnel évident; dans les excitants, les antiparalytiques, quand ce travail n'existe pas ou a paru s'éteindre. La cautérisation conjonctivale mérite, dans cette dernière catégorie, une large part.

Le raccourcissement qui provient de l'élimination des escarres, dans la conjonctive et le fascia sous-jacent, doit entrer en ligne de compte dans la guérison du strabisme et de la diplopie, mais je considère cet effet comme inférieur à celui qui résulte de la stimulation des nerfs paralysés. Le lecteur aura dû remarquer, dans l'observation 137, que, quoique les cautérisations n'aient porté que sur le trajet du droit interne, elles ont agi néanmoins avec autant de vivacité sur les droits supérieur et inférieur, tandis que, dans l'observation 138, ce dernier seul n'en a éprouvé, dans les premières tentatives, qu'une influence incomplète. C'est que l'excitation qu'on imprime à un cordon nerveux ne se concentre pas uniquement sur lui, mais s'irradie aux ramifications limitrophes. La cautérisation de la cornée, dans la mydriase, dont nous avons expliqué les effets page 293, fonctionne d'après le même mécanisme.

Bien que la cautérisation conjonctivale puisse être utilement invoquée dans quelques cas de strabisme interne, c'est le strabisme divergent qui la réclame plus particulièrement, d'après Dieffenbach, à cause de la paralysie ou de l'état atonique voisin de la paralysie dans lequel l'adducteur se trouve très fréquemment dans cette circonstance. Deux applications dans l'intervalle de huit jours furent suffisantes, dans la pratique du chirurgien de Berlin, chez une fille de vingt ans qui louchait en dehors depuis son enfance.

La cautérisation conjonctivale est applicable encore aux strabismes peu prononcés et dont le faible degré s'harmonise peu avec l'exécution de la ténotomie; maintes fois Dieffenbach y a eu recours comme moyen auxiliaire des sections musculaires. Elle commande quelques précautions qui ne manquent pas d'importance :

1° Taillé avec soin, le crayon de nitrate d'argent offrira une extrémité bien pointue. Nous nous servons, à cet effet, de bâtons déliés de pierre infernale qui ont été coulés dans des lingotières à petit diamètre. Nous les fixons, avec du fil et de la cire d'Espagne, au bout d'une petite plume.

2° C'est pour ne pas avoir une cautérisation diffuse et trop étendue, par le mélange de la pierre infernale avec le fluide lacrymal, qu'il faut absterger au préalable la place qui va être mise en rapport avec le caustique.

3° L'attouchement effectué, enlevez soigneusement le surplus de l'agent corrosif, afin qu'il ne se propage point au delà des limites qu'on lui a assignées, et n'engendre l'opacité du miroir, le symblépharon, etc.

4° Il faut avoir en vue la situation exacte du muscle sur la continuité duquel doit porter la cautérisation. Le droit interne et le droit inférieur se fixent à la sclérotique à 5 ou 6 millimètres du bord de la cornée, tandis que le droit externe s'attache ordinairement à 8 millimètres environ du limbe kératique; le droit supérieur s'insère à la même distance de ce limbe, quelquefois plus en arrière.

Le procédé de Dieffenbach est fécond en conséquences cliniques d'une assez haute importance pour qu'il mérite toute l'attention des praticiens, et ne soit pas relégué dans l'oubli où vont se perdre tant d'innovations scientifiques.

FIN.

TABLE DES MATIÈRES.

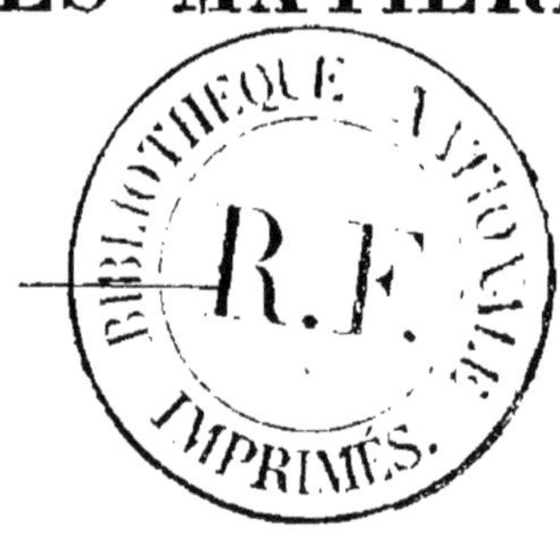

FIN DE LA TABLE.

www.ingramcontent.com/pod-product-compliance
Ingram Content Group UK Ltd.
Pitfield, Milton Keynes, MK11 3LW, UK
UKHW022323190726
13856UKWH00001B/173

9 782012 992979